学習課題とクイズで学ぶ

看護マネジメント入門
第2版

原 玲子［著］

日本看護協会出版会

はじめに

　2020 年，新型コロナウイルスの感染拡大が日本・世界を揺るがすというこれまでに経験したことのない状況の中で，いかに感染を防ぎ，医療・看護を提供するか，保健医療福祉関係の皆様には神経が休まらない日々が続いていると思われます。医療崩壊を防ぐべく，まさに身を挺して日々全力で立ち向かわれていることに，心からの感謝と敬意を表します。

　さて，このたび，『看護マネジメント入門』の第 2 版をお届けすることになりました。医療の現場は日々，変化しているので，看護マネジメントの基盤となる普遍的な要素と医療制度など大きな変化がみられる内容を含む全体を見直し，新項目を加筆しました。初版をベースに，現在の看護マネジメントの実践に求められるテーマを新たな 16 章で再構成し，それぞれに「学習のねらい」と「学習課題」を設け，その解答について巻末で説明しています。また，初めて看護管理を学ぶ学生にとっても興味・関心がもて，内容がイメージしやすいように，クイズや図表・イラストなどによる展開を工夫しています。

　第 1 章「マネジメントとは」では，マネジメントの資源や主要な機能，PDCA サイクルなどについて，サークルや委員会活動をモデルに解説しています。

　第 2 章「看護マネジメントとは」では，看護管理の歴史的変化を概説し，看護ケアの例を基に看護過程と看護管理過程の関係を説明しています。

　第 3 章「医療におけるサービスの構造」では，患者満足度を高めるサービスについて，その基本的特性と質評価の側面から論を展開しています。

　第 4 章「組織の成り立ちと病院組織の基本的構造」では，組織論と主な組織デザインをベースに，病院組織における管理の原則などを解説しました。

　第 5 章「目標管理」では，経営管理論の変遷を説明し，目標管理の理論的背景を基に，看護現場における目標管理のあり方を解説しました。

　第 6 章「情報共有のしくみ」では，情報とは何か，情報のもつ意味と診療記録の電子化に伴う注意事項，医療現場における個人情報保護について取り上げました。

　第 7 章「医療の中の協働」では，代表的な看護提供システムの基本構造とチーム医療の概念を解説し，新しくパートナーシップ・ナーシング・システム® について紹介しています。

　第 8 章「業務遂行のマネジメント」では，病院組織における労務管理の基本，24 時間継続する看護の提供から生じる労務管理・物的資源管理・医薬品管理の基本に加え，タイムマネジメント，ストレスマネジメントについても論じています。

第9章「日本の医療制度と医療経営」では，医療提供体制と医療保険制度，診療報酬制度，地域医療連携，「重症度，医療・看護必要度」など，医療・看護の経済的側面も解説しました。

　第10章「医療安全の基本的な考え方」では，現在の医療安全対策推進の契機となった「手術患者取り違え事故」を取り上げ，ヒューマンエラーの考え方，医療事故発生のメカニズムなどについてイラストで展開しました。危険予知トレーニング（KYT）や根本原因分析法（RCA）の方法についてもわかりやすく説明し，医療安全管理に対する理解を深めると同時にリスクセンスを養えるように構成しています。

　第11章「医療現場の感染対策の基本」では，感染症発生のメカニズムから医療関連感染対策の考え方と感染対策を推進する組織づくりを中心に説明しています。

　第12章「医療現場における業務上の危険」では，職業感染，放射線被曝，抗がん剤への曝露，職員に向けられる暴力などを取り上げ，看護の職場における労働上の安全のためのマネジメントを解説しています。

　第13章「災害対策の基本」では，2011年の東日本大震災での体験，1978年の宮城県沖地震の体験，そして，長い間，赤十字看護師長として災害看護の実践や継続教育などに携わった経験を活かし，大災害時に求められるマネジメントについて整理しました。

　第14章「看護職の法的責任」では，看護者の拠り所である「保健師助産師看護師法」や看護職に求められる注意義務について理解できるように論じました。

　第15章「看護者の基本的責務」では，看護職の育成に重要である倫理について，日本看護協会の「看護者の倫理綱領」を中心に展開しました。

　第16章「看護職のキャリア開発」では，ベナーの臨床看護実践における熟達段階を軸にした看護職のキャリア開発のしくみについて説明し，ワーク・ライフ・バランスや資格認定制度にもふれ，キャリアプランを考える視点を強化しています。

　本書は，筆者の20年にわたる看護管理の実践とマネジメントの理論を統合し，初めて看護管理を学ぶ学生にも理解しやすいように工夫を凝らし，読みやすい入門編として仕上げています。看護学生はもとより，新人看護職員の研修や指導者育成，看護管理者の復習など，看護管理の学習・実践の一助になれば幸いです。

　最後に，本書の企画にご理解をいただいた日本看護協会出版会の皆様に深く感謝申し上げます。特に，担当の戸田千代さんとは，この企画でも，二人三脚で進めてきました。本書の内容が充実したものとなったのもそのおかげがあってのことと，この場を借りて，心からお礼申し上げます。

2020年6月

原 玲子

目次

マネジメントとは

第1章の 学習のねらい

1. マネジメントの要素と,「目的」と「目標」の関係を理解する
2. マネジメントの主な資源と, 有形資源と無形資源の違いを理解する
3. マネジメントプロセスにおける主な機能を理解する
4. PDCAサイクルの各要素と, PDCAのスパイラルアップの考え方を理解する

第1章に関連した 学習課題

第1章では, 次のような課題を視野に入れて学習を進めましょう

①マネジメントは, ある目的の実現を目指した活動ですが, その際, 明確に設定する必要があるものは何ですか

②マネジメントの資源には, どのようなものがありましたか。身近なサークル活動などを例に説明しなさい

③マネジメントプロセスを構成する主な機能を4つ挙げ, それぞれの機能を説明しなさい

④PDCAサイクルの各ステップとスパイラルアップについて説明しなさい

⑤PDCAサイクルを基にして, 身近なサークルや委員会活動などのマネジメント計画を展開してみましょう

001 マネジメントとは

1 日常生活とマネジメント

　マネジメントと聞くと，まず，何をイメージしますか？　「芸能人のマネジャー」「企業の管理者」「病院では看護師長」などの声が返ってきます。"Management"は一般的に，「管理」と訳されることもあり，組織の管理者の仕事というイメージが先に立ちます。確かに，管理者の仕事ではありますが，管理者だけが行うものではありません。私たちは，日頃から「マネジメント」をしながら，生活しています。日常的に使われている言葉を探してみましょう。右図に示したのは，よく使われる言葉です。日常の中で「マネジメント」や「管理」という言葉をよく使用していることに気がつきます。

管理がつく言葉を探してみよう！

水分管理，品質管理
麻酔管理，点滴管理
在庫管理……

国家試験が近くなって慌てないように，タイムマネジメントをしっかりしよう！）

インフルエンザにならないように健康管理に気をつけよう！）

ストレスマネジメントして，元気に仕事をしよう！

2 そもそもマネジメントとは

　マネジメントは，ある目的の実現に向けて明確な目標を設定し，その達成を目指した活動です。マネジメントの動詞である"manage"は，①（人が）（事業などが）（所有者に代わって）経営する，管理する，（チームなどの）監督をする，②（人が）（扱いにくい）人・物・事をうまく取り扱う，巧みに操縦する，③（人・事が）……を何とかやり遂げる，などの意味をもちます（『ジーニアス英和大辞典』）。

　人間の行動は，もともと目的指向的で，何らかの結果を上げることが求められています[1]。術後患者の容態を観察するために病室に行く，看護研究を発表するために学会に参加するなど，いつも目的や目標を意識しているとは限りませんが，人間の行動には必ず何らかの目的や目標が先行しています。

　マネジメントは，目的の実現を目指して，明確な目標を設定し，それを達成するための活動です。マネジメントのキーワードは「目標」です。

3 マネジメントに必要な資源

　マネジメントの実践においては，「頑張るぞ！」という気持ちがあれば，目標を達成できるわけではありません。マネジメントには資源（図1-1）が必要です。

　マネジメントの基本資源は，「ヒト：man」「モノ：material」「カネ：money」です。

英語の頭文字をとって3Mと呼ばれ，形のあるものなので，有形資源といいます。また，形のない無形資源として「情報」「知識」などがあります。有限資源は使えば減りますが，情報や知識は，使えば使うほど磨かれる無限の資源です。そこに，「時間」という要素が関係してきます。マネジメントには，「未来と現在」「長期と短期」という2つの視点をもつことが必要です。

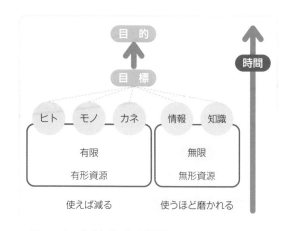

図1-1 マネジメントの資源

4 事例で学ぼう！ あるバレー部の目標達成に向けたマネジメントの資源

今度は，あるバレー部を例にして，マネジメントに必要な資源について考えてみましょう（表1-1）。A大学のバレー部の目的は「バレーを通して，心身ともに強く優しくなり，社会人としての豊かな人間性を形成する」で，今年の目標は，「県大会で3位以内に入る」でした。

目標達成のためには，選手，マネジャー，監督，コーチ，顧問など「ヒト」が必要です。「人的資源」です。また，ボールや練習コートなどの「モノ」も必要です。道具を買う，遠征する，試合に出場するためには「カネ」が必要です。収入と支出の関係を考えないで運営はできません。さらに，勝つための作戦を立てるためには，相手チームの戦力情報をとることも重要です。効率的で効果的な練習方法は，さまざまな体験から得られてきた「知識」です。情報と知識が「ヒト」「モノ」「カネ」の活用にも影響してきます。そして，そこに時間という要素が関係します。

表1-1 あるバレー部の目標達成に向けたマネジメントに必要な資源（例）

ヒト	モノ	カネ	情報	知識
部員，マネジャー，監督，コーチ，顧問など	ボール，ネット，ユニフォーム，ロッカー，スケジュール表，部室など	・収入：部費，応援費 ・支出：ボール・ネットの購入・修繕費，試合費用，遠征費など	気象情報，大学の行事日程，試験日程，他チームの戦力情報など	効率的で効果的な練習方法，栄養価の高い食事，相手チームの分析と作戦など

5 マネジメントの定義

マネジメントの定義は数多くありますが，本書では，「個人，集団，およびその他（設備，資本，技術など）のリソースを通して，または，これらリソースとともに，組織目標の達成をめざして働く過程」[2]という，行動科学者ポール・ハーシィらによる定義（ビジネスや産業組織に限っていないもの）を基に，学習していきたいと思います。

002 マネジメントプロセスの4つの機能

1 マネジメントプロセスの4つの機能

マネジメントは，一連の流れによる総括的なプロセスです。そのプロセスの主な機能として，「計画化」「組織化」「指揮」「統制」があります。この機能は，静止状態ではなく，時間とともに変化する状態に対応しながら繰り返される循環的側面をもっています（図2-1）[3]。

1 計画化（planning）とは

「計画化」とは，目的を実現するために，具体的な目標を設定し，その目標の達成度を評価するための指標を決定し，実施方法，予算，いつ評価するかなどのスケジュールを立てることです。主な要素を表2-1に示しました。

・「目的」と「目標」の違い：「目的」は，実現しようと目指すことで，なぜ，何のためにするのかを示したものです。それに対し，「目標」は「期待する結果」を明確に示したものです。「努力する」「頑張る」などの気持ちや意思の表れを目標と勘違いすることがありますが，これは目標の表現ではありません。目標は「3位以内に入賞する」「マニュアルを完成させる」など，目標の達成を判定できる「ゴール」を示したものです。

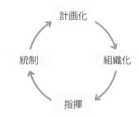

図2-1 マネジメントプロセス

表2-1 計画化の主な要素

①目的を決める（どのような実現を目指すのか，「なぜ」「何のために」を示したもの）
②目標を設定する（期待する結果としてゴールを明確に示したもの）
③具体的な行程表をつくる（いつ，何をするのかという具体的なスケジュール）
④評価指標と評価日を決める（中間評価の回数と評価日，最終評価日を明確に決める）
⑤予算を編成する（予想される収入と支出の推定を試算する）

やってみよう >>> ○×クイズ！

以下の文章が「目標」の表現として妥当な場合は（ ）に○をつけ，誤っている場合は×をつけ，「ゴール」がみえる目標の表現に修正してみましょう。

①できるだけ速く走れるように頑張る⇒（ ）

②ベストの演技ができるように努力する⇒（ ）

③看護師国家試験に合格する⇒（ ）

④カンファレンスの充実を図る⇒（ ）

⑤地域連携クリティカルパスの作成を推進する⇒（ ）

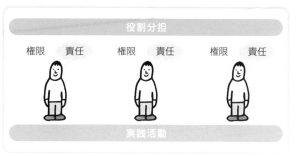

| 目標①（成果） | 目標とする状況 | A 大学内のゴミの分別が正しく行われる → | 目標値 | 正しい分別割合 90% |

リサイクルチーム

目標達成のための効果的なグループ編成

・メンバー構成，リーダーを決める
・仕事内容を明確に決める
・仕事を割り当て，役割を決める
・仕事の権限と責任を明確にする
・情報交換，意思伝達の方法を決める
・具体的な実践計画を決定する

役割分担

権限　責任　　権限　責任　　権限　責任

実践活動

図 2-2 │ 組織化の例

2　組織化（organizing）とは

　「組織化」とは，計画の実現のために，「ヒト」「モノ」「カネ」の資源，責任や権限をどのように配置すればよいかを考えて，効果的な組織を編成することです。人間は 1 人ひとり大きな力をもっていますが，1 人でできることには限界があります。より高い目的や目標を実現するには，ヒトの力を合わせることが必要です。「院内感染対策プロジェクト」「安全対策委員会」「退院支援チーム」などのグループも，組織化された結果です。しかしヒトだけ集まっても，効果的に動くことは難しく，組織の編成のときには，どのような責任や権限を必要とするのかを考えたうえで，それを配分する必要があります（図 2-2）。

3　指揮（commanding）とは

　「指揮」とは，目的の実現を目指して，目標を遂行するために指示や命令・指導・動機づけなどにより組織メンバーに働きかけ，設定した計画どおりに活動するよう誘導することです。経営学者ピーター・F・ドラッカー[4]はこれを，オーケストラの指揮者にたとえて「部分の和よりも大きな全体（中略）を創造することである」と説明しています。

　オーケストラでは，指揮者のビジョン・行動・指導力を通じて，各パートが統合されて生きた音楽となるように，組織も部分的な力から生まれる成果が組織全体の大きな成果につながるように指揮をすることが重要です。この「指揮」の機能は，組織を構成する「ヒト」の力を引き出すための最も重要な機能となります。

4　統制（controlling）とは

　「統制」とは，実施されている活動が，当初設定した計画どおりに適切に行われたかを点検し，目標達成との差異がある場合は，「計画化」「組織化」「指揮」における問題状況を明らかにし，必要に応じて修正措置をとる機能です。

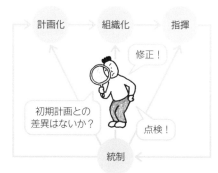

003 PDCAサイクルとは

1 PDCAサイクルとは

　PDCAサイクル（図3-1）は，第2次世界大戦後に，統計的品質管理の専門家であるウォルター・A・シューハートとエドワーズ・デミングによって提唱された継続的な改善サイクルで，plan（計画），do（実施・実行），check（点検・評価），act（処置・改善）の頭文字を並べたものです。この4つのステップのサイクルを回してらせん状に向上（スパイラルアップ）させることで，効果的に効率よく，継続的に「質」を高めていくマネジメント手法の1つです[5]。

2 PDCAの各ステップで行うこと

- Plan：組織の目的を基に設定された目標達成を目指し，具体的な実施計画を作成する段階。この段階で，評価方法も決定します。
- Do：計画に沿って実施する段階。現状分析や評価のためのデータ収集も含まれます。
- Check：実施内容が計画に沿っているか，目標達成できたかなどを確認する段階。
- Act：実施状況が目標や実施方法などの計画に沿っていない場合，ズレがある部分を調べて適切な処置をとる段階。問題がない場合は現状を維持して次の実施に移り，問題がある場合は処置後に計画を修正し，次のサイクルに移ります。

3 PDCAサイクルとスパイラルアップ（spiral up）

　スパイラルアップは，P→D→C→Aを平面上で回すのではなく，「らせん」を描くように1周ごとにPDCAサイクルを向上させて継続的に改善を図っていこうとする考え方です[6]。例えば，「マニュアル（P）を基に与薬を行っていたが（D），誤薬のインシデントが発生した。その過程をチェックし（C），マニュアルの手順を

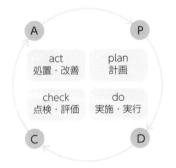

図3-1 ｜ PDCAサイクル

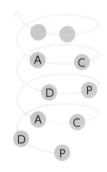

図3-2 ｜ PDCAのスパイラルアップ

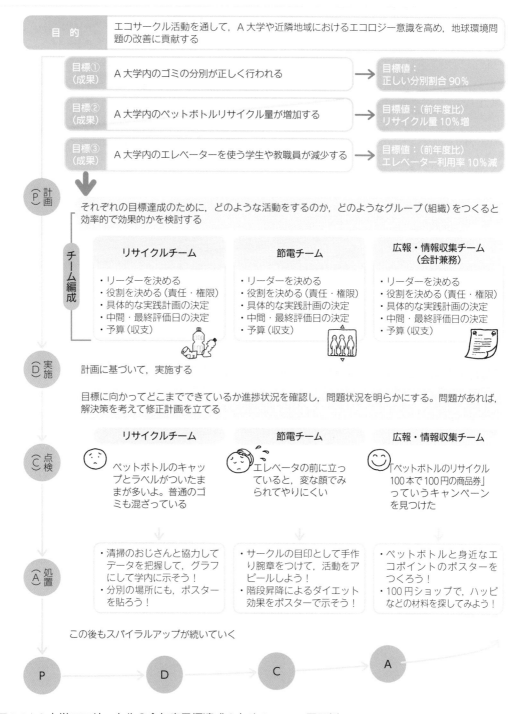

目　的	エコサークル活動を通して，Ａ大学や近隣地域におけるエコロジー意識を高め，地球環境問題の改善に貢献する

目標① （成果）	Ａ大学内のゴミの分別が正しく行われる	→	目標値： 正しい分別割合 90%
目標② （成果）	Ａ大学内のペットボトルリサイクル量が増加する	→	目標値：（前年度比） リサイクル量 10%増
目標③ （成果）	Ａ大学内のエレベーターを使う学生や教職員が減少する	→	目標値：（前年度比） エレベーター利用率 10%減

P 計画

それぞれの目標達成のために，どのような活動をするのか，どのようなグループ（組織）をつくると効率的で効果的かを検討する

チーム編成

リサイクルチーム	節電チーム	広報・情報収集チーム（会計兼務）
・リーダーを決める ・役割を決める（責任・権限） ・具体的な実践計画の決定 ・中間・最終評価日の決定 ・予算（収支）	・リーダーを決める ・役割を決める（責任・権限） ・具体的な実践計画の決定 ・中間・最終評価日の決定 ・予算（収支）	・リーダーを決める ・役割を決める（責任・権限） ・具体的な実践計画の決定 ・中間・最終評価日の決定 ・予算（収支）

D 実施

計画に基づいて，実施する

目標に向かってどこまでできているか進捗状況を確認し，問題状況を明らかにする。問題があれば，解決策を考えて修正計画を立てる

C 点検

リサイクルチーム	節電チーム	広報・情報収集チーム
ペットボトルのキャップとラベルがついたままが多いよ。普通のゴミも混ざっている	エレベータの前に立っていると，変な顔でみられてやりにくい	「ペットボトルのリサイクル100本で100円の商品券」っていうキャンペーンを見つけた

A 処置

・清掃のおじさんと協力してデータを把握して，グラフにして学内に示そう！ ・分別の場所にも，ポスターを貼ろう！	・サークルの目印として手作り腕章をつけて，活動をアピールしよう！ ・階段昇降によるダイエット効果をポスターで示そう！	・ペットボトルと身近なエコポイントのポスターをつくろう！ ・100円ショップで，ハッピなどの材料を探してみよう！

この後もスパイラルアップが続いていく

P → D → C → A

図3-3 ｜ Ａ大学エコサークルの今年度目標達成のためのPDCA展開例

見直し（A），新たな与薬の実践計画を基に次のサイクルに入り，より安全に与薬をするために改善した」ことも，このPDCAのスパイラルアップです（図3-2）。

4　事例で学ぼう！あるエコサークルの活動予定とPDCAサイクル

Ａ大学エコサークルの今年度活動予定を，PDCAで展開してみました（図3-3）。

文献

1 ）ポール・ハーシィ, 他著, 山本成二, 他訳：行動科学の展開, 新版,
　　生産性出版, 2000, p.25.
2 ）前掲書 1), p.7.
3 ）工藤達男：基本経営管理論, 新訂版, 白桃書房, 1991, p.16.
4 ）P・F・ドラッカー著, 上田惇生編訳：マネジメント, エッセンシャ
　　ル版, ダイヤモンド社, 2001, p.128.
5 ）平井孝治, 他：組織の価値実現過程　管理過程サイクルにおけ
　　る PDCA の位置, 立命館経営学, 2009, 48（1）：56.
6 ）飯田修平, 他監修, 医療の質用語事典編集委員会編著：医療の質
　　用語事典, 日本規格協会, 2005, p.76-77.

・小西友七, 他編：CD-ROM 版ジーニアス英和大辞典, 大修館書店,
　2001-2008.

看護マネジメントとは

第2章の

1. 「看護におけるマネジメントの考え方」の概要を理解する
2. 看護過程の展開における看護ケアマネジメントの視点を理解する

第2章に関連した

第2章では，次のような課題を視野に入れて学習を進めましょう

①現在の「保健師助産師看護師法」の基礎は，どのような社会背景のもとで築かれましたか

②実際に体験した看護の一場面を例に挙げ，マネジメントの視点を考えてみましょう

004 看護マネジメント（看護管理）の考え方の歴史的変化

1 ナイチンゲールの「ちょっとした管理（Petty management）」

近代看護の創始者フローレンス・ナイチンゲールは，病院の近代化の推進者として，また，近代看護管理の優れた実践者としても高く評価されています。1854年のクリミヤ戦争の後，1859年に出版された"Notes on nursing：what it is, and what it is not."（『看護覚え書き』）の「Ⅲ　ちょっとした管理（Petty management）」から，看護管理に関する著述をみてみましょう。

> これらの覚え書きに詳しく述べられているようなよい看護を行っても，その結果のすべてが，一つの欠陥，すなわちちょっとした管理が行われていないことによって台無しになったり，まったく無効になったりするかもしれない。換言すれば，あなたがその場にいるときにあなたがすることが，あなたがその場にいないときにもなされるようにするためにはどのように管理すべきかがわからない，という欠陥である。非常に忠実な友人あるいは看護師がいつも**そこ**にいるというわけにはいかない。またそういう人がいつもいるべきだとすることも好ましいことではない。そしてその人が自分の健康もその他の任務もすべてなげうったとしても，ちょっとした管理ができていないことで，その人の半分も忠実ではなくても自分を何人にも増やす術（すべ）を知っている別の看護師と比べればその半分も能率があがらないかもしれない──つまり，忠実な最初の看護師の患者は二番目の看護師の患者ほどには十分に世話をしてもらえないだろう[1]。

1人の看護師の力には限界があるので，看護の継続性や効果・能率を意識してよい看護を提供するためにはどのような看護を行う必要があるのかを考えさせられるとともに，今日も変わることのない看護管理の原理を学ぶことができます。

2 日本における看護管理の始まり

1 「看護婦長服務心得書」の発行

日本における看護師の誕生は，戊辰戦争〔1868（明治元）─1869（明治2）年〕の折，官軍負傷兵の治療病院であった横浜軍陣病院で，イギリス人院長ウイリアム・ウィリス（William Willis）らが女性看病人を導入したときとされています[2]。この病院で治療にあたった医師が記した『日本陸軍病院記録』の中には，当時の看病人（看病婦人）に関する記述があります。看病の知識・技術をもたない看病人を注意して看病の心を育成したこと，病院に看病人を導入するうえで最も危惧されていた病人の乱暴や狼藉対策として，軽症の病人には数多くの看病人を付き添わせたことなどです。その後，各地で医学校や病院が設立されるのに伴い，看病人の需要が高まり，彼女らを派遣する派出婦会が各地で次々と誕生しました。この派出看病人から病院

雇用の看病婦へ，そして官立病院における近代的看護婦の養成へつながるのですが，1896（明治29）年に初めて，病院の各科の病室ごとに婦長をおく構想がみられ，1898（明治31）年からは本格的な婦長養成教育が開始されます。ナイチンゲールの『看護覚え書き』が出版されてから41年後の1900（明治33）年には「看病婦長服務心得書」が出されましたが（資料4-1）[3]，それによると，当時の看護婦長の上司は，教室主任・

資料4-1　看病婦長服務心得書（1900年）

看病婦長服務心得書（明治三三年一一月二〇日）

一、看病婦長ハ上官ノ命ヲ承ケ左ノ各項ニ依リ勤務ニ服スヘシ

一、部下看病婦及雑使婦ヲ監督シ兼テ其行状ヲ監視シ不都合ノ行為アルトキハ之ヲ諭論シ若クハ教室主任又ハ庶務主任ニ申告スヘシ

一、病室用ノ器具器械類ヲ整理シ其使用方ヲ監視スヘシ

一、病室用消耗品ノ使用方ニ注意シ無益ノ消費ヲ戒ムヘシ

一、洗濯品ノ出納ヲ監督シ毀損若クハ員数ノ不足等アルトキハ事由ヲ糺シ主務ノ職員ニ通知スヘシ

一、凡テ物品ノ帳簿ヲ備ヘテ其出納ヲ明記スヘシ

一、病室、清潔及諸般ノ消毒等ニ注意シ其完全ヲ期スヘシ

一、病室内ノ温度光線空気等ニ注意シ常ニ適度ヲ保タシメヘシ

一、在院患者又ハ附添人若クハ見舞人ニシテ医院ノ規則ヲ遵守セサル者アルトキハ之ヲ諭論シ若クハ医局又ハ事務室ニ通告スヘシ

一、伝染病患者退院ノ際消毒ノ為メ一時其私有品ヲ預リ置ク旨看護婦ヨリ申出アリタルトキハ其物品ヲ査閲シ書ヲ交付スヘシ但制服制帽ハ医院ヨリ之ヲ貸与シ常ニ医院内指定ノ場所ニ宿泊スヘシ

（東京大学医学部附属病院看護部看護史委員会編：看護のあゆみ，東京大学医学部附属病院看護部，1991，p.42.）

庶務主任で，服務の中心は物品管理・環境管理であり，患者・付添人・見舞人に対しては監視の役割を課せられていました[4]。

2　GHQ 指導下におけるアメリカ式近代看護管理の導入

　第2次世界大戦終了後（1945 年）から 1951 年まで，日本は，アメリカを主とする連合軍の占領下におかれ，連合国軍最高司令官総司令部（GHQ）の指導のもと，大変革が進められました。看護分野では，GHQ 公衆衛生福祉部看護課・初代看護課長オルト大尉のもとで，「保健婦助産婦看護婦令」の制定，看護教育制度の改革などが行われ，現在の看護制度の基礎が築かれました。当時の日本には，患者のための看護という概念が定着しておらず，患者の看護は家族や付添人に任せ，看護婦は雑用に時間を割いていました。このような状況下で，オルトは，「看護は専門職業である」という認識をもたせる必要があると考え，看護の専門職化を目指した政策がとられました[5]。

　現在，私たちが目にしている保健医療に関する行政機構，保健医療制度，保健医療従事者に関する制度，病院の管理体制，看護組織，看護体制などの骨格の大半は，この時代に築かれたものです[6]。明治以来受け継がれてきた「医師によって行われる看護管理」「上官（医師，事務官）の指揮下におかれた看護婦取締」という形態が，短期間のうちに，「看護職が看護を行い，総看護婦長—看護婦長—看護婦という指揮系統によって看護の管理を行う」という形態に変革されました[7]。

3　経営の考え方の導入

　その後，看護マネジメント（管理）は，地域のニーズに応じた質の高い看護サービスの提供を行うために組織としてしくみをつくり，活動する人を育てることが基盤となり，限られた資源を有効に活用し，製品やサービスを効果的に能率よく提供するという経営の考え方が導入されました。

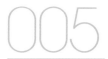

005 看護マネジメントとシステム

1 看護マネジメントとは

　一般的に"nursing management"は，「看護管理」と訳されます。管理というと，とかく，「監視する」「規則を守らせる」などの硬いイメージをもたれがちです。

　しかし，"management"は，その創始者といわれる前出のドラッカーによると，①自らの組織に特有の使命を果たす，②仕事を通じて働く人たちを活かす，③社会の問題について貢献する，などの役割をもつことが示されています[8]。

　実は，"nursing management"についても，同様のことがいえます。本書では「看護マネジメント」と表記しますが，質の高い看護を提供することで社会への貢献につながりますし，それは柔軟で，動的で，創造的な機能をもったものなのです。

　看護マネジメントは，患者や利用者に対する良質な看護を効果的に能率よく行うための活動ですが，看護サービスの提供（ケアの実践）そのものではなく，1対1のケアの実践がうまくいくように取り巻く環境を整える活動になります。

2 看護管理の定義

1 WHO 西太平洋地区看護管理ゼミナールによる定義

　1961（昭和36）年，日本においてWHO西太平洋地区看護管理ゼミナールが開催されました。その際，看護管理は，「看護婦の潜在能力や関連分野の職員及び補助的職員，あるいは設備や環境，社会の活動等を用いて，人間の健康向上のためにこれらを系統的に適用する過程である」[9]と定義されました。

2 日本看護協会による定義

　公益社団法人日本看護協会（以下，日本看護協会）は，「臨床における看護管理とは，患者や家族に，看護ケア，治療への助力，安楽を与えるために看護職員が行う仕事の過程である」[10]と定義し，さらに「24時間最良の看護が提供されるよう，組織の系統，権限及び責任を明らかにし，人事・設備・労務環境を整える」[11]と，看護管理者の機能も示しています。

　看護管理者は，看護職副院長，看護部長，看護師長，看護課長など，当該組織によって呼び方は違いますが，その役割は，「看護の対象者のニーズと看護職の知識・技術が合致するよう計画し，財政的・物質的・人的資源を組織化し，目標に向けて看護職を導き，目標の達成度を評価すること」[11]です。

3 ギリーズによる定義

　ディー・アン・ギリーズは，看護管理をシステムとしてとらえ，看護管理は，「患者にケア，治療，そして安楽を与えるための看護スタッフメンバーによる仕事の過程である」[12]として，看護管理者の仕事を「最も有効で可能なケアを患者およびそ

の家族の人々に与えるために，計画し，組織化し，指示を与え，そして入手できる財政的・物質的・人的資源を統制することである」[12]と示しています。

3 システムとは

マネジメント(管理)においては，やみくもに仕事をするのではなく，ある目的の実現に向けて，秩序立った方法としてのシステムをつくることが必要です。システム（system）は「統合させる」という意味のギリシャ語に由来し（『ジーニアス英和大辞典』），「多くの構成要素が集まって１つの有機的な組織体を形成し，ある目的の仕事を果たす機能」のことです[13]。システムの概念は，もともと生物学者らによって生み出されたもので，すべての生物はシステムとして機能し，ヒトも臓器，骨，筋肉などの複数の要素が関係し合い全体としてヒトとしての機能を発揮する，というわけです[14]。システムの条件としては，①２つ以上の要素から成り立っている，②各要素は，互いに定められた機能を果たす，③全体として目的をもっている，④単に状態として存在するだけでなく，時間的な流れをもっている，の４点が挙げられます[15]。

4 ギリーズによる看護管理のシステムアプローチ

ギリーズの看護管理のシステムアプローチの考え方[16]を図 5-1 に示しました。看護管理の時間の流れは，インプット→プロセス→アウトプットで示されています。インプット項目は，「データ」「人」「設備」「物品」です。データが収集され，目標に向かって計画が立てられ，組織化が行われ，人々を動機づけ，よい実践につなげるために配置・指揮・統制するという一連のプロセスが，患者ケアや職員研修・研究の側面において期待する結果としてアウトプットされます。さらに，実際の結果がフィードバックされて，新たな情報としてインプットされるというシステムです。

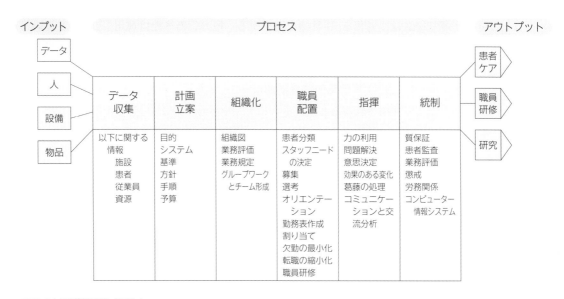

図5-1 看護管理システム

(Dee Ann Gillies 著，矢野正子監修：看護管理，へるす出版，1998，p.3 より一部改変)

006 看護過程と看護ケアの マネジメント

1 看護過程とは

　看護過程とは，「患者の健康上の問題を見きわめ，その解決についての考えを計画・実行し，結果を評価しながらよりよい問題解決をはかるという，一連の意図的な活動を示すもの」です[17]。その要素は，①情報収集・アセスメント，②看護問題の明確化，③看護計画の立案，④実施，⑤評価・修正などの5つが基本となります。

　看護過程においては，患者に対する個別的な看護のプロセスがクローズアップされますが，さまざまな場面で，P（計画）→ D（実施・実行）→ C（点検・評価）→ A（処置・改善）のマネジメントサイクルを回しながら展開します。しかし，24時間365日，対象者に対し1人の看護師がかかわり続けることは不可能です。時には，個々の看護師のかかわりが，あるいは，チームとして，病棟・病院としてのかかわりが必要になるので，マネジメントの機能が働くことで看護提供におけるアウトカムを得ることができます。

2 看護過程と看護管理過程

　看護マネジメントでは，1対1の看護サービスの提供を軸として，24時間継続して質の高い看護を提供するためにはどのようなしくみにすればよいかを計画して，看護チームなどの組織をつくり，ヒトを動かし，評価・修正しながら，「計画化」「組織化」「指揮」「統制」の各要素を展開します。

　ギリーズは，過程を，「目標を達成する一連の行為または運用」とし，看護過程の目的は，「症状の緩和，障害の除去，合併症の予防，健康に関する知識技術の増大，最大の自立の促進」であるとしています[18]。そして，看護管理過程の目的は，「患者グループに対する効果的で経済的なケア」であり，看護過程と看護管理過程は一体となって展開されるとして，そのモデルを示しています（図6-1）[18]。

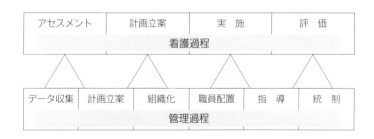

図6-1 | ギリーズによる看護過程と看護管理過程の関係

（Dee Ann Gillies 著，矢野正子監修：看護管理，へるす出版，1998，p.2）

3 | 事例で学ぼう！ 看護ケアのマネジメント

図 6-2 に「発熱で入院した脳梗塞による右片麻痺のある 85 歳の男性」の看護過程を例に，看護ケアマネジメントの視点を示しました。

看護過程の展開例	看護ケアマネジメントの視点

情報収集・アセスメント

本日発熱で入院した M さんは，85 歳です。10 年前に脳梗塞を起こし，右片麻痺があります

 看護計画は，個別にマネジメントすることが必要です。入院患者 1 人ひとりを尊重して，効果的・経済的に公平な看護サービスを提供できるよう，限られた資源である「ヒト」「モノ」「カネ」を整えます

看護問題の明確化

#①右片麻痺と疲労により，転倒の危険がある

#②入浴，更衣，排泄のセルフケアが不足している

#③嚥下時にむせやすく，誤嚥する危険がある

#④高齢の妻と二人暮らしで，自宅への退院が困難となる可能性がある

#⑤加齢性難聴と言語障害があり，コミュニケーションが不足する可能性がある

問題点を明らかにするための情報は，受け持ち看護師だけで収集できるでしょうか？　夜間の状態や毎回の食事の様子，リハビリのときの様子など，看護職・多職種の連携により明確になることもあります

離床センサーの在庫はありますか？　ないときはほかの患者さんの分と交換することが可能か……など調整が必要になります。また，センサーについて説明して，ご本人とご家族からの同意もいただいてください。書類は，手術承諾書の下の引き出しの中です

計画立案

#①に対して
・移動の際にはナースコールを押してもらう
・衝撃吸収マットをベッド下に敷く
・離床センサーを装着する

#②に対して
・入浴は，シャワー浴で週 3 回行う
・トイレ歩行時は，介助する

#③に対して
・誤嚥予防のためにとろみ食にする
・食べ方を指導する

#④に対して
・早期から退院支援チームがかかわり，家族とともに対策を検討する

#⑤に対して
・大きな声で話す
・補聴器の使用を検討する

シャワー浴のときは，入浴用のストレッチャーが必要ではないですか？　シャワー椅子で大丈夫？　病院全体で使えるように，入浴用のリフトがあるから，1 週間に 1 回は入浴にしてはどうかしら。中央器材室で管理しているから，利用状況を聞いてみましょう

夜間は，ベッドサイドにポータブルトイレを置いたほうが安心ですね。「ポータブルトイレの夜間のみ設置」で計画しましょう。早番の看護師が，朝の食事前には片づけることにしましょう

とろみ食の「栄養課」への依頼は終わりましたか？　高齢者の食事時の危険を病棟の介助基準で確認してね

地域連携室に連絡をしておきましょう。病棟の退院支援看護師は今日はお休みなので，明日，伝えておいてください

実施

○月○日：疲労感が強いので，ストレッチャーでシャワー浴をする。もう少し姿勢を保持する力がついてから，シャワー椅子を使用したほうがよい

○月○日：患者，家族，SW，医師，受け持ち看護師の 5 名で，退院支援チームのカンファレンスを行う。ご本人も家族も在宅への退院を希望している。チームにリハビリテーション部の A 理学療法士に参加してもらうことになる

補聴器の利用が可能かどうか，耳鼻科で診察してもらいましょう。でも，少し症状が安定してからのほうがいいわね。外科は往診を依頼しましょう

評価・修正

チームカンファレンスのための日程調整，リハビリとの情報共有など，看護師は 24 時間ベッドサイドにいるので，患者情報などをよく整理して，チームの中心でリーダーシップを発揮する必要があります

図6-2 事例でみる看護過程の展開例と看護ケアマネジメントの視点

1）フロレンス・ナイティンゲール著, 児玉香津子, 他訳：看護覚え書き, 新装版, 日本看護協会出版会, 2019, p.35.

2）井部俊子監修, 手島恵編：看護管理学習テキスト第3版　第3巻　人材管理論, 2019年版, 日本看護協会出版会, 2019, p.95-96.

3）東京大学医学部附属病院看護部看護史委員会編：看護のあゆみ, 東京大学医学部附属病院看護部, 1991, p.42.

4）前掲書2）, p.102.

5）大石杉乃：占領下日本の看護改革　GHQ初代看護課長オルト少佐, 看護教育, 2000, 41（8）：607-609.

6）前掲書2）, p.104.

7）前掲書2）, p.117.

8）P・F・ドラッカー著, 上田惇生編訳：マネジメント, エッセンシャル版, ダイヤモンド社, 2001, p.9.

9）永野貞, 他編著：WHO看護管理ゼミナール記録, 日本看護協会出版部, 1963, p.5-6.

10）日本看護協会：看護にかかわる主要な用語の解説, 社団法人日本看護協会, 2007, p.51.
〈https://www.nurse.or.jp/home/publication/pdf/guideline/yougo kaisetu.pdf〉（2022. 3. 30閲覧）

11）前掲書10）, p.38.

12）Dee Ann Gillies著, 矢野正子監修：看護管理, へるす出版, 1998, p.1.

13）工藤秀幸編：経営用語辞典, 日経文庫66, 日本経済新聞社, 1992, p.89.

14）大津誠：経営学概論, 創成社, 2004, p.38-39.

15）渡辺茂, 他：システム工学とは何か, NHKブックス, 日本放送出版協会, 1988, p.12-13.

16）前掲書12）, p.3.

17）和田攻, 他総編集：看護大事典, 第2版, 医学書院, 2010, p.591.

18）前掲書12）, p.2-3.

・小西友七, 他編：CD-ROM版ジーニアス英和大辞典, 大修館書店, 2001-2008.

第3章

医療における
サービスの構造

第3章の 学習のねらい

1. 「サービスとは何か」「サービスの特性」を理解する
2. 医療サービスにおける「内部顧客と外部顧客の違い」と「顧客満足の重要性」を理解する

第3章に関連した 学習課題

第3章では，次のような課題を視野に入れて学習を進めましょう

①サービスの4つの基本的特性を挙げ，「結果と過程」がなぜ重要なのか説明しなさい

②病院における外部顧客と内部顧客の種類を挙げ，顧客について考えることの重要性を説明しなさい

③ドナベディアンがとらえた「医療サービスの質評価の三側面」とは何ですか

007 サービスとは

1 医療や看護は「サービス」か

まず，クイズから始めてみましょう。

○×クイズ！

次の①，②のうち，正しいと思うものに○を，誤っていると思うものに×をつけてください。

①医療は，「サービス」である⇒（　）

②看護は，「サービス」ではない⇒（　）

「安全で安心できる医療サービス」「質の高い看護サービス」「訪問看護サービス」など，よく見聞きする表現ですね。医療，看護は「サービス」です。よって，上記の問いの正解は，①が「○」で，②が「×」です。

さて，医療や看護が「サービス業」として公の報告書に登場したのは，『厚生白書（平成7年版）』においてです[1]。ところが，今でも，医療従事者によっては，「医療がサービスなんてとんでもない！」「サービスだなんて言われたくない」などと不満げに話し合っているような場面を目にすることがあります。

2 日本における「サービス」という言葉の使われ方

清水[2]は，日本における「サービス」という言葉の使われ方（概念）を「態度的サービス」「精神的サービス」「犠牲的サービス」「機能的サービス」の4つに分類しています（図7-1）。

場面Aは，「店員が，ニコニコしている」など，態度をサービスとして表現している例です。「サービス」において態度的側面はとても重要なのですが，サービス活動のいわば「装い」であって，サービスそのものではないといわれます[3]。

場面Bは，「サービス精神」と表現している例です。「精神的サービス」については，スローガンとして利用されることが多いのですが，「活動として表す以前の，理念，精神，心のもち方」などを指し，サービスの内容に影響を与える要素といわれますが，これも，サービスそのものではないといわれます[3]。

場面Cのような場面を，清水[2]は，「犠牲的サービス」と表現していますが，「本日の飲み物は，サービスです」「鉛筆を買ったら，可愛い消しゴムがサービスだったわ」など，サービスに「値引き」「無料」などという意味を込めた使い方で，日本独特のものであり，もちろんサービスそのものではないといわれます[3]。前述の医療従事者たちが「サービスだなんて言われたくない」と憤慨したのは，「サービス」を日本独特の「無料」とか「奉仕」などの意味でとらえたためと思われます。医療は「無料」

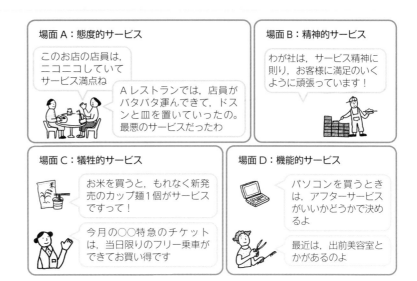

図7-1 サービスという言葉の使われ方(4分類)

でも「奉仕」でもありません。

　場面Dは,「機能的サービス」として表現されている例です。ここでのサービスは,活動や機能としてとらえられており,本来のサービスの意味をもちます。

　場面A・場面B・場面Cは,活動としてのサービスから派生した日本独特の慣用的用法であり,これらが,サービスの本質をわかりにくくしているといわれます[3]。医療サービスは「機能的サービス」であることを理解する必要があります。

3 サービスとは何か

　サービスとは,「人間や組織体に,なんらかの効用をもたらす活動で,そのものが市場で取引の対象になる活動」[4]をいいます。何らかの効用をもたらす活動とは,人の生活上の必要性や組織のニーズを満たすことですが,そのような事例は数多くあります。

場面Eと場面Fではどちらが「サービス」を示すでしょうか?

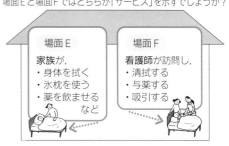

図7-2 高齢者が在宅で療養している場面

　「サービス」と「サービスでないもの」の区別を認識しておくことが重要です。例えば,図7-2の場面Eと場面Fでは,どちらが「サービス」を示すでしょうか。同じ療養場面の必要性を満たす活動でも,家族が行うことをサービスとはいいません。しかし,場面Fのように,看護師が訪問して行うことは「訪問看護サービス」になります。育児や清掃なども同じです。保育所に預ければ保育サービスの購入,清掃会社に依頼すればハウスクリーニングサービスの購入をしたこととなります。

　サービスは,対価を必要とするものです。医療や看護サービスは,患者の個々のニーズに応じたサービスの提供であり,同時に患者サイドからみれば患者にとって価値生産的な活動を購入していることになるのです。

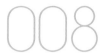

008 サービスの基本的特性

1 サービスの基本的特性とは

サービスの基本的特性は，4つあります[5]。
①無形性：サービスは，物理的な形をとることができない。
②生産と消費の同時性：サービスは，生産と同時に消費されている。
③顧客との共同生産：サービスは，生産者と顧客が共同してつくり出す。
④結果と過程の重要性：サービスは，時間の経過を伴い，その過程も体験する。

2 無形性とは

サービスの特徴の1つが，「無形性」です。サービスは，物理的な形をとることができません。そのため，購入前にみたり，触ったり，味わったりすることができません。また，形がないので，つくりおき在庫ができません。「忙しいのでBさんの食事を3食分まとめて介助してしまいましょう」などというわけにはいきません（図8-1）。したがって，患者の数が多すぎると忙しくなるので，対応が悪くなりがちです。入院患者や手術が多い日，あるいは救急入院などがあると，ほかの患者の食事介助などを明日に回すことはできないというサービスの特徴が重なって大忙しになり，ゆっくり個々の患者と向き合うことが難しくなります。

3 生産と消費の同時性とは

サービスは，生産と同時に消費されています。洗髪という生産活動が始まると，同時に，それは，洗髪というサービスが消費される過程です。そのため，やり直しがききません。不良品なら交換することも可能ですが，サービスは不可逆性（ある反応の逆の過程が物理的に不可能であること）の特徴をもちます。また，生産と消費の同時性は，提供者と消費者が一体化することです。そのため，ごまかしがききません。洗髪の場面を考えてみましょう。提供者である看護師が大慌てで雑に洗髪

購入前にみたり，触ったり，味わったりすることができない この注射，効くかどうか試してみよう！（などと，事前のお試しができません）

やり直しがきかない  あーら，右腕と左腕を間違えて切断したから，取り換えよう！（などと，やり直しができません）

つくりおき在庫ができない 食事介助を3食分してしまおう！（などと，つくりおきができません）

顧客がその場にいるから間違いや欠点を隠せない この看護師さんは慌てていて，乱暴だわ（などと，生産過程に関心をもつので，ごまかしがききません）

図8-1 | 無形性の特徴

図8-2 | 生産と消費の同時性の特徴

をすると，顧客である患者はその生産過程に関心をもち，「この看護師さんは慌てていて，乱暴だわ」など，クレームに発展したりします（図8-2）。

4 顧客との共同生産とは

　サービスは，生産者と顧客が共同でつくり出します。例えば，「胸部のX線写真を撮るのでレントゲン室へ行っていただけますか」と説明したときに，患者が参加しなかったら，医療サービスは成立しません（もちろん，自力で不可能な場合は，看護師が介助

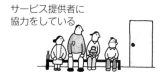

顧客は，サービス生産に共同参加し，協力している

レントゲン室や検査室に移動する（など，患者のサービスへの参加が不可欠です）

サービス提供者に協力をしている

もう1時間になるけど，順番はまだなのねえ（などと，外来診察も患者の協力がないと困難です）

図8-3　顧客との共同生産の特徴

をする必要があります）。また，顧客はサービス提供者に協力をしています。医療サービスの場合は，上記の例のほか，患者が外来で順番を待つ，点滴が終了するまでじっとしているなどということが，例として挙げられます（図8-3）。このように，共同参加や協力が必要ではありますが，サービスは顧客が中心です。いかに満足した状態で参加や協力をしてもらうことができるのかを考える必要があります。

5 結果と過程の重要性とは

　サービスは，結果を求めて購入するものですが，サービスは，時間の経過を伴うので，顧客はサービスの過程も体験します。例えば，乗車予定の新幹線の時刻に間に合うという結果を求めて，タクシーというサービスを購入したとします。求める結果は，新幹線の出発時刻に間に合うことですが，仮にその過程でドライバーの態度が横柄で感じが悪かった場合，顧客は不愉快な経験をしてしまいます。医療サービスの場合はどうでしょう。腹痛で病院に入院した患者は，順調な回復という結果を求めて医療サービスを購入します。サービスは時間の経過を伴います。そのため，仮にその過程で職員の態度が横柄であれば，患者は不愉快な経験をするかもしれません（図8-4）。顧客の満足を考えた場合，結果のみでなく，その過程にも満足してもらうことが必要です。サービスは，結果も過程も両方重要なのです。

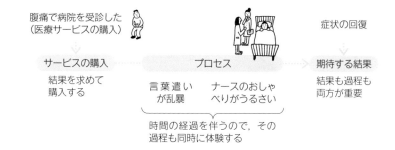

腹痛で病院を受診した（医療サービスの購入）

症状の回復

サービスの購入	プロセス	期待する結果
結果を求めて購入する	言葉遣いが乱暴　ナースのおしゃべりがうるさい	結果も過程も両方が重要

時間の経過を伴うので，その過程も同時に体験する

図8-4　結果と過程の重要性の特徴

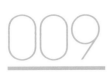

サービスの３つの構造と顧客満足

1 サービスの構成要素とは

　サービスは，「コアサービス」「サブサービス」「コンティンジェントサービス」の３つの要素をもち，パッケージとして提供されます。「コアサービス」とは，主としてその内容を利用するために料金を支払っている本質サービスで，「サブサービス」とは，コアサービスに付随する副次的なサービスです。「コンティンジェントサービス」とは，非定常的に発生するさまざまな事態に対するサービスです（図9-1）[6]。

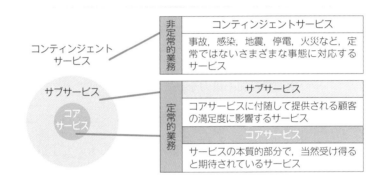

図9-1 | サービスの構成要素

(近藤隆雄：サービスマネジメント入門，第3版，生産性出版，2007，p.38-43 を参考に作図)

　嶋口[7]によると，コアサービス（本質サービス）は，顧客が支払う代価に対して，当然受け得ると期待しているサービス属性を指し，安全性や確実性などがそれに該当します。サブサービスは，コアサービスに付随した表層サービスで，丁寧で親切な説明，待ち時間が短く温かな雰囲気，清潔なトイレ，笑顔で気品のある接遇など，対価に対して必ずしも当然ではなくても，満足度を高めることに影響するサービスです。コアサービスとサブサービスは定常的業務として提供されるサービスですが，コンティンジェントサービスは非定常時のサービスです。例えば，地震，火災，医療事故等への対応が考えられます。

2 サブサービスと顧客満足

　サービスは，顧客を中心に展開される活動です。サービスの質評価の視点として，顧客満足を外すことはできません。顧客満足に直接影響するサービスは，コアサービスよりサブサービスであるといわれます[7]。コアサービスは本質サービスなので，その属性のうち１つでも不十分な場合は，全体的な不満を感じるといわれます。例えば，治療サービスにおいて，誤薬が発生したとします。患者が気づき大事には至

らなかったとしても，不十分ではないことが発生したことにより，不満を引き起こすことになりかねません。正しい診療にかかわる行為は当然のことと受け取られるため，このコアサービスが十分提供されても，満足感に直接効果をもたらすものではないとされています。そして，顧客満足に直接影響するのは，サブサービスであり，特に，満足度に大きく影響する媒介変数は，サービス提供者の「接遇」であるといわれます[8]。医療の提供者にとって接遇教育が重要なのは，医療がサービスであり，それが顧客満足に大きく影響する要因であるからです。

3 | 顧客とは誰かを考えることの重要性

サービスの質を考えるには，顧客満足を外すことができません。顧客が誰かと考えることは質保証上不可欠なことであり，顧客の要求は何かを考え，そのニーズに応えようとすることが，製品やサービスの質の向上につながります[9]。

医療分野ではこれまで，顧客とは誰か，サービスとは何かを強く意識してこなかった経緯がありますが，それらは医療の質や向上を考えるうえでは重要なことです。

4 | 外部顧客と内部顧客

顧客とは，組織が成果を上げることによって満足を与えることができる相手をいいます[10]。

病院において，顧客というと，第1に挙げられるのは「患者」です。しかし，患者が意思決定を行えない場合や家族などの協力がなければ退院を進めることが困難な状況においては，患者の家族も第1の顧客です。また，病院経営を進めるうえでは，患者を紹介し，退院後の継続治療を担当してもらう診療所や介護を行う施設なども顧客となります。医学生や看護学生も，彼らが実習により「ここで働きたい」という思いを抱けば，職場環境の質評価ともつながり，よい実習を提供するための取り組みを考えることにつながるので，顧客になります。

さて，顧客というと，組織の外部にいるサービスの直接的・間接的購入者を考えがちですが，実は，組織を運営するうえで重要な顧客がいます。それは，組織で働く従業員であり，病院の場合，医師・看護師をはじめ各医療専門職・事務職員などが該当します。ここで説明した前者を「外部顧客」といい，後者を「内部顧客」といいます。外部顧客は，組織活動を行うことによって満足を得る人々です。内部顧客である職員の満足は，仕事へのやる気につながります。やる気のある従業員が顧客に接したほうが顧客満足を高め得るともいわれるので，外部と内部のどちらの顧客満足も高めることが重要です（表9-1）。

表9-1 | 病院経営における内部顧客と外部顧客

	外部顧客	内部顧客
対象	病院の組織の活動により，生活が改善される人々	組織活動を行うことによって，満足を得る人々
例	患者・家族および彼らの知人，地域住民，実習生，連携関係にある診療所や施設　など	医師・看護師・各医療専門職・事務職員など病院の組織で働く職員

010 医療サービスの質評価

1 消費者の権利とは

　医療はサービスであり，患者はサービスの購入者・消費者です。日本における消費者の権利の保護に関する取り組みは，1962 年にケネディ大統領が「消費者の利益の保護に関する連邦議会への特別教書」において打ち出した「消費者は 4 つの権利を有している」という声明に影響を受けています。その 4 つの権利とは，「安全への権利（the right to safety）」「情報を与えられる権利（the right to be informed）」「選択をする権利（the right to choose）」「意見を聴かれる権利（the right to be heard）」[11]です。顧客満足の把握には，「満足でしたか」と問うだけでなく，「安全の確保は十分であったか」「手術や検査について十分なインフォームドコンセントを実施したか」など，医療提供者サイドからも測定する必要があります。

2 患者の権利と義務とは

　患者の権利とは，「医療提供プロセスの全般にわたって，患者が有する権利」をいい，「治療に関係する自分の情報を知る権利，治療法の選択権，自己決定権」などが代表的な権利です[12]。医学的研究における倫理的配慮に関しては，第 2 次世界大戦におけるナチス・ドイツによるユダヤ人に対する虐殺・人体実験などが反倫理的・反社会的であるとして裁かれたことを受けて，1947 年に医学的研究のための被験者の意思と自由を保護するニュルンベルク綱領が出され，1964 年のヘルシンキ宣言では，「人間を対象とする医学研究の倫理的原則」として，インフォームドコンセントの必要性，被験者の自己決定権を尊重し不利益を被らないようにすること，被験者の福祉がすべての利益よりも優先されなければならないこと，が明記されています。1981 年に採択された「患者の権利に関する WMA リスボン宣言」は，「患者の権利」についての宣言書で，①良質の医療を受ける権利，②選択の自由の権利，③自己決定の権利など 11 項目の患者の権利が明記されています。

　一方，患者の権利を明確にすることは，「患者自身も責任をもって，医療に参画することになる」という考え方があります。患者は，よい医療を受けるために権利をもつだけではなく，義務（自己の立場に応じてしなければならないこと）（『広辞苑』）を果たす必要があるという考え方です。具体的には，診療に協力すること，説明を理解する努力をすること，ほかの患者や病院職員に迷惑をかけないこと，などが挙げられます。よい医療サービスは，患者の権利を尊重すると同時に，患者からの協力があって成立することを理解することも重要です。

3 ┃ 医療サービスの質とは

　医療サービスの質という場合の「質」は，1つのことのみ取り上げていえるものではなく，求められる質は状況によっても変化します。例えば，「褥瘡のケア」の質は高くても「災害対策」については質が低いとみなされる場合のように，ある項目は質が高いと評価されても他の項目では質が低いということもあります。

　また，医療や看護においては，ヒトやその家族を対象に目的ごとのサービスが提供されます。その目的は，「検査」であったり，「入院食の提供」や「清潔への援助」であったり，さまざまです。しかし，いずれのサービスを提供するときも，その質の評価は，提供したサービスの結果が対象者のニーズと合致しているかどうかということで判断されます。

　看護ケアを同じように行ったとしても，個々の看護師の確かな技術や共感性のあるコミュニケーションにより，ケアの対象者の安心感や看護師への信頼感などが変わり，その結果の満足感が評価に影響します。

　質の評価を考える場合は，目的とするサービスの内容で評価が異なることと，提供者がよいと思っても患者や家族の受け止め方によっては相反する評価になる場合があることなども理解する必要があります。

4 ┃ 第三者評価

　医療サービスにおいては，病院の特徴によって異なることがあったとしても，共通の目的として，「地域住民のニーズに応じた良質な医療サービスの提供」があります。したがって，あるべき姿を目指した質の高い医療サービスの提供のための活動を計画する場合，現状分析において，医療サービスの質についての評価を欠かすわけにはいきません。

　医療を提供する組織の活動内容について評価を行う場合，「医師・看護師などの医療提供者」や「医療サービス購入者である患者などの利用者」という二者関係の視点以外に，「独立した組織外部の評価者」によって評価を行うことが推奨されます。この評価の仕方を第三者評価といいます。

　第三者評価の内容は，本来求められる医療サービスの質について一定の水準に到達しているか否かを重視するものと，保証・改善のために体制整備がなされているか否かを重視するものに大別されます。

　日本の医療現場で行われる代表的な第三者評価には，公益財団法人日本医療機能評価機構による病院機能評価や，ISO（国際標準化機構：International Organization for Standardization）が策定する品質マネジメントシステム規格であるISO9001の認証があります。

011 ドナベディアンの医療の質評価

1 ドナベディアンの医療の質評価の三側面

　医療の質とは，「診療の質」「看護の質」「職員の質」「医療機器の質」など医療機関における組織の質であり，組織メンバー全員の質をいいます [13]。医療の質の要素は，アメリカの医療経済学者アベディス・ドナベディアンによる「構造」「過程」「結果」の三側面からとらえることが多くなっています。よい結果を得るためには，よい過程があり，よい過程のためにはよい構造が基になるという「構造（structure）」→「過程（process）」→「結果（outcome）」の流れをもつ質評価です。

2 構造（structure）とは

　「構造」とは，医療を提供する際に「どのような状態で提供するのか」という前提になる側面です。よい構造があればよい医療サービスの提供につながるという考え方です。

　例えば，医療を提供する場となる施設・設備，診療や看護を提供するために必要な情報システム，安全で確実な医療を提供するための医療安全システムや感染予防システム，医療の質の標準化を提示したマニュアルや各種クリティカルパス，標準看護計画，各種のリスクアセスメントシート・チェックリストなどが適合します。

　また，医療チームや看護チーム，地域連携も含めた多職種などによる組織編成も，「構造」のヒトの側面において重要です。このヒトの側面においては，人材育成を行う教育のしくみや認定看護師数などのように，職員が有する資格・人数も含まれます。

3 過程（process）とは

　「過程」とは，医療や看護サービスが「どのように提供されるのか」を示す側面です。よい構造を基によい過程が提供できる，という考え方です。

　具体的には，診断，治療，看護ケア，リハビリテーション，患者教育，医療事故防止，感染予防など多岐にわたります。また，医療職者の一方向的な過程のみならず，患者や家族のカンファレンスへの参加など，患者や家族が行ったことも含まれます。

4 結果（outcome）とは

　「結果」とは，提供された医療・看護による患者・家族の変化を示す側面です。

　医療提供者が一方的に，一連のよい流れからよい結果を判定するだけでなく，患者や家族が，その技術・適切性・快適性などをどのように受け止めたのかということも含みます。よい「構造」を基に，よい「過程」を経て，よい「結果」があるという

考え方です。

　具体的には，治療の成績，リハビリテーションによる成果，スクリーニングによる効果，健康に関する患者の知識や行動の改善の側面に加え，患者や家族が得ることができた安楽度，アクシデント発生率，再入院率などが挙げられます。

5 ┃ 質評価の視点による組織づくり

　看護サービスを行う際には，事前にその内容を質評価の視点から検討し，計画に反映させることが重要です。ここでは，事例の改善に向けて，ドナベディアンの三側面における評価の視点を示してみました。

事例：ある病棟では，転倒のインシデントが多いことから，「入院患者の転倒防止」
　　　を年間計画に掲げている。しかし，転倒のインシデントのため入院が延期になった患者や，入院時には歩けたのにインシデント後に1人で歩くことができなくなったために早期退院ができなくなった患者などが増加している。

1 「構造」の評価の視点
- 転倒を防止するための対策検討チームなどの組織化が行われていたか
- 転倒防止に関するマニュアルを作成していたか
- 時間帯に応じた人員配置や経験年数を考慮した勤務体制となっていたか
- 患者の体型やニーズに応じて高さを調整できるベッドを活用していたか
- 転倒リスクの高い患者をスクリーニングするためのシートを作成していたか
- ADL低下予防のリハビリプログラムがあったか
- 地域も含めた多職種による連携体制をとり，チームでケア計画を進めていたか
- 職員に対する転倒防止のための教育計画を立案していたか　　　　　　　　など

2 「過程」の評価の視点
- 時間帯と人員の配置数や，重なり合った業務内容などの関係に問題はないか
- 転倒防止について，何を基にどのように行っていたのか
- リスクアセスメントシートなどを使用し，リスク患者を把握していたか
- ADL低下防止リハビリプログラムに沿って実施していたか
- 転倒防止の学習会などが企画されていたか　　　　　　　　　　　　　　など

3 「結果」の評価の視点
- 患者や家族に対してどのような影響があったか
- 「構造」に問題はないか。マニュアルやリハビリプログラムの有無など
- 「過程」に問題はないか。スクリーニングシートの使用率，リハビリの実施率，学習会の実施率，看護職員の参加率など（「結果」は「構造」「過程」があって生じるものなので，総合的に評価する）。　　　　　　　　　　　　　　　　　　など

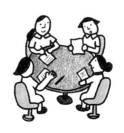

1 ）厚生労働省：厚生白書（平成 7 年版），第 1 編・第 1 部・第 1 章，
　 1995.
　 〈https://www.mhlw.go.jp/toukei_hakusho/hakusho/kousei/1995/
　 dl/02.pdf〉（2022. 3. 30 閲覧）
2 ）清水滋：入門「サービス」の知識，日本実業出版社，1994，p.16.
3 ）近藤隆雄：サービスマネジメント入門，第 3 版，生産性出版，
　 2007，p.20-24.
4 ）前掲書 3 ），p.26.
5 ）前掲書 3 ），p.29-37.
6 ）前掲書 3 ），p.38-47.
7 ）嶋口充輝：顧客満足型マーケティングの構図，有斐閣，1994，
　 p.66-69.
8 ）前掲書 3 ），p.46-47.
9 ）飯田修平，他監修，医療の質用語事典編集委員会編著：医療の質
　 用語事典，日本規格協会，2005，p.42.
10）熊川寿郎，戦略マネジメントシステムとしての BSC　PDCA サ
　 イクルの可視化，看護管理，2007，17（5）：384.
11）消費者庁：「世界消費者権利デー」を迎えるに当たって．
　 〈https://www.caa.go.jp/about_us/minister/inoue_message_003/〉
　 （2022. 3. 30 閲覧）
12）前掲書 9 ），p.48.
13）前掲書 9 ），p.20.

・新村出編：広辞苑，第 7 版，岩波書店，2018.

組織の成り立ちと
病院組織の基本的構造

1. 組織の構造と管理の諸原則について理解する
2. 「ライン組織」と「ライン・アンド・スタッフ組織」の違いを理解する
3. 病院組織における垂直的分化と水平的分化の違いを理解する

第4章では, 次のような課題を視野に入れて学習を進めましょう

① バーナードが提唱した組織成立の三要素を挙げなさい
② 公式集団と非公式集団の違いを説明しなさい
③ 「指揮命令系統の一元化」の原則とは, どのようなことですか
④ ライン・アンド・スタッフ組織におけるライン機能とスタッフ機能の違いを説明しなさい
⑤ 「事例で学ぶ組織図のしくみ」のミニテスト(p.38-39)にチャレンジしてみましょう

012 組織とは

1 組織の誕生

　人間は，1人ひとり優れた力をもっています。しかし，スーパーマンではありません。1人でできることには，限界があります。例えば，廊下で倒れた人をストレッチャーに乗せたいとき，1人ではできないので誰かの助けを呼びますね。このように，個人の能力を超えた目的を達成するためには，複数の人の努力を結集することが必要です。ここに発生する意識的集団が，「組織」といわれます[1]。組織とは，ヒトの集まりです。では，何人いれば，組織となることができるでしょうか。答えは「2人以上」です（図12-1）。

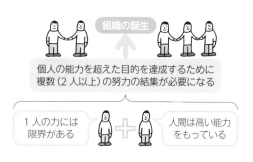

図12-1 | 組織の誕生

2 バーナードによる組織成立の三要素

　組織というと，○○会社とか○○病院とか，いわゆるコンクリートのハコ（建物）や組織図などのイメージが先行します。しかし，建物や紙に描いた組織図は，組織の実体ではありません。組織の実体は，その構成員（メンバー）であるヒトです。組織は，「2人以上のヒトの集まり」です。しかし，たまたまデパートのエレベーターに居合わせたり，同じ電車に乗り合わせたりした人々の集まりを，組織とはいいません。

　前出のバーナードは，組織の成立には，3つの要素が必要といいます。すなわち，①共通の目的，②協働意思，③コミュニケーションです。組織の目的の達成を1人で行うことはできません。目的なしに協働はあり得ません。また，目的がある場合も，メンバーに

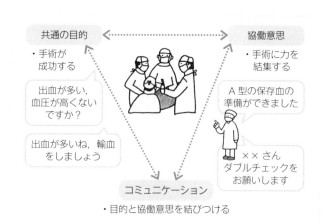

図12-2 | 組織成立の三要素を示す手術場面の例

その目的達成を目指すという意思が必要です。個人の努力を組織目的に寄与する意思が「協働意思」です。そして，目的とメンバーの協働意思をつなぎ，ダイナミックな活動をするために必要になるのがコミュニケーションです（図 12-2）[2]（p.45 参照）。

3 組織とは

　組織とは，「理念・目的，構成員，活動範囲，資源，仕組みからなる，同じ目的を達成するために協働する集団」をいいます[3]。構成要素のポイントは次の 4 点です。
①組織の目的を共通の目的として集合したヒトの集まりである。
②目的達成のために，役割を分担し，協働する意思をもっている。
③目的達成のためのコミュニケーションをとり，相互にかかわりをもっている。
④組織の存続・維持のために，指揮系統や行動の規範をもっている。

 >>> **○×クイズ！**

　次の①～④のうち，組織であると思うものに○を，組織ではないと思うものに×をつけてください。

①渋谷駅の忠犬ハチ公像の前に集合している多くの人々⇒（　　）
②あるデパートのエレベーターで乗り合わせた人々⇒（　　）
③A 病院 B 病棟の看護師チーム⇒（　　）
④C 大学のサッカー部の選手集団⇒（　　）

4 組織の中の集団

　ヒトの集まりの主なものに，組織（organization）と集団（group）があります。集団とは，「特定の目的を達成するために集まった，互いに影響を与え合い依存し合う複数の人々」[4]をいいます。組織は集団の一種ですが，一貫した指揮系統をもつことなどにより，集団とは区別されます。
　アメリカの心理学者レンシス・リッカートは，複雑で大規模なシステムを成す組織といえども，小集団の多元的な重複構造から成る，といいます[5]（p.66 の図 26-1 参照）。

5 公式集団と非公式集団

　集団には，公式集団と非公式集団があります（表 12-1）。公式集団は組織構造によって規定されており，何らかの任務を割り当てられたタスクグループを確立し，個人がとるべき行動は組織目標に向かって方向づけられます。非公式集団は，メンバーの心理的欲求に基づき自然発生的に成立するランチグループなどの社交的な付き合いのように，構造化も組織的規定もされていない連帯です[6]。

表12-1 公式集団と非公式集団の違い

要素	公式集団	非公式集団
構成人数	2人以上	2人以上
共通目的	組織の目標に基づく	メンバーの心理的欲求に基づく
集合の仕方	人為的	自然発生的
集団の例	業務改善グループなど	つり仲間グループなど

013 組織構造における管理の原則

1 組織デザインとは

　組織は，組織目的を達成するための集団ですが，ただ，そこにあるだけでは，目的を達成することはできません。目的達成のためには，必要な仕事をどのように分け，どのようにまとめて調整していくのかを考えて，組織を設計する必要があります。組織デザインとは組織の構造を設計することをいい，組織の構造を図で示したものが組織図です。

2 組織構造を考える際に必要な管理の原則

　組織をデザインする際には，次のような要素の検討が必要になります。
　　①タスク（仕事）をどこまで細分化して職務とするか（職務の専門化）
　　②どのような基盤に基づいて職務を分けるか（部門化）
　　③各個人やグループは誰に報告するか（指揮命令系統）
　　④マネジャーが効率的かつ有効に指揮下におけるのは何人か（管理の範囲）
　　⑤意思決定の権限は誰が持っているか（中央集権化および分権化）
　　⑥従業員およびマネジャーに対してどの程度の規則および規制を課すべきか（公式化）[7]

　以下で「職務の専門化」と「部門化」の原則（①，②の要素），「指揮命令系統の一元化」の原則（③の要素），「統制範囲」の原則（④，⑤の要素）について述べます。

1 「職務の専門化」と「部門化」の原則

　組織の分化を考える際は，必要な仕事をどのように分けるか，組織のメンバーがそれをどのように受け持つかを考えることが必要です。職務は，各人が受け持つ仕事（任務）のことですが，「職務の専門化」とは，1人が最初から最後まで仕事をするのではなく，仕事をいくつかのステップに分解して，各ステップを各人が別々にやり遂げることを指します[8]。例えば，ある自動車メーカーで，仕事を「ハンドルをつくる」「エンジンをつくる」「車体をつくる」などと分け，担当者を決めたとします（図13-1）。これが，「職務の専門化」です。

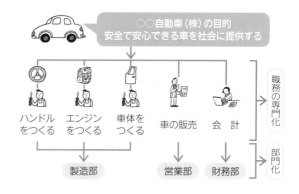

図13-1　「職務の専門化」と「部門化」の例

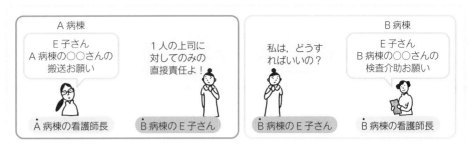

図13-2 「指揮命令系統の一元化」の原則がないと生じる問題の例

つまり，分業であり，個人は，活動全体ではなく，活動の部分を専門的に行うことを示します。専門化により職務を分化したら，これらの職務を職能（機能）別などでグループにまとめて共通のタスクを調整することを，「部門化」といいます。

2 「指揮命令系統の一元化」の原則

「職務」は，各人が受け持っている仕事や役目をいい，「権限」と「責任」が伴います。「権限」は，職務を公に遂行することのできる権利で，部下を公式的に支配することのできる力，強制することのできる力を意味します。「責任」は，職位に割り当てられた仕事，あるいは責任事項という点から，職務そのものを示します。ここで，「職位」とは，一定の職務に必要な権限と責任とを与えられた組織上の地位をいいます[9]。

また，権限の上下関係の維持に必要なのが，「指揮命令系統の一元化（一貫性）」です。1人の従業員が1人の上司に対してのみ直接責任を負うことを意味します。

病院などの大きな組織は，指揮命令系統が分断されると複数の上司からの要求の対立に対応しなければなくなります（図13-2）。指揮命令系統とは，「私は誰に対して責任を負うのか」「何か問題があったときに，誰に報告をすればよいのか」を明確に示すことで業務間の調整を行っていく，重要な考え方です。

3 「統制範囲」の原則

「統制範囲」の原則が示すのは，組織の機能を効果的・効率的に果たすために1人の管理者が有効に指揮できる部下の数には限界があるので，その範囲を検討する必要があるということです。範囲が広すぎると，上司が部下に必要なリーダーシップを発揮したり，サポートを提供したりすることが難しくなるため，組織としての業績低下などの影響が出ます。一方，範囲が狭すぎると，管理階層が増えて伝達機能が複雑になるため決定に時間がかかり，不経済な状況が起こります（図13-3）。どのように権限を配分すると有効な組織運営につながるのかも考慮して，組織をデザインすることが重要です。

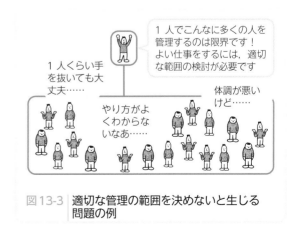

図13-3 適切な管理の範囲を決めないと生じる問題の例

014 代表的な組織デザイン

1 ラインとスタッフの基本概念

　組織構造を考える際に，基本軸となり，重要な位置を占めるのが「ライン」と「スタッフ」の考え方です。「ライン」とは，組織目標の遂行に直接責任をもつ職位であり，「スタッフ」とは，ラインを助けて，ラインが組織の主要な目標を最も効果的に達成できるようにする組織上の要素です[10]。組織の規模が大きくなると，経営の基本的職能が，下方へ，垂直的に分化していきます。これを，階層的分化といい，ここに「職能」「権限」「責任」の階層が形成されます。この垂直の線が「ライン」です。

 違い探しクイズ！

- 図14-1中の組織図Aと組織図Bには，違いが1か所あります。違う箇所を○で囲んで（　）内に適当な用語を加えてください。

2 ラインとスタッフの区別（2つの側面）

　組織が大きくなると，ラインの管理者がさまざまな問題を1人で包括的に管理することは困難になります。図14-2は，ラインとスタッフの関係図です。ラインとスタッフは，「権限関係」と「職能」の2つの側面から区別をします。「ライン」は，「命令・指揮・決定」の関係をもっています。それは，「報告責任」の関係でもあります。

　また，図14-2の中にあるBは，A直轄の「スタッフ」です。「スタッフ」は図中の点線のように，ライン（C，D，E）に対して組織横断的に指導・助言を与えて，ラインの執行機能を促進する職能です。しかし，命令・指揮・決定という権限はなく，執行機能をもっていません。職員個々がこのことを理解していないと，業務の遂行が混乱する可能性があります。ラインのもつ指揮命令系統の一元化の機能により，

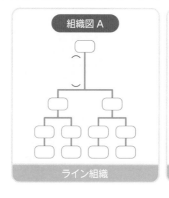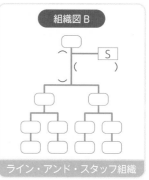

図14-1 **ライン組織とライン・アンド・スタッフ組織**

執行に対する責任を明確に示した「権限関係」を活かしながら，効果的な職務を遂行するために考え出されたのが，「ライン・アンド・スタッフ組織」です[11]。

3 代表的な組織デザイン

　組織デザインとは，組織全体としての目的を果たすために，機能の責任範囲と活動範囲などを構造として設計したものです。ここでは代表的な組織デザインとして「フラット型組織」「ピラミッド型組織」「マトリックス型組織」を解説します（図14-3）。「全体としてはピラミッド組織であっても委員会等のプロジェクトはフラットな組織として組み込む」など，組織としての機能を高めるためには単一の形態による構造とは限りません。

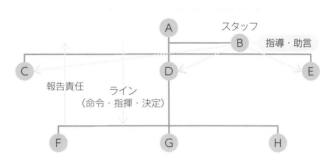

図14-2 | ラインとスタッフの関係図

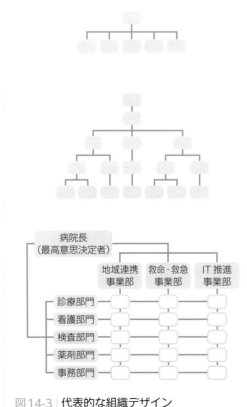

フラット型組織（シンプル構造組織）
「平ら」な構造で，縦のレベルは2，3しかなく，部門化の程度は低く，管理の範囲が広い。1人の個人に権限が集中している。小規模ビジネスなどで多くみられる構造である[12]

ピラミッド型組織（官僚制組織）
規模の大きい組織でみられる，ピラミッドのように上部がとがり下に向かって広がった形の組織形態。多くの権限階層をつくる。合理的な管理制度として生まれたデザインで，行政・病院・大企業などは，基本的にこの特徴を継承している。標準化に基づいて業務が行われ，職能的部門化，中央集権的権限，狭い管理範囲，指揮命令系統に従った決定などにより部門別にまとめられている。組織全体の目的よりも部門の目的のほうが優先されるなどの問題をカバーする工夫が必要である[13]

マトリックス型組織
職能別と事業部別のように2つの部門化の形態を組み合わせた構造。最高意思決定者の下に，各事業部門長をおき，さらに，各職能別部門長をおき，顧客のニーズへの適応と部門の職能の統合によるメリットを活かそうというデザイン。しかし，配置される職員は，事業部門長と職能部門長という2人の上司をもつ（指揮命令系統が二重になる）特徴があるので，権限と責任の配置などをより明確にしておくことが必要である[14]

図14-3 | 代表的な組織デザイン

015 病院組織の管理者の区分と役割

1 病院組織の水平的分化と垂直的分化

病院組織の構造は，主に，水平的分化と垂直的分化の2つの方向性からつくられます（図15-1）。

1 病院組織の水平的分化

水平的分化とは，行われる仕事を分けて，職能別にまとめて部門がつくられることをいいます。病院という組織は，地域のニーズに応じた質の高い医療サービスを提供するために，医師，看護師，薬剤師，検査技師，放射線技師，理学療法士，管理栄養士など，さまざまな専門職が集合した組織です。それぞれの職能（機能）は，指揮命令系統を有する垂直的分化の形ではなく水平的分化の形で，診療部，事務部，看護部，薬剤部，検査部などの職能による協働関係をつくっています。

図15-2では，病院組織における職能の水平的分化の例を示しました。

2 病院組織の垂直的分化

垂直的分化とは，職能を縦に分化させ，管理的職能と執行的・作業的職能に分けて階層をつくっていくことです。組織が大きくなると，経営活動の効果的な遂行という観点

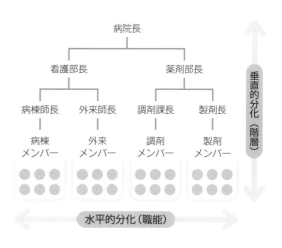

図15-1 病院組織の水平的分化と垂直的分化

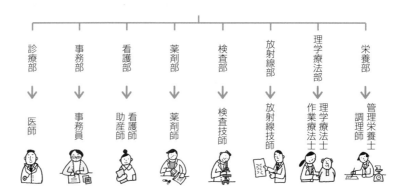

図15-2 病院組織における職能の水平的分化の例

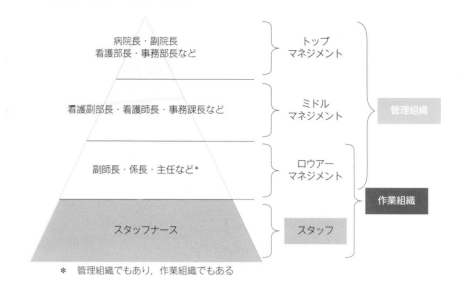

図15-3 | 病院組織における経営機能の垂直的分化

から必然的に発生してくるプロセスです。

多くの場合，トップマネジメント（最高管理層），ミドルマネジメント（中間管理層），ロウアーマネジメント（現場監督層），スタッフ（実践的な作業担当層）に分化するのが一般的です[15]（図15-3）。

病院組織の場合，病院長，看護部長などの「トップマネジメント」は，病院の全体的な目標と方針の設定を行い提示します。看護師長などの「ミドルマネジメント」は，トップマネジメントの目標に応じた部署の目標を立て，スタッフに示し，その達成を目指して管理サイクルを回します。主任などの「ロウアーマネジメント」は，看護の現場に最も近い，看護実践の第一人者として，スタッフへの機会教育を行います。スタッフは，病棟目標の達成を目指して看護サービスの実践を行います。

3　職務と権限と責任の関係

「職務」「権限」「責任」「職位」については，「組織構造における管理の原則」の項（p.32-33）で説明しましたが，とても重要な概念なので，改めて表15-1にまとめます[16]。それぞれの職位について，職務，権限，責任があります。

表15-1 | 「職務」「権限」「責任」「職位」の概念

職 務	人と仕事の関係であって，担当された仕事であり，責任事項。職務には，「権限」と「責任」が伴う
権 限	権限は，職務を公に遂行できることのできる権利で，部下を公式的に支配することのできる力，強制することのできる力
責 任	職位に割り当てられた仕事（それぞれに割り当てられた仕事をすること自体が責任）
職 位	一定の職務に必要な権限と責任を与えられた組織上の地位

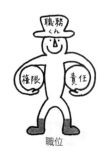

（工藤達男：基本経営管理論，新訂版，白桃書房，1991，p.75-76 を参考に作表）

事例で学ぶ組織図のしくみ

1 ｜ B病棟に配属された新人看護師E子さんの判断と行動

図16-1は，新人看護師E子さんの所属する病院のライン・アンド・スタッフ形態の看護部組織図の簡略版（一部）です。E子さんは，看護部のB病棟の所属です。

以下のミニテストに，E子さんが日々の業務の中でとった行動を示しました。E子さんのとった行動が，正しい場合は○，誤っている場合は×をつけ，その理由を記入してください。

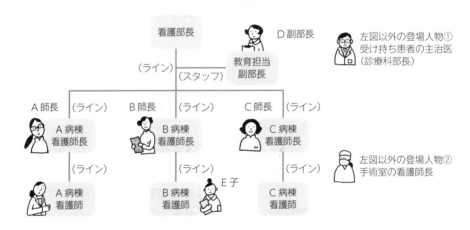

図16-1 E子さんの所属する看護部組織図と登場人物

ミニテスト **1** B病棟のB師長から，患者の検査室への移動を依頼された。業務が調整できたため，依頼どおりに実施した。

解答（　）　理由［　　　　　　　　　　　　　　　　　　　　　　　　　　　］

ミニテスト **2** A病棟のA師長から，救急搬送の付き添いを依頼された。自分の病棟の師長ではないけれど，職位が上の師長であるし，ちょうど手があいていたので，指示に従った。

解答（　）　理由［　　　　　　　　　　　　　　　　　　　　　　　　　　　］

ミニテスト ③ 日勤で検温をしていたところ，教育担当副部長より電話があった。新人看護職員研修を行っているので，仕事を中止して出席するように指示された。予定に入っていない研修だが，副部長の指示なので，仕事を中断して急いで研修会に参加した。

解答（　　）　理由 [　　　　　　　]

ミニテスト ④ C病棟のC師長は，本日，夜勤師長だった。C師長から，A病棟に救急患者が入って忙しくなったので，A病棟を手伝うように言われた。夜勤師長は，直属の上司ではないので，時間的には余裕があったが断った。

解答（　　）　理由 [　　　　　　　]

ミニテスト ⑤ お昼休みを終えて，B病棟に戻る途中，突然，廊下で人が倒れた。隣の病棟の先輩看護師から「ストレッチャーを持ってきて！」と，命令された。隣の病棟で起きたことだし，その先輩とはライン関係ではないので，知らないふりをして自分の病棟に戻った。

解答（　　）　理由 [　　　　　　　]

ミニテスト ⑥ 受け持ち患者の主治医の診療科部長より，「明日は大事な検査があるので，休日だが出勤するように」と言われた。しかたがないので，休日を返上して，主治医の指示に従った。

解答（　　）　理由 [　　　　　　　]

ミニテスト ⑦ 手術室への患者入室を行った際に，手術室の看護師長から，「白衣の後ろに穴があいているわ。着替えてきたほうがいいわよ」と言われた。「師長さんは私の直属の上司ではないので，師長さんの指示に従う必要はありません」と答えた――?!

解答（　　）　理由 [　　　　　　　]

1 ）工藤達男：基本経営管理論, 新訂版, 白桃書房, 1991, p.3.
2 ）飯野春樹編：バーナード経営者の役割, 有斐閣新書, 有斐閣, 1979, p.56-62.
3 ）飯田修平, 他監修, 医療の質用語事典編集委員会編著：医療の質用語事典, 日本規格協会, 2005, p.61.
4 ）ステファン, P. ロビンス著, 髙木晴夫監訳：組織行動のマネジメント, ダイヤモンド社, 1997, p.143.
5 ）R. リッカート, 三隅二不二訳：経営の行動科学, ダイヤモンド社, 1964, p.152.
6 ）前掲書 4), p.143.
7 ）前掲書 4), p.287.
8 ）前掲書 4), p.286.
9 ）前掲書 1), p.75-76.
10 ）前掲書 1), p.72.
11 ）前掲書 1), p.72-74.
12 ）前掲書 4), p.296.
13 ）前掲書 4), p.297-298.
14 ）前掲書 4), p.299-301.
15 ）前掲書 1), p.71.
16 ）前掲書 1), p.75-76.

第5章

目標管理

017 経営管理論の変遷

1 経営管理論を学ぶ必要性

看護マネジメントの基礎的知識は，経営学の諸理論を基盤にしています。経営管理論は歴史的にみると，主に古典的管理論→人間関係論→近代的管理論の3つに分類されます。ここでは，各経営管理論のうち代表的な理論の特徴や限界，歴史的な変化などを概観し，今日的なマネジメントの理解につなげます。

2 第Ⅰ期 古典的管理論（管理の科学化）

生産能率が悪いのは……

計画的怠業
自然的怠業

1 テイラーの科学的管理論（テイラーシステム）

産業革命以後，管理の科学化への努力が行われ，1880年にアメリカ機械技師協会が設立されて能率増進運動が促進された後，20世紀の初め，機械技師であったフレデリック・W・テイラーがその成果を集大成し，「科学的管理論」を提唱しました（そのため科学的管理法の父といわれます）。

テイラーは，マネジメントの主な目的を，「雇用主に限りない繁栄をもたらし，かつ働き手にも最大限の豊かさを届ける」ことである[1]とし，労働者に高賃金を払いながら生産の能率を高めることで，人件費を低く抑えることを考えました。彼は，生産能率が悪いのは，生まれつき楽をしたがるという人間の本能による「自然的怠業」と，「どうすれば自分たちにとって最も得になるか」を考えた結果生まれた「計画的怠業」の2つの怠業による，と考えました[2]。特に，「計画的怠業」が労働者と雇用主の両方の利益を損なう最大の悪弊であるとし，その原因として，①能率を上げ，生産性を上げると，それがもとで多数の労働者が失業するという誤解，②雇用主がさまざまな作業における適正な所要時間をつかんでいないことによる不完全な管理方法，③目分量や経験則に当てはめた非効率な管理方法により労働者の努力が浪費されること，の3点を示しました[3]。そして，怠惰の原因は雇用主と労働者の両方にあるとして，時間・動作研究による分析を行い，「成り行き管理」ではない「課業マネジメント（task management）」の原則を提唱しました（表17-1）[4]。

さらに，それまでトップから下層の労働者に至るまで指揮命令系統が1つであった軍隊式組織では1人の職長が行っていた管理の仕事を，細かく分けました。そして，8人の任務の異なる職長をお

表17-1 「課業マネジメント（task management）」の原則

①日々の課業を明確にし，標準的な作業条件を作成する
②課業の内容は，優れた人材にのみ達成できる程度にする
③一定時間に課題を達成した場合は，賃金を上乗せする
④課題が達成できない場合は，労働者が損失を受ける

（フレデリック・W・テイラー著，有賀裕子訳：新訳科学的管理法，ダイヤモンド社，2009，p.138-142を参考に作表）

いて，それぞれが専門性をもった指導者として工場に常駐して作業者たちに指示を与えるという「役割分担による管理方式」を取り入れました[5]。テイラーは，このように科学的管理法を構築して生産性を高めたことで，高い評価を得ました。

2 フォードの大量生産方式（フォードシステム）

テイラーの科学的管理法は，ヘンリー・フォードによって頂点に達しました。フォードは，自動車会社を創設し，フォードシステムと呼ばれる能率的な生産方法や管理技術の進展をもたらすための指導理念をもち，経営の目的は利潤の追求ではなく社会への奉仕であり，利潤はその結果もたらされるものであるとし，「営利主義の否定と奉仕主義の原則」を打ち出しました。具体的には，従来の「労働者に低賃金を払い高価格の製品を売る」という原理とは違い，「労働者に高賃金を払い，一般消費者には良質で安価な自動車を提供することで，企業の利潤を導き出す」ことでした。そして，移動組立法，いわゆるベルトコンベア方式を生み出し，自動車生産を合理化し，大衆車Ｔ型フォードの大量生産に成功しました。このフォードシステムは，今日の「分業と協働」による大量生産の礎を築きました。しかし，ベルトコンベア方式は，作業を単純化し効率化や生産量を増加させたものの，労働者にとっては限られた時間内による作業の強制ともなり，技術的な能率を重視するあまり労働者の人間性を軽視した，との批判を生みました[6]。

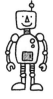

3 ファヨールの管理過程論（「管理過程の枠組み」「管理原則の誕生」）

今日の経営管理概念・枠組みの基礎となった「管理過程の枠組み」や「管理原則」を提示し，真の意味で経営管理論が誕生することに貢献したのが，テイラーとほぼ同時代に経営者であったフランスのアンリ・ファヨールです。

ファヨールは，企業の活動分析を行い，一般的にそれが，①技術的活動，②商業的活動，③財務的活動，④保全的活動，⑤会計的活動，⑥管理的活動という6つの主要な活動で構成されており，管理的活動は，「計画」「組織化」「命令」「調整」「統制」という要素から成立するとしました[7]。また，経営と管理の概念を区別し，管理概念を企業活動における主要機能の1つとして把握しました。さらに，ファヨールの管理思想の重要な点は，管理をするためには管理能力が必要であるとし，そのための管理教育の必要性を指摘したことです。その中心となる管理の教理（理論）の確立のために，14の管理の原則を示しました（表17-2）[8]。ファヨールの提示した管理概念や管理論は，その後の管理論の基礎となったため，彼は「近代管理論の真の父」「管理原則の父」などとも呼ばれています[9]。

＊

その後，これらの古典的管理論は，能率と仕事の側面を重視するあまり人間を機械のように見なした，などの批判を受け，人間関係論の流れに向かっていきました。

表17-2 ファヨールの提示した管理の原則

①分業の原則
②権限・責任の原則
③規律の原則
④命令一元化の原則
⑤指揮の統一の原則
⑥個人的利益の一般的利益への従属の原則
⑦報酬公正の原則
⑧権限の集中の原則
⑨階層組織の原則
⑩秩序の原則
⑪公正の原則
⑫従業員安定の原則
⑬創意の原則
⑭従業員団結の原則

（芦澤成光，他編著：現代経営管理論の基礎，学文社，2007，p.27-30を参考に作表）

3 │ 第Ⅱ期　人間関係論

1　ホーソン実験

　人間関係論は，1920〜30年代にウエスタン・エレクトリック社ホーソン工場で，同社と，ハーバード・ビジネススクールのエルトン・メイヨーおよびフリッツ・レスリスバーガーらによって行われた4つの実験からスタートしました[10〜12]。

①照明実験：同社が行った工場の照明強度と作業能率の相関関係をみる実験でしたが，結果は予測に反して，照明強度の変化と生産能率に相関関係はなく，照明を暗くしても作業能率が向上していました（図17-1 ①）。

②電話継電器組立作業室実験：メイヨーらが参加して行った，労働時間や作業室の温度・湿度などの物理的作業条件を変化させ，作業能率を調べる実験でした。この実験でも，仮説に反して，物理的作業環境の変化による明確な違いはありませんでした。それは，対象の女子工員たちが，選ばれたことに動機づけられ，実験に対して心から協力し，何事にも影響されず黙々と働いたことによるものでした（図17-1 ②）。

③面接実験：工場の従業員約2万人に対する「監督者の管理方法改良のための面接

---

①照明実験（1924〜1927）

概要　照明強度を変化させることが作業能率への影響を与えるか，二要素の相関関係を調べた実験

仮説　照明を落とすと作業能率が落ちる

十分な照明強度での作業群

能率が上がるのはどっち？

照明強度の減少した作業群

結果　照明強度と作業能率に相関関係はなかった

---

②電話継電器組立作業室実験（1927〜1932）

概要　6人の女子工員が選ばれ，労働時間，休憩時間，作業室の温度・湿度，軽食，賃金などの物理的条件の変化により，作業能率がどのように変化するかを調べた実験

仮説　物理的作業環境を悪くすれば，作業能率が落ちる

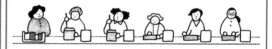

結果　物理的作業環境の変化と関係なく，生産高は増加した（実験が進むにつれ作業能率は上昇した）。女子工員たちが選ばれたことに動機づけられ，一生懸命協力し，黙々と作業を行ったことによる

---

③面接実験（1928〜1930）

概要　面接によって，従業員が仕事や労働条件，監督方法について，何を好み，何を嫌っているかを調査し，監督や労働条件の実態を見極めた

結果
・約2万人の従業員が1人平均1.5時間の面接を受けた
・勤労意欲は，作業条件や物理的環境以上に，仕事や監督者に対する従業員の感情に影響された
・従業員らは，自分に関する問題について話しているうちに，その問題に対する態度を次第に変えていった
・「面接法」が，個人の無用な感情的紛糾の原因を除去できることや，経営者にとって価値のある情報源であるという利点を発見し，これがその後の人事管理上の重要な方法となった

面接って，重要なんだ！

---

④バンク配線作業観察実験（1931〜1932）

概要　集団出来高給制度の適用を受けている14人の男性従業員のバンク（電話交換機）配線作業について，その働き方を観察と面接により調査した

仮説　従業員は総生産を高めることに関心を払い，協働的努力の必要性を認識する

結果　従業員らを4つの感情が支配していた
①仕事に精を出しすぎるな！
②仕事を怠けすぎるな！
③監督者につげぐちをするな！
④偉ぶったり，おせっかいをやいたりするな！

非公式組織の発見！

従業員集団の中に，自然発生的に成立する共通の感情（規律）を基礎とした社会的組織（非公式組織）が形成されることを明らかにした

人間の感情は複雑なんだ！

図17-1 │ ホーソン実験

調査」では，目的とは期待外れの結果に終わったものの，面接の違う効果が表れました。それは，面接で従業員が自分の問題を話しているうちに，自分にとっても新しい解釈を発見して，問題に対する態度を変えるようになったことでした。「面接」というものが，従業員の感情的問題の解決を図ることや，経営者にとっても意味のある情報を得る機会となることがわかりました（図17-1 ③）。

④バンク配線作業観察実験：集団出来高給制度による従業員の配線作業の実験では，働けば働くほど報酬が増大するので協働的努力の必要性が認識されると予測されたのですが，意外にも彼らを4つの感情が支配していました（図17-1 ④）[13]。

このように，従業員集団の中に，自然発生的に成立する共通の感情（規律）を基礎とした社会的組織が形成されることが判明しました。この組織は非公式組織と名づけられました[13]。

産業革命以後，企業活動の機械化により労働者の活動が単純化し，人間性らしきものが失われつつある中で，ホーソン実験を通して，人間の感情や心を無視した考え方に対して警鐘を鳴らした点で，人間関係論は評価されています[14]。しかし，非公式組織を必要以上に重視するあまり，公式組織を無視する結果となり，管理とはいったい何かという新たな疑問を生むようになりました。

4 ｜ 第Ⅲ期　近代的管理論

1　バーナードの公式組織論

1930年末，電話会社の経営者であったチェスター・I・バーナードによって，近代的管理論が展開されました。

バーナードは個人の人格特性を，①活動，②動機，③一定の選択力，④目的の4点でとらえ，人間が選択力・自由意思をもつ中で，個人がその目的達成を妨げる制約に直面したときに，この制約を克服する手段として協働が生じるといいます[15]。そして，組織成立の三要素を，①共通の目的，②協働意思，③コミュニケーション，と提示しました。「協働意思」とは，個人の努力を組織目的に寄与する意思です。「目的なしに協働は生まれない」ので，協働や組織が目的をもつことは自明のこととし，さらに，共通の目的と協働意思をもつ個人の存在を結びつけてダイナミックな活動にするのがコミュニケーションであるといいます。そのため，バーナードは，コミュニケーションを重要視した最初の経営理論家の1人であるといわれています[16]。また，組織の実体は人間の行為で，「組織とかかわりをもつ個人はすべて，意思決定者」であり，この意思決定には，個人的意思決定と組織的意思決定があることを示しました[17]。

このバーナードの理論は，人間の特性までを検討し協働体系という考え方を展開し，組織成立の条件など総合的角度から行った鋭い分析が評価され，経営理論の発展上画期的な意義をもつとして「バーナード革命」といわれています[18]。

バーナードの理論は，意思決定の問題を中心にハーバート・A・サイモンによってさらに深められ，組織における管理原則を生み出していくことになります。

そして，近代管理論以降は，コンティンジェンシー理論や戦略論など，さまざまな理論が広まっています。

018 目標管理

1 目標管理とは

マネジメントは，組織の目標を達成するための過程です。マネジメントや管理において「目標」は，必ずついてくる言葉です。しかし，ここで解説する「目標管理」という四字熟語は，組織を運営するためのマネジメントの一手法のことです。

目標管理とは，「組織のあるべき姿を実現するために示された目標とそれに関連する個人目標をもち，自らの目標達成を目指して活動することが，組織としての成果を上げ，しかも，個人にとっても意味のある仕事となる」という考え方に基づいた管理方式です。

日本では，前出のドラッカーの著書『現代の経営』（"The Practice of Management"）においてその考え方が提唱され，広く知られるようになりました。

目標管理の考え方は，1950〜1960年代にかけて，ドラッカーやエドワード・C・シュレイ，ダグラス・マグレガー，ジョージ・S・オディオーンなどの経営学者によって提唱され，発展しました。

2 目標管理の基盤にある「ヒト尊重」の人間観

目標管理には，人間のもつ能力を高く評価した考え方が根底にあります。ダグラス・マグレガーのY理論による人間のとらえ方です。「X理論・Y理論」（表18-1）[19] は，マグレガーが心理学者エイブラハム・マズローの欲求5段階論を受けてまとめた，組織における人間観です。

マグレガーは人間行動についてのマネジャーの考え方が企業運営に大きな影響を及ぼすとして，この2つの分類（理論）を示したのです。

X理論は，「人間は生来怠け者なので，アメとムチをうまくつかって働かせるし

表18-1 | X理論・Y理論による人間観

X理論	・人間は生来仕事が嫌いで，なろうことなら仕事はしたくないと思っている ・たいていの人間は，強制されたり，統制されたり，命令されたり，脅されたりしないと，組織目標を達成するために十分な力を出さない ・普通の人間は命令されるほうが好きで，責任を回避したがり，あまり野心をもたず，何よりも，安全を望んでいる
Y理論	・仕事で心身を使うのは人間の本性であって，遊びや休憩の場合と同様である ・人間は自分で進んで身を委ねた目標のためには自らムチ打って働くものである ・献身的に目標達成につくすかどうかは，それを達成して得る報酬次第である ・人間は，条件次第では責任を引き受けるばかりか，自ら進んで責任をとろうとする ・人間は，組織の問題を解決するために創意工夫を凝らす能力をもっている ・組織においては，日常，人間の知的能力はほんの一部しか活かされていない

（D. マグレガー著，高橋達男訳：企業の人間的側面，産業能率大学短期大学，1966，p.38-55 を参考に作表）

かない」という人間観です。これに対し，「人間は"機械の歯車"ではないので，"アメとムチ方式"では，従業員の自尊心を植え付けることも，同僚から尊敬の念を得るようにしてやることもできない」として展開されるのが，Y理論です。

Y理論は，「普通の人間は，生まれつき仕事が嫌いだということはない。条件次第では自ら進んで取り組んだ目標のためには一生懸命働くものである」という動的な人間観です。そして，組織の欲求，スタッフ個々の欲求のどちらも無視してはならず，統合の原則を中心にした組織づくりを主張します[20]。その具体的方法が目標管理です。

3 目標管理における自己目標

目標管理は"management by objectives and self-control"が訳されたものですが，原語にある「セルフコントロール」が大きな特徴です。これは，「自ら目標を設定し，自らの仕事を管理すること」を意味します。これが「自己目標（個人目標）」です。しかし，自己目標といっても，自分で好き勝手に立てる目標ではなく，組織から何を期待され，どのような貢献ができるのかを考え，その成果を明確に示したものです。

病院という組織では，スタッフ1人ひとりの自己目標を達成することが，病棟の目標達成に貢献し，さらに，病院の理念・使命を具現化するための貢献へとつながります。そのために，病棟師長などの管理者は，個々のスタッフに組織貢献として何を期待しているのか，それはなぜかを示すことが必要です。

4 目標達成のための2つの責任

目標は，組織のニーズに基づいて設定する必要があります。例えば，看護師長は，看護部の目標に基づき病棟目標を設定し，スタッフは，病棟目標との整合性をとりながら自己目標を設定することになります。そこで，目標管理で重要な要素である「整合性をとる」には，どのようなことをみればよいのでしょうか。具体的には，個人目標が病棟目標の「期待する結果」であるかどうかを判断することです。

この一連の目標設定には，2つの責任が関係しています。1つは職務を全うする責任（responsibility：レスポンシビリティ）であり，もう1つは，目標達成に対して結果を出す責任（accountability：アカウンタビリティ）です（図18-1）。

前出のシュレイは，組織目標と個人目標との関係で必要になることは，「個人個人の能力を最大に育成し広げると同時に，その企業の目的を達成する責任の一部分をめいめいが双肩に担っているんだという雰囲気をつちかうことである」[21]と，管理者の役割である目標達成のための職場環境づくりの重要性を示しています。

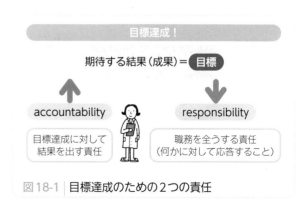

図18-1 目標達成のための2つの責任

019 目標管理における「組織目標」と「自己目標」の関係

1 病院の目標と環境分析

　組織の目標は，その組織の理念に基づき立てられます。理念とは，「物事がどうあるべきかについての根本的な考え方」（『明鏡国語辞典』）を示したものです。組織の理念は，その組織がどうあるべきかを考えるうえで基本となるもので，組織のもつ「使命（組織の存在意義）」「信条（組織の価値観）」「展望（組織の未来像）」などを提示したものです。病院の理念は，「地域の急性期病院として，1人ひとりの生命の尊厳を守り，信頼される地域医療を提供します」など，病院がその特性によって，独自に決めます。病院の特性には，病院の外部環境と内部環境が関係します。外部環境としては，「病院の立地条件」「周辺住民の生活状況」「病院経営の競争要因」「医療の需要・供給状況」など，内部環境としては，組織の中のヒト・モノ・カネに関すること――「施設の種類」「診療機能」「看護機能」「職員の状況」などが挙げられます（図19-1）[22]。

2 目標の連鎖

　組織の目標は，組織運営の羅針盤です。病院には，診療部や薬剤部，看護部など，いくつもの部署があります。病棟師長は，病棟という組織の責任者なので，病棟の方針を明確な目標にして示し，病棟運営の舵取りをする必要があります。しかし，この病棟目標も，看護師長が好き勝手に立てるものではありません。病棟を統括する看護部の目標との整合性を考え，現状分析を行い設定します。看護部の目標も，看護部長が好き勝手に立てるものではなく，病院の目標との整合性が必要です。各部署の目標は，成果を何で示すのか（期待される結果）を表す形で提示され，看護部の目標から病棟の目標へ，病棟の目標から個人の目標へと連鎖します（図19-2）。

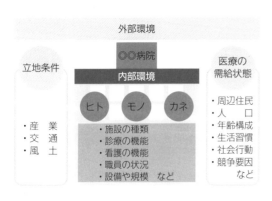

図19-1 病院の環境分析

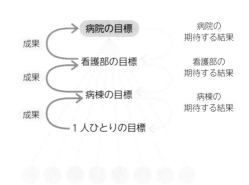

図19-2 病院の目標と看護部門の各目標の関係

3 | 自己目標管理の利点

目標管理は，上司が部下に目標をノルマとして与えることなどと間違って受け止められている場合がありますが，目標管理における自己目標は，個人が組織から「期待される結果」として，何ができるのかを考え，その成果を明確にしたものです。グループ編成による効果も期待できます。目標の種類により，「研究チーム」「安全推進チーム」など，組織化することも可能です。ノルマ管理では，やらされ感が先行し，与えられた分だけやればよいとなったり，ほかにもっとよい方法があっても活用できなかったりする場合があります。目標管理は，組織目標を達成するために，組織のメンバーを活かして期待以上の成果を上げたり，個人の力を伸ばしたりすることにつながり，組織自体の成長が期待できる管理方法です（図 19-3）。

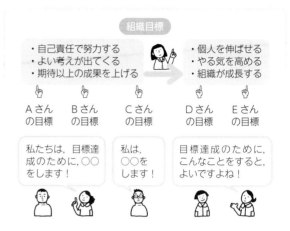

図19-3 | 目標管理における組織目標と自己目標の関係

4 | 目標設定の際によく使われる原則

目標とは，「ゴール」のことです。例えば，マラソン大会のゴールテープやサッカーのゴールネットのように，病棟目標や自己目標もゴールがみえる必要があります。しかし，「ゴールはここよ！」などと旗を立てて示すことはできないので，言語化する必要があります。目標設定の「難しさ」はここにあります。また，目標は「努力する」「頑張る」などの気持ちや意思の表れではありません（p.4 参照）。誰にでもみえる必要があります。目標設定の際によく使われる原則を表 19-1 に示しました。それぞれの英語の頭文字をとって，SMART の原則と呼ばれています[23]。これを活用してスマートに目標を設定しましょう。

表19-1 | 目標設定の際によく使われる原則（SMART の原則）

	チェック項目	ポイント
S	Specific 具体的である	・具体的な指標を示しているか
M	Measurable 計測できる	・目指すレベルを数値で示しているか
A	Achievable 達成可能である	・変革すべきことが練り込まれているか ・「高すぎず低すぎず」のレベルで現実的に達成可能な目標になっているか
R	Relevant 関連性があり妥当である	・病院の理念，看護部の方針と整合性がとれているか ・「……を……する」と明確に表現しているか
T	Time 期日が明確である	・主要なステップが適切にスケジュール化されているか ・中間評価日・最終期日を明確に示しているか

（原玲子：看護師長・主任のための成果のみえる目標の立て方，第 2 版，日本看護協会出版会，2016，p.79 より一部改変）

020 目標面接と目標管理システム

1 目標面接とは

目標面接（個人面接）とは，目標管理の運営のために看護師長などの部署運営責任者と部署のメンバーとが行う面接です。主な目的と内容は，スタッフの自己目標設定と目標達成に向けたプロセスの確認，実践評価であり，次年度につなげるためのサポートです。

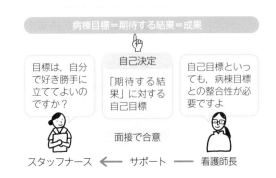

図 20-1 目標管理における看護師長の役割

目標管理における自己目標は，組織の全メンバーが，1人ひとり責任をもって設定します。しかし，前述のように，自己目標だからといって好き勝手に立案するのではなく，組織目標との整合性が必要です。また，この自己目標は，組織目標の達成を目指すことと同時に，自己成長につながる目標であることが重要です。看護師長は，「自己目標だから，自分で立てなさい」などと任せきりにすることなく，スタッフの目標について，病棟目標と整合性があるか，個人を高める目標になっているかなどを確認し，スタッフと合意することが必要です。また，効果的な目標を設定し，実践を進めるためには，スタッフに対する看護師長のサポートを欠かすことができません（図 20-1）。その要になるのが，3つの個人面接（表 20-1）です。

表 20-1 目標管理における3つの個人面接とそのポイント

面接名	ポイント
プランニング面接	病棟目標を受けて新年度がスタートできるように行う面接で，意欲をもって取り組めるように，自己目標の立案をサポートする
中間面接	年度の中間に行う面接で，年度初めに目標としたことをどこまで達成し，何が残っているかの進捗を確認し，後半につなげる
フィードバック面接	年度末に行う面接で，目標としたことをどこまで達成したのか，中間評価後の経過がどうであったのかを評価し，次年度への課題を明確にする

2 目標管理のPDCAサイクル

目標管理のPDCAサイクル（図 20-2）を，1つの病棟をモデルに考えてみます。「病棟目標決定→自己目標決定→実施→中間評価（中間面接）→必要時修正→目標の達成度評価」を基本軸に，一般的には1年の期間で展開します。新年度の看護部の

目標を受けて，病棟師長は，病棟の内部環境と外部環境に関する情報を収集し，病棟運営の現状分析を行い，病棟目標を作成します。さらに，病棟会議を行い，スタッフの意見を反映させながら，病棟目標を決定します。個々のスタッフは，病棟目標として示された「期待する結果」に対して自己目標を考えて，プランニング面接に臨み，看護師長のアドバイスを得て，両者の合意のもとに自己目標を決定します。掲げた目標がスケジュールに沿って順調に進めばよいのですが，年度初めの計画がそのとおりに進まない場合があります。年度の途中で中間評価をする面接が重要です。最終評価は，目標として掲げた成果の達成度を評価します。目標はその年度ごとに設定しますが，医療や看護の質の向上を継続的に図っていくために，次年度には，ステップアップした目標設定へと PDCA サイクルを回していくことが重要です。

3 ｜ 目標管理システム

　目標管理を導入している組織には，業績評価による能力給の支給など，結果を賃金制度に反映させる場合があります。前出のオディオーンは，業績評価は目標管理に基礎をおくサブシステムにすぎないとの位置づけをし，目標管理は管理者の仕事の１つということではなく，本質的なマネジメントのシステムであることを示しています [24]。

　システムは，ある目的のために統合された部分の集合体で，アプローチの基本は，インプット（投入），アクティビティ（活動＝過程），アウトプット（成果）というステップを踏みます。目標管理システムは，アウトプットとして，期待する成果を目標として明らかにすることからスタートし，かつ，この目標を基準として，活動内容を評価します（図 20-3）[25]。目標管理システム上重要なことは，個人目標の前に共通の目標を明らかにすることと，目標に合わせて組織化を行うことです。

　目標管理は，論理的でシステマティックであると同時に，組織の特徴，スタッフの価値観や期待という内面的な要素を含みます。目標管理の導入にあたっては，目標管理の原理や意義を組織メンバー全体で共有することと，管理者によるサポートが必要です。

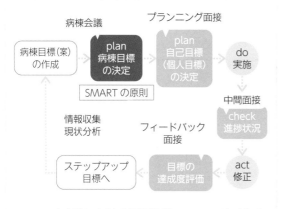

図 20-2 ｜ 病棟における目標管理の PDCA サイクル

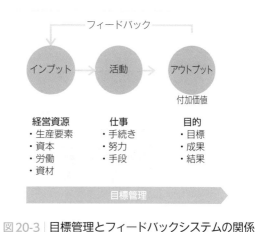

図 20-3 ｜ 目標管理とフィードバックシステムの関係

（G.S. オディオーン著，市川彰，他訳：精解目標管理，ダイヤモンド社，1983，p.35 より一部改変）

021 バランスト・スコアカード による目標設定

1 バランスト・スコアカード（BSC）とは

　バランスト・スコアカード（Balanced Scorecard：BSC）は，ハーバード大学経営大学院のロバート・S・キャプラン教授と経営コンサルタントのディビッド・P・ノートン氏によって開発された経営管理手法で，戦略的業務評価指標と呼ばれる経営管理ツールです[26]。一般企業などの組織で活用されていましたが，病院の組織にも適用でき，多くの病院が導入しています。BSC の基本フォーマットは，4 行 4 列のマトリックスで，経営の要素が「財務の視点」「顧客の視点」「業務プロセスの視点」「学習と成長の視点」に分けられ，それぞれについて，成果目標，成果を測る尺度となるもの，目標値，アクションプランが示されます（図 21-1）[27]。

2 成果を示す 4 つの視点

　目標管理では，「目標設定」が何より重要です。まず目標設定のために，必要な視点を掲げることが求められます。BSC では，目標設定の視点を，「財務」「顧客」「業務プロセス」「学習と成長」という 4 つの経営要素からとらえたことに特徴があります。とかく，成果の視点として「財務」にのみ目が行きがちですが，BSC ではそれ以外のデータも重視して，業務評価を可視化します。病院経営におけるそれぞれの目標設定の視点を表 21-1 に示しました。

3 BSC を用いた病棟目標の例

　目標設定で重要なことは，「どのような目標が必要であるか」を考え，「どのように目標を設定するか」の 2 点にあるといわれます[28]。病棟目標は，病院の理念を実

視点 ＼ 展開	成果目標	成果尺度	目標値	アクションプラン
財務の視点				
顧客の視点				
業務プロセスの視点				
学習と成長の視点				

図 21-1 ┃ BSCの基本フォーマット

（髙橋淑郎編著：医療経営のバランスト・スコアカード，生産性出版，2004，p.23 より一部改変）

表21-1 | BSCによる目標設定の視点

目標設定の視点	内容
財務の視点	財務に関する成果を示したもの。病院の経済成果を高める視点として，収入増や患者増，経費の削減に関することなどがある
顧客の視点	患者や病院利用者の期待感や価値観からとらえた視点。顧客満足度，顧客の利益性，ブランド訴求，評判に関する成果などがある
業務プロセスの視点	顧客満足を目指した実践プロセスから得られる視点。委員会活動や現場の連携，人員整備，品質の管理の徹底などがある
学習と成長の視点	業務プロセスを改善し目標を達成するために，職員の能力を開発にする視点。研修会や技術トレーニングなどがある

現するための方法として具体的に立てられますが，その目標を実現するのは個々の看護職です。目標設定においては，スタッフにその達成状況がわかるように「期待する成果」を示す必要があります。その方法の1つとして，BSCのツールを用いた病棟目標の例を図21-2に示しました。

病棟目標に対し，「財務」「顧客」「業務プロセス」「学習と成長」の4つの視点について，それぞれ，期待する結果となる「成果目標」「成果尺度」「目標値」を分けて提示しています。「高齢患者のADL低下を予防し，早期自宅退院への支援を強化する」という病棟目標だけのときよりも，目指す内容が明確になっています。そして，その成果目標に，スタッフの目標がリンクしてきます。目標は，夢や願望ではなく，ゴール（goal）やターゲット（target）を意味します。明確な目標とは，目標の具体的なゴールとして期待する成果が組み込まれたものです。

病棟目標 高齢患者のADL低下を予防し，早期自宅退院への支援を強化する			
展開 視点	成果目標（期待する結果）	成果尺度	目標値
財務の視点	・高齢者の早期自宅退院が増える ・高齢者平均在院日数が減少する ・予定入院の回転率が上昇する ・病床利用率が上昇する	・高齢者早期在宅復帰率 ・高齢者平均在院日数 ・救急入院患者の応需率 ・病床利用率	・前年度比10%増 ・20日以内 ・前年度比10%増 ・90%維持
顧客の視点	・高齢入院患者の転倒が減少する ・自宅への退院率が上昇する ・患者・家族の満足が高まる	・転倒率 ・在宅復帰・病床機能連携率 ・納得度スケールの点数	・前年度比10%減 ・前年度比10%増 ・平均4点以上
業務プロセスの視点	・ADL低下を防ぐ方策を立てる ・現状の転倒防止対策を改善する	・問題点のリスト作成 ・転倒防止改善策の提示 ・ADL低下予防対策の提示 ・同予防対策の検証結果の報告 ・マニュアル改訂版の作成	・7月完成 ・8月報告 ・9月報告 ・10月報告 ・12月完成
学習と成長の視点	・高齢者の特徴から，転倒のリスクと，行動制限によるADL低下の関係を理解し，アセスメント力を高める	・学習会のシリーズ開催 ・学習会への参加率 ・理解度豆テストの正解率	・3回開催（7，9，11月） ・毎回90%以上 ・正解率90%以上

図21-2 | 期待する結果を成果指標として示した病棟目標の例

022 看護サービス提供のための目標設定

1 上位目標から下位目標へのブレークダウン

　この項では，筆者が開発した看護サービス提供のための目標設定法のポイントを解説します。病棟などの看護単位では，看護サービス提供のために行うことを看護スタッフ間で共有し，アクションプランに変換する必要があります。その際，必要な目標設定のポイントは，上位目標から下位目標へとブレークダウンさせることにより，活動できる具体的な内容を提示することです。

　その基本的な考え方を図 22-1 に示します。上位目標（病棟目標）は「ADL 低下防止リハビリを導入する」ですが，その実現のために下位目標①から下位目標③までブレークダウンしています。

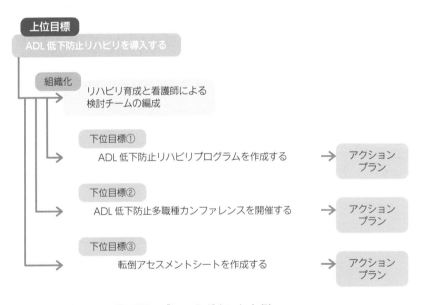

図 22-1 ｜ 上位目標から下位目標へブレークダウンした例

2 看護サービス提供のための目標をブレークダウンする4視点

　「上位目標からブレークダウンして下位目標を設定する」と言うのは簡単ですが，「病棟目標」を具体的に展開するために必要な目標は，何を視点にしてブレークダウンすることで設定できるでしょうか。組織分析で課題として抽出された内容や，たまたま気づいた内容などは提示できたけれど，必要なのに気づかなかった内容があるのではないかなどと思ってしまうところがブレークダウンの難しさです。

そこで，筆者は，充実した目標を設定するために，図22-2に示すような「4つの視点」を考えました。基本構造は，下記のとおりです。

あるべき姿である「病棟目標」を実現するためのブレークダウンの視点（縦軸）として，「①提供する看護サービス（看護実践）の内容に関する視点（N：Nursing）」「②①の看護サービスを提供するために看護職員に必要な学習の視点（L：Learning）」「③①の看護サービスを提供することで期待する患者・家族の変化（アウトカム）の視点（P：Patient）」「④①の看護サービスを提供したことに関係する財務に関する変化（アウトカム）の視点（F：Financial）」です。そして横軸は，それぞれに対する「成果目標」「成果指標」「目標値」で構成します。

病棟目標（あるべき姿） 高齢入院患者…………早期退院を支援する		成果目標 ▶	成果指標 ▶	目標値
①	N：提供する看護サービスの内容に関する視点			
②	L：①の看護サービスを提供するために看護職員に必要な学習の視点			
③	P：①の看護サービスを提供することで期待する患者・家族の変化（アウトカム）の視点			
④	F：①の看護サービスを提供したことに関係する財務に関する変化（アウトカム）の視点			

図22-2　病棟目標を4つの視点でブレークダウンする目標設定法の基本構造

3 ｜ 原式「看護サービス提供のための4視点による目標設定法」の特徴

筆者は，看護サービス提供のための病棟目標をブレークダウンする4つの視点を，「BSCの『財務』『顧客』『業務プロセス』『学習と成長』の各視点」および「医療の質評価の『構造』『プロセス』『アウトカム』の各視点」を参考に，看護現場への適用を考えて作成しました。

この目標設定法の特徴は，「看護サービス（看護実践）の提供」を中心軸に，大きく「看護実践活動」「看護実践のための学習活動」の2つの活動と，「看護実践により期待する患者・家族のアウトカム」「看護実践に関係する財務に関するアウトカム」の2つのアウトカムで構成するところです。

1）フレデリック・W・テイラー著, 有賀裕子訳：新訳科学的管理法, ダイヤモンド社, 2009 年, p.10-11.
2）前掲書 1）, p.23.
3）前掲書 1）, p.17-27.
4）前掲書 1）, p.138-142.
5）前掲書 1）, p.144-145.
6）岡本英嗣：アメリカ経営学の再吟味, 白桃書房, 2005, p.47-49.
7）芦澤成光, 他編著：現代経営管理論の基礎, 学文社, 2007, p.25-31.
8）前掲書 7）, p.27-30.
9）工藤達男：基本経営管理論, 新訂版, 白桃書房, 1991, p.133.
10）前掲書 6）, p.65-73.
11）前掲書 7）, p.37-41.
12）前掲書 9）, p.159-162.
13）前掲書 6）, p.73.
14）前掲書 9）, p.161-162.
15）飯野春樹編：バーナード経営者の役割, 有斐閣新書, 有斐閣, 1979, p.22.
16）前掲書 15）, p.56-60.
17）前掲書 15）, p.102-112.
18）前掲書 15）, p.174.
19）D. マグレガー著, 高橋達男訳：企業の人間的側面, 産業能率大学短期大学, 1966, p.38-55.
20）前掲書 19）, p.55-56.
21）エドワード・C. シュレイ著, 上野一郎訳：結果のわりつけによる経営, 池田書店, 1963, p.23-24.
22）原玲子：看護師長・主任のための成果のみえる病棟目標の立て方, 第 2 版, 日本看護協会出版会, 2016, p.42-43.
23）前掲書 22）, p.79.
24）G.S. オディオーン著, 市川彰, 他訳：精解目標管理, ダイヤモンド社, 1983, p.6.
25）前掲書 24）, p.35.
26）若林広二：戦略づくりの七つ道具, 中央経済社, 2004, p.162-142.
27）髙橋淑郎編著：医療経営のバランスト・スコアカード, 生産性出版, 2004, p.23.
28）P・F・ドラッカー著, 上田惇生編訳：現代の経営（上）, ダイヤモンド社, 2006, p.86-87.

・北原保雄編：明鏡国語辞典, 大修館書店, 2002.

情報共有のしくみ

第6章の 学習のねらい

1. 情報とは何かを理解し，情報の取り扱い上の注意について説明できる
2. 診療情報の「記録の意味」と「電子化の意味」を理解する

第6章に関連した 学習課題

第6章では，次のような課題を視野に入れて学習を進めましょう

①情報としての価値に関係のある要素を３つ挙げなさい

②診療記録を電子媒体で保存するための３つの条件を説明しなさい

③電子カルテ導入の意義を挙げなさい

④「個人情報の保護に関する八原則」について説明しなさい

⑤実習などにおいて体験した個人情報保護に関する注意事項を整理してみましょう

023 情報とは何か

1 情報とは

情報とは，「ある事柄の内容や事件などについての知らせ。文字・記号・音声など，種々の媒体によって伝達され，受け手の判断・行動などのよりどころとなる知識や資料」（『明鏡国語辞典』）のことをいいます。

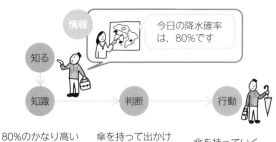

図 23-1 情報とは何か

図 23-1 に示すように，気象情報が，「降水確率 80％」という音声と天気図などの媒体を通して伝達されると，それをみてから外出しようとしていた人には，「傘を持って出かける」「洗濯物は家の中に干す」という，根拠に基づいた判断をするための価値のある資料となります。一方，出かける予定もなく，家でゆっくり過ごそうと思っていた人には，これはとりたてて意味のない情報かもしれません。また，情報は自然に入手できるわけではありません。気象情報をみないで出かけた人にとっては，この情報はないものと同じです。よりよい行動をとるためには，どのような情報が必要なのか整理をし，自ら情報収集を行うことが重要です。

やってみよう >>> ○×クイズ！

検温の際に，患者から事例に示す情報をとりました。この後，どのような行動が必要であると思いますか。下記の行動①～③について，適切だと思うものに○を，不適切だと思うものに×をつけてください。

事例：患者 A さんは胆嚢摘出術後 5 日目である。3 日目の体温は，36.8℃，4 日目は 36.5℃ であった。今朝は 38.6℃ である。脈拍は 72 回 / 分，呼吸は 24 回 / 分，顔が少し紅潮し，「頭が痛い」と言う。

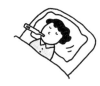

行動①：発熱していることを医師に報告し，検査や解熱剤の使用について相談した ⇒（　）

行動②：症状の緩和を図るために，氷枕をつくり，頭部を冷やした⇒（　）

行動③：測定した体温・脈拍数・呼吸数の記録はしたが，特に問題と思わず，そのまま帰宅した⇒（　）

2 情報における3つの意味

①と②は，適切な行動（○）です。患者のデータを情報としてキャッチした際に，「熱があるから，医師に報告しよう」「氷枕をつくって頭部を冷やそう」と判断して，根拠のあるよい行動をとっています。根拠ある行動がとれるのは，データとして示された数字の意味を理解できるからです。③は，知り得た情報を記録する行動はとっているものの，情報の意味をアセスメントできずにその情報を活かすことができませんでした。例えば，幼稚園児に同じ情報を「知らせ」たとしても，体温の意味やその正常値，冷罨法の方法を知らなければ，情報は活用されません。このように，同じ情報を得ても行動に違いがあることを，情報のもつ「データ」「情報」「知識」の3つの意味からまとめたのが表23-1です[1]。

幼稚園児が同じ情報を聞いても……

体温て何？
36.8℃って？

表23-1 データと情報と知識の違い

種類	意味	例
データ	解釈なしで客観的に示される個々の存在（もの）	体温＝ 38.6℃　脈拍 72 回 / 分 呼吸＝ 24 回 / 分　血液検査の値　など
情報	解釈され，整理され，構造化されたデータ	・なぜ，術後 5 日目に急に発熱したのだろうか？ ・感染を疑うデータ値はどうだろうか？ ・検査や治療が必要ではないだろうか？　など
知識	相互の関係が明らかにされ，多くの人に認められるように統合された情報	・水枕などで頭を冷やすと，症状の緩和が図れる ・脱水を起こさないためには水分の摂取を促す ・熱を下げるために解熱剤の使用を検討する　など

（井部俊子監修, 金井 Pak 雅子編：看護管理学習テキスト第 3 版　第 5 巻　経営資源管理論, 2019 年版, 日本看護協会出版会, 2019, p.140 を参考に作成）

3 価値のある情報とは

私たちは，無数のさまざまな情報に取り囲まれています。例えば，看護師 A さんは，福岡開催の看護学会へ仙台から参加することになりました。福岡への旅程を調べていたらさまざまな情報が入手できました。図 23-2 にあるのは，すべてが学会参加のために価値のある情報でしょうか？　それとも……。

情報②，⑤，⑦は，いつか参考になるかもしれないですが，今回は直接関係がないので情報としての価値は半減します。情報としての価値の要素に大きく関係のあることとして，「使用目的の明確さ」「正確さ」「使いやすさ」があります[2]。

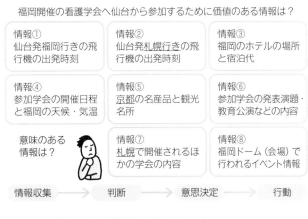

福岡開催の看護学会へ仙台から参加するために価値のある情報は？

情報①
仙台発福岡行きの飛行機の出発時刻

情報②
仙台発札幌行きの飛行機の出発時刻

情報③
福岡のホテルの場所と宿泊代

情報④
参加学会の開催日程と福岡の天候・気温

情報⑤
京都の名産品と観光名所

情報⑥
参加学会の発表演題・教育公演などの内容

意味のある情報は？

情報⑦
札幌で開催されるほかの学会の内容

情報⑧
福岡ドーム（会場）で行われるイベント情報

情報収集　→　判断　→　意思決定　→　行動

図 23-2 価値のある情報とそうでないもの

024 診療情報の記録と電子化

1 診療情報の共有

　質の高い医療の実践を目指すためには，患者・家族を中心にして，医師や看護師をはじめ多くの専門職者の協働が必要になります。そのためには，それぞれのもつ診療情報を共有することが重要です。チーム医療を円滑に遂行する情報共有のために重要な手段として，記録があります。記録には，医師法第24条で定められた医師による所定の記録である「診療録」をはじめ，「看護記録」「麻酔記録」「手術記録」「助産録」「X線写真」「各種検査記録」など，診療過程における患者の状況に関する文書・画像などの記録があり，これらは，総じて「診療記録」と呼ばれます。

2 診療情報の記録

　情報の記録の原則は，「いつ」「どこで」「誰が」「何のために」「何を」「どのように行ったのか」「その結果どのようになったのか」です。主な記録の構成と情報の内容を表24-1に示しました。このような記録は，患者が外来に通院している場合は外来診療記録として，入院する場合は入院診療記録として別に作成される場合が多いようです。また，同じ病院に複数回入院した場合，入院記録はそのつど作成され，退院後は1つにまとめて1患者1ファイルにすることが多いです。診療記録は患者情報として一元化することが理想とされますが，長期の外来通院・入院により記録が厚くなると使用に際し機能性が低下するので，一元化の方法についての検討が必要です。

表24-1 ｜ 主な記録の構成項目と情報の内容

構成項目	情報の内容
フェイスシート	患者の氏名・生年月日・住所など基本情報，近親者や保護者の氏名，診断名，主治医名，アレルギー　など
現病歴と経過記録	受診目的となった症状や経過，検査データ　など
既往歴・診察記録	過去に患った病気や治療内容　など
経時的記録	体温・脈拍・呼吸数・血圧・水分出納量のグラフ　など
注射および与薬記録	投与された薬物名・用量・用法・投与経路・部位・日時　など
看護計画と看護経過記録	主観的情報，客観的情報，アセスメント，アウトカム，看護ケア計画・経過記録とその結果と評価，修正計画　など
医師経過記録	身体的所見や検査所見の変化，治療に関するデータ　など
医療チーム記録	薬剤師・理学療法士・管理栄養士などによる計画や実施記録　など
退院時サマリー	入院期間中の記録，退院後の患者のケア計画，食事と与薬の指導，退院後の診察の予約，他の施設への紹介　など
各種書類	入院治療計画書，各種同意書　など

3 ┃ 診療記録の電子化

　診療記録の電子化は，オーダリングシステムの段階を経て，電子カルテシステムへと発展してきました。どちらも，パソコン上のシステムなので見た目は同じですが，電子化された機能が違います。オーダリングシステムとは，検査・処方・注射などの医師の指示（オーダー）をコンピュータに入力することで，手書き伝票などの転記を減らし，部門間でデータのオンライン活用を行うシステムです。電子カルテは，オーダリングシステムの機能に加えて，患者の病状や治療経過等の多様な診療記録を保存するとともに，保存された情報の検索・分析，閲覧等の機能を有するシステムです[3]。

4 ┃ 診療記録を電子媒体で保存するための3つの条件

　1999（平成11）年4月，厚生省（当時）から出された「診療録等の電子媒体による保存について」という通知[4]により，「真正性の確保」「見読性の確保」「保存性の確保」の3つの条件が満たされた場合に，診療記録を電子媒体で保存することが認められました（表24-2）。その後，関連する法令やガイドライン[5]も整備されました。

表24-2 ┃ 診療記録を電子媒体で保存するための3つの条件

真正性の確保	・パスワードなどによる作成責任者の識別，認証を行うことなどにより情報作成の責任の所在を明確にすること ・故意または過失による，虚偽入力，書き換え，消失，患者を取り違えた記録が行われるなどの混同を防止すること
見読性の確保	・情報の内容を必要に応じて肉眼で見読可能な状態に容易にできること ・情報の内容を必要に応じて直ちに書面に表示できること
保存性の確保	・記録された情報が，法令などで定められた期間にわたって，真正性を保ち，見読可能にできる状態で保存されること ・保存性を脅かす原因として，不適切な保管取り扱い，記録媒体の劣化，ウイルスや不適切なソフトウエアなどがある

（厚生労働省：診療録等の電子媒体による保存について〔通知〕，平成11年4月22日，健政発第517号・医薬発第587号・保発第32号より作表）

5 ┃ 電子カルテ導入の意義

　電子カルテは，診療記録の管理上，表24-3のような意義をもちます。しかし，電子カルテの導入には膨大な経費を要するため，それが推進上の課題となっています。

表24-3 ┃ 電子カルテ導入の意義

利　点	内　容
情報の一元化	病名・診断・治療・ケア内容・記録・検査結果などの患者情報が1つにまとまる
情報の共有	入院・外来の区別なく，病院内のどの部署においても，複数の人が同時に，いつでも利用できる
医療安全対策	読み違えや転記作業によるミスが発生しないバーコードシステムによる患者誤認防止対策などが可能である
データの蓄積と分析	膨大な量の情報が蓄積され，紙ベースの保存量が減少するほか，臨床評価指標などを明確にするデータの整理が可能である

025 情報の取り扱いにおける注意事項

1 情報共有の場の拡大

　情報の共有は，医師と看護職間のみならず，チーム医療を担う多職種，そして，患者・家族との間でも行われます。チーム医療は，病院内にとどまらず，例えば在宅支援の場においても行われ，かかりつけの診療所，訪問看護ステーション，包括支援センター，調剤薬局など，情報の共有の場が拡大しています。また，診療記録の電子化により，患者情報を中心とした共有の方法も変化しています。いずれの場合においても，情報を共有する一方で個人情報の保護を念頭におき，慎重に取り扱う必要があります。

やってみよう >>> ○×クイズ！

　　次の①〜③のうち，正しいと思うものに○を，誤っていると思うものには×をつけてください。

①看護職は，業務上知り得た情報を，正当な理由なく漏らしてはいけない⇒（　）
②看護職を辞めた後は，看護職の頃に知った患者の秘密を話しても守秘義務違反にはならない⇒（　）
③看護学生は，まだ資格をとる前なので，実習等で知り得た情報を他人に話しても守秘義務違反にはならない⇒（　）

2 守秘義務

　看護職は，質の高い看護を提供するために，多くの情報を入手します。知り得た情報を医療チームで共有することで，対象者のニーズに応じたサービスが可能になります。一方，看護職には守秘義務があります（「保健師助産師看護師法」第42条の2）。「看護職は，対象となる人々の秘密を保持し，取得した個人情報は適正に取り扱う。」（「看護職の倫理綱領」本文5）[6]とされ，正当な理由なく漏らすことはできません。また，それは看護職でなくなった後においても同様です（「保健師助産師看護師法」第42条の2）。看護学生といえども，守秘義務を理解したうえで実習を行うことができるのですから，実習中に知り得た情報を正当な理由なく漏らすことはできません。よって①は○，②と③は×です。看護職は，対象者の個人情報を容易に入手できる職業であることを自覚し，情報の管理に責任をもつ必要があります。

3 個人情報の保護

　2003年5月に「個人情報の保護に関する法律」が成立しました。高度情報通信社会の進展に伴い，個人情報の利用が著しく拡大していることから，個人情報の適切

表25-1　個人情報の保護に関するOECDの八原則

原　則	主なポイント
1. 収集制限の原則	個人データの収集は適法・公正な手段で行い，データ主体（収集される相手）に知らせるか同意を得てから行われるべきである
2. データ内容の原則	個人データは利用目的に沿い，正確・安全・最新なものに保たれなければならない
3. 目的明確化の原則	個人データの収集目的を明確にし，収集したデータの利用は，目的の達成に限定されるべきである
4. 利用制限の原則	データ主体の同意がある場合や法律の規定による場合以外は，個人データを利用目的以外に利用されるべきではない
5. 安全保護の原則	個人データは，紛失・不当なアクセス，破損，使用，修正，開示等の危険に対し，合理的な安全保護措置により保護されなければならない
6. 公開の原則	個人データの収集方法や運用等について公開し，データの存在，性質および利用目的とともに，管理者等を明示しなければならない
7. 個人参加の原則	自己に関するデータの所在や内容を確認させ，自己データへの異議申し立てを保証すべきである
8. 責任の原則	データ管理者は，1〜7の諸原則を実施するための措置に従う責任を有する

（外務省：プライバシー保護と個人データの国際流通についてのガイドラインに関するOECD理事会勧告〔1980年9月〕〔仮訳〕を参考に作表）

な取り扱いのために，個人情報を取り扱う事業者の遵守すべき義務等を定めることによって，個人情報の有用性に配慮しつつ，個人の権利利益を保護することを目的とした法律です（同法第1条）。この法の基礎的な考え方は，OECD（経済協力開発機構）の八原則（表25-1）[7]に基づいていました。

4　個人情報の保護に関する落とし穴

　個人情報は，自ら話すことをしなければ，守られるのでしょうか？　「個人情報」は，他の情報と容易に照合することができ，それにより特定の個人を識別することができるものを含みます（同法第2条）。イニシャルで個人が判明する可能性もあります。個人情報を記載したメモ用紙などを落とさない工夫が必要です。患者データをUBSメモリに書き込み，施設外に持ち出して紛失したというニュースが報道されました。「実習ノートをコピーしようとコンビニのコピー機の上に置き忘れた」「不用意に患者の噂話をした」「受け持ち患者の名前入りで作成した指導計画書の入ったUSBメモリを紛失した」——個人情報の扱いには，「まさか！」という落とし穴がたくさんあります。個人情報保護のために，定められたルールを遵守することは，看護職としてはもちろん，一個人としても重要なことです（図25-1）。

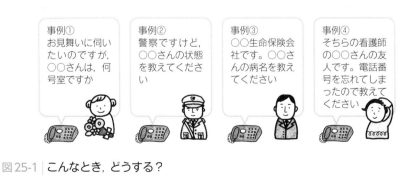

図25-1　こんなとき，どうする？

1 ）井部俊子監修, 金井 Pak 雅子編：看護管理学習テキスト第 3 版 第 5 巻　経営資源管理論, 2019 年版, 日本看護協会出版会, 2019, p.140.
2 ）前掲書 1 ）, p.144.
3 ）厚生労働省：「標準的電子カルテ推進委員会」最終報告, 平成 17 年 5 月 17 日.
〈https://www.mhlw.go.jp/shingi/2005/05/s0517-4b.pdf〉
（2022. 3. 30 閲覧）
4 ）厚生労働省：診療録等の電子媒体による保存について（通知）（平成 11 年 4 月 22 日, 健政発第 517 号・医薬発第 587 号・保発第 82 号）.（平成 17 年の e-文書法の施行をもって廃止）
〈https://www.mhlw.go.jp/www1/houdou/1104/h0423-1_10.html〉（2020. 6. 30 閲覧）
5 ）厚生労働省：医療情報システムの安全管理に関するガイドライン　第 5 版, 平成 29 年 5 月.
〈https://www.mhlw.go.jp/stf/shingi2/0000166275.html〉
（2022. 3. 30 閲覧）
6 ）公益社団法人日本看護協会：看護職の倫理綱領, 2021, p.4.
7 ）外務省：プライバシー保護と個人データの国際流通についてのガイドラインに関する OECD 理事会勧告（1980 年 9 月）（仮訳）.

・北原保雄編：明鏡国語辞典, 大修館書店, 2002.

医療の中の協働

1. **病院組織における看護職集団の部門間のつながりを理解する**
2. **看護サービスの提供システムの主な種類と特徴を理解する**
3. **チーム医療の要素とチームによる協働の構造を理解し，看護師の役割を考察する**

第7章では，次のような課題を視野に入れて学習を進めましょう

①看護単位とは何か，説明しなさい

②看護提供システムの主な種類を挙げ，その特徴を説明しなさい

③チーム医療とは何か説明し，チーム医療の要素を4つ挙げなさい

④グループ活動などを振り返り，代表的なリーダーシップモデルを基に，自分のリーダーシップスタイルを考えてみましょう

026 病院における看護職集団の連結ピン

1 連結ピンによる組織全体のつながり

病院という組織は複雑な大規模集団である場合が多いのですが，前出のリッカートは，図26-1で示すように小規模集団の多元的重複構造にほかならないといいます[1]。各集団のつながりを果たす役割を「連結ピン」で示すこの図と，p.34で紹介したハコと線でつないだ組織図との違いは，上司が部下の一団とグループとして接していること（上司と部下のマン・ツー・マン方式ではないこと）を重視する点です。

リッカートの示した組織における連結ピン機能の図に病院組織の一部を当てはめてみました。図26-1には，病院長と看護部と薬剤部しか記載していませんが，もちろん診療部，検査部などもあります。看護部門をさらに拡大してみていけば，病棟看護師長のほかにも手術室看護師長，外来看護師長などがいて，各々，連結されていることがわかります。A病棟看護師長の例でいうと，上司としてA病棟という小集団と連結し，部下として看護部という集団の長である看護部長と連結し，さらに，垂直的関係だけでなく水平的な関係も維持して連携をとることにより，病院全体の協働を可能にしています。

2 看護部門において連結ピンでつながる主な看護職員とその役割

病院組織の看護部門において連結ピンでつながる主な看護職員とその役割を，表26-1に示しました。

3 看護単位とは

病院のような組織は，図26-1に示したように，連結ピンによってつながり連携

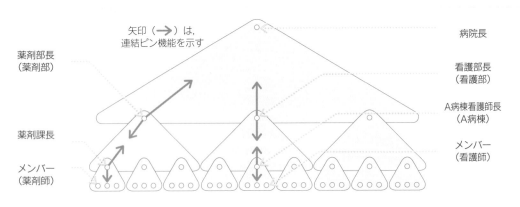

図26-1 小規模集団の多元的重複構造である病院組織

（R. リッカート著，三隅二不二訳：経営の行動科学，ダイヤモンド社，1964, p.152より一部改変）

をとりながら，小集団による重複集団である特質をもっています。看護部門における小集団は，多くの場合，病棟・外来・手術室などの小集団で構成されます。それらのまとまりを「看護単位」と呼びます。「看護単位」は，「特定の患者集団と，その患者集団に対して継続して看護を提供する看護職員の集団および施設のひとまとまり」[2)]をいい，まとまりごとに看護師長などの責任者をおき，看護管理上の1単位として位置づけられます。1病棟を1看護単位と数えることが多いのですが，1病棟を2つの看護単位に分けている場合もあり，病棟における患者の定数などの看護単位規模も個々の医療機関の特性によって異なります。また，患者の人数だけでなく，「病棟」「外来」などの受診形態による区分，「小児病棟」のような発達段階による区分，「婦人科」などの性別による区分，「集中治療」など患者の症状による区分などで看護単位を構成する場合もあります。

4 組織横断的活動

　組織の職員は，いずれかの部署に配置されてそれぞれの役割を担いますが，経験を重ねると，部署業務以外の委員会活動などの役割を担うようになります。最近は，「褥瘡対策チーム」「栄養サポートチーム」「感染制御チーム」のように，医師・看護師・認定看護師・薬剤師・管理栄養士・臨床検査技師などそれぞれの専門を活かした多職種編成チームが，一部署にとどまらず各病棟を定期的にラウンドして問題状況の把握や助言を行い，病院全体の医療の質向上を目指す活動を展開しています。

表26-1 **看護部門において連結ピンでつながる主な看護職員とその役割**

連結ピンでつながる主な看護職員	主な役割
副院長・看護部長	• 組織におけるトップマネジメント層の一員として，病院の理念・方針に基づき，経営に参画し，病院長を補佐する • 看護部門の最高責任者として，看護部門の理念・運営方針を決定し，周知徹底を図り，看護サービスの質の保証を行い，最終責任を負う • 質の高い看護の提供を目指して，人を育て，看護の組織づくりをする
看護副部長	• 病院の理念・方針に基づき，質の高い医療・看護サービスが提供できるように，看護部長を補佐する • 看護部門の理念・運営方針に基づいて，看護サービスの質保証を行うため，各部門の運営計画を確認し，看護師長の教育・指導を行う • 良質な看護サービスを提供できる看護職員の教育体制を整え，運営する
看護師長	• 看護部の理念に基づき，ミドルマネジャーとして病院経営への参画意識をもち，担当部署（看護単位）の運営を行う • 担当部署の目標を設定し，目標達成のための看護体制を整え，看護職員・関係職員に働きかける • 質の高い医療や看護が，効果的・効率的かつ安全に行われるように，サービスの評価を行い，関連部門と連携し，業務の調整・改善を行う • 質の高い看護を提供できる人材を育成すると同時に，個々の職員が満足感・達成感をもち，やりがいを感じるような魅力的な組織づくりをする
看護副師長・主任・係長	• 看護部門や看護単位の運営方針に基づいて，看護単位の管理に参画し，看護師長を補佐し，不在時は代行する • 看護現場の第一人者として，看護実践の役割モデルとして，高度な看護実践を行うと同時に，看護職員1人ひとりを掌握し，指導・支援などの機会教育を行う
看護師等（メンバー）	• 看護サービス提供の実践者として責任をもつ • 看護部門や看護単位の運営方針に基づいて，看護計画を立案し，看護過程を展開し，看護ケアのマネジメントを行う

027 看護提供システム

1 看護提供システムとは

　入院中の看護は，限られた数の看護職員で，24時間継続して提供する必要があります。行き当たりばったりで実施できることではありません。効果的・効率的に，安全に提供できるような体制が必要です。その体制を「看護提供システム」や「看護方式」などと呼びます[3]。主な看護提供システムを，以下に示しました。実際には，どれか1つの方式で行う場合は少なく，各病棟の特徴に応じて複数を組み合わせたうえ，その病棟のシステムにより運用します。

2 看護提供システムの主な種類

1 チームナーシング

　チームナーシングは，複数のメンバーによる看護チームで複数の患者のケアに当たる看護方式です[4]。チームは，リーダーとメンバーで構成され，チームの数は，2～3程度です。リーダーもメンバーも日替わりで，リーダーは，業務量やメンバーの実践力などに応じて，当日の仕事の役割分担を決めます。医師の指示もリーダーが受けて，メンバーに伝達します。メンバーは，行った看護や患者の様子をリーダーに報告し，リーダーが，そのチームの夜勤者に申し送りをします。リーダーの采

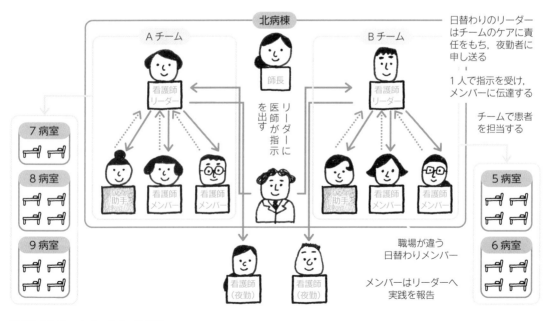

図27-1 | チームナーシング（例）

配が看護の効果や能率に影響するので，看護管理者は，リーダーの養成を視野に入れて病棟運営を行う必要があります。また，チームナーシングは，リーダーもメンバーも日替わりなどの交替制であることから，看護をいかに継続するかが課題となるシステムです（図 27-1）。

2 固定チームナーシング

固定チームナーシングは，リーダーもメンバーも交替せずに一定期間固定して，患者ごとに担当を決め，担当看護師が不在の場合は看護チーム内の別のメンバーが代行する看護方式です[4]。固定期間は，1 年間とする場合が多くみられます。夜勤における看護ケアもチームごとに展開されるので，情報の共有などが容易で，看護の継続性については，日替わりのチームナーシングの欠点をカバーできる方法です。メンバーが固定されることでまとまりが高まる一方で，結束の善し悪しやチームの雰囲気が日々の仕事に影響してくることもあります。また，固定されたチームなので患者の重症度などによってチーム間での業務量に差が出る状況もあるため，チーム間での不公平感を生じる場合もあり，サポート体制などを考慮していく必要があります。

3 受け持ち看護方式

受け持ち看護方式とは，1 人の看護師が一定数の患者を受け持ち，その勤務時間帯に予定されている看護業務をすべて担当する方式です[5]。受け持った患者の看護計画を立案し，看護ケアや処置・与薬など勤務内のすべての業務について責任をもって行うので，患者には当日の担当看護師がわかりやすいのですが，入院から退院まで継続して受け持ちになるとは限りません。また，受け持ち患者の分だけとはいえ，1 人ですべてを実施するのは効率が悪く，時間がかかります。また，看護師の能力によって看護の質に影響が出るなどの問題があります。多くの場合，この方式を固定チームナーシングなどと組み合わせて行っています（図 27-2）。

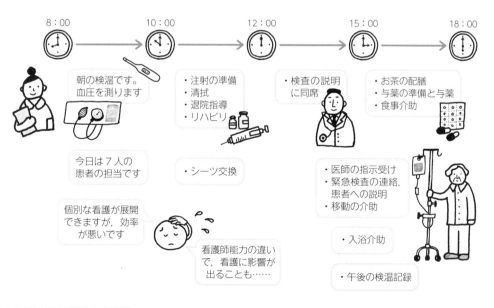

図 27-2 | 受け持ち看護方式（例）

4　機能別看護方式

　看護業務を業務内容別に分類し，分担・実施する方法です。例えば，「注射係」「与薬係」「血圧測定係」「清拭係」「検査係」「指示受け係」など，その日に必要とされる業務を分担して行う方式です[6]。分担された業務のみを行うので流れ作業的であり，責任をもち患者の全体像を把握することをしないことや，患者も誰に相談すればよいのかがわかりにくいため，個別性のある看護を展開することは難しくなります。実際には，朝の採血や配膳などの業務を，他の看護方式と組み合わせながら行うことがほとんどです（図27-3）。

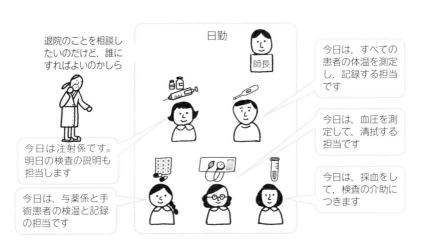

図 27-3 ｜ 機能別看護方式（例）

5　プライマリナーシング

　プライマリナーシングは，看護師—患者関係を中心とした看護方式です。1人の看護師（プライマリナース）が，患者の入院から退院までを受け持ち，適切な看護計

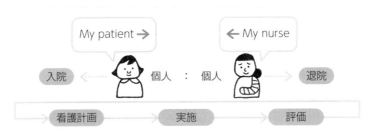

1人の看護師が入院から退院まで一貫して担当し，担当患者の看護ケアのすべてに責任をもつ

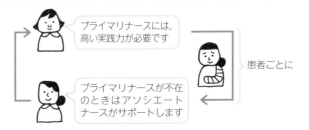

図 27-4 ｜ プライマリナーシング（例）

画を立て，看護の提供・評価・患者への説明・マネジメントまでの責任をもち，自分が勤務のときは，直接，受け持ち患者の看護ケアを行う方式です[7]。

プライマリナースが勤務していない場合は，プライマリナースの立案した計画を他の看護師が実施します。その看護師をアソシエートナースといいます。

プライマリナースには，患者のアセスメントから計画立案・実施・評価などを行い，質の高い看護を保証する実践力が求められます。したがって，プライマリナーシングを採用する場合は，実践力のある看護師が十分な数確保されているべきで，必要なときには勤務調整も行います。そのため，日本の雇用・勤務条件において，実現するのは難しい側面もあります。しかし，看護師が専門職としての満足も得られる優れた看護方式なので，日本の勤務状況に合わせた工夫が必要となります（図27-4）。

6 モジュラーナーシング

モジュラーナーシングは，一定の患者を1グループとしたとき，少人数の看護師グループを1モジュールとして割り当て，ケアを行う方式です。例えば，ある病室の患者4人に対して，看護師Aさん・Bさん・Cさんの3人が受け持ち看護師となります。Aさんが不在の時は，BさんとCさんで看護を行うので，入院から退院までを受け持つプライマリナースとして機能すると同時に，モジュール内の誰かがアソシエートナースとしての機能を担当できる方式です。複数のメンバーで看護を展開するので，経験の浅い看護師のフォローなども行うことが可能で，プライマリナーシングの考え方を日本で展開するために適用しやすい方式として導入されたものです（図27-5）。

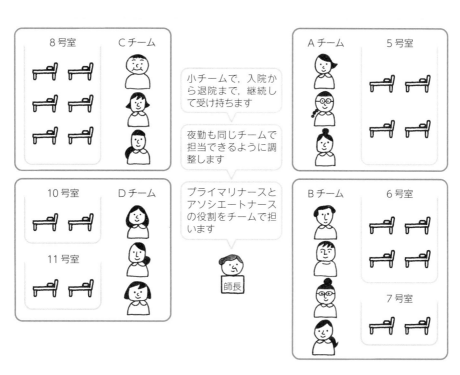

図27-5 | モジュラーナーシング（例）

7　パートナーシップ・ナーシング・システム®（PNS®）

①パートナーシップ・ナーシング・システム®とは：パートナーシップ・ナーシング・システム®（Partnership Nursing System®：PNS®）は，2009年に福井大学医学部附属病院が独自に開発した看護提供システムです。安全で質の高い看護を提供することを目的に，年間のパートナーや日々のペアとなった看護師が，双方の受け持ち患者に関するすべての事柄を確認し，情報交換を行いながら二人三脚で看護を進める方式です。

　図27-6は，チームナーシングやプライマリナーシングなどの一般的な看護提供システムにおける看護師と受け持ち患者の関係です。多くの場合，看護師1人が複数の受け持ち患者を担当し，担当者が中心となって看護を実践します。

　それに対しPNS®（図27-7）では，パートナーである看護師2人で，それぞれ受け持ち患者を担当します。そのため，受け持つ患者数は倍になりますが，パートナー看護師の経験・能力によって生じるアセスメントやケア技術の差を補完し，よりよい看護を提供できるとされる看護方式です。

②パートナーの選定と補完体制：PNS®は，年間を通してともに看護活動を行うパートナーの選定方法にも特徴があります。

　年度末に集合したスタッフが，看護師長の指示ではなく，それぞれの得意分野などの異なる看護師をパートナーとして選び，それをスタッフ全員で合意して決定します。パートナーの決定にあたっては，各人の能力を活かしながら，「1＋1」が2以上となる相乗効果が期待されます。

　また，副看護師長を中心としたグループを編成します。編成にあたっては，どのようにグループを編成すると効果的に協働できるかという視点で，集合したスタッフ全員で決めます。それにより，個人をパートナーが補完し，パートナー不在時はグループが個人およびパートナーを補完し，さらにグループ内メンバーの不在時は，他のグループが補完し合うという四重構造の体制になっています（図27-8）[8]。

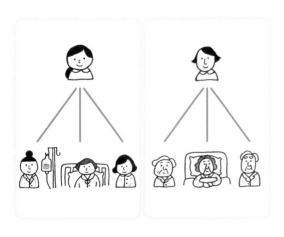

図27-6　チームナーシングやプライマリナーシングにおける看護師と受け持ち患者の関係

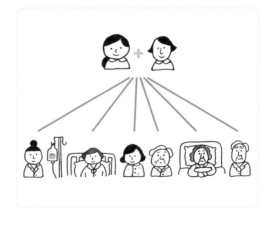

図27-7　PNS®における看護師と受け持ち患者の関係

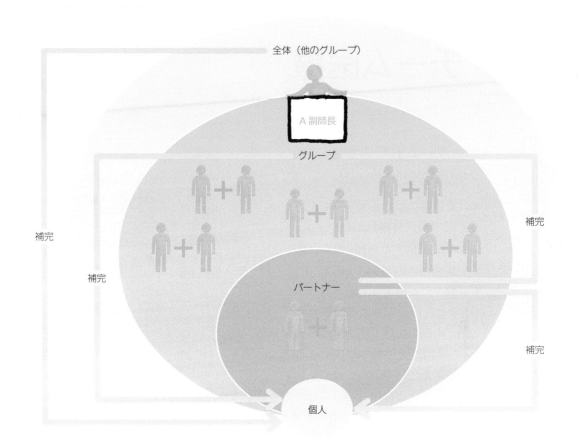

全体（他のグループ）

A 副師長

グループ

補完

補完

補完

パートナー

補完

個人

図27-8 | PNS®における補完の四重構造

（福井大学医学部附属病院：看護部，PNS 紹介，福井大学医学部附属病院 Web サイト．https://www.hosp.u-fukui.ac.jp/kango/pns/activities/，〈参照 2020-06-30〉．）

③ PNS® 運営上の基本ルール：PNS® においては，日々の看護のほか，病棟内の係の仕事や委員会活動などもグループ内で補完します。PNS® の運営上の基本ルールは，以下になります。

　①年間パートナー同士がペアとなり，お互いが受け持つ患者をともに担当する。

　②年間パートナーが不在の場合は，所属するグループ内の看護師とペアとなり，お互いが受け持つ患者と，不在であるパートナーの受け持ち患者も担当する。

　③所属するグループの看護師が出勤していないときは，他のグループのメンバーとペアになり，自分と自分のパートナーの受け持ち患者と，ペアになった看護師が受け持つ患者をともに担当する。

　④パートナーの選定にあたっては，スタッフで話し合って決定するが，新人看護師同士はパートナーになれないという唯一の規則がある。

　⑤新人看護師とパートナーになったとき，その先輩看護師は新人看護職員研修における実地指導者となり，そのパートナーを補完するアソシエートナースの 3 人一組となる。

028 チーム医療

1 チーム医療の要素

　チーム医療とは,「医師, 薬剤師, 看護師などの各医療職が専門性を最大限に発揮し, かつ連携・協働して提供する医療」のことをいいます[9]。チームは協働し, ともに働くことによって, メンバー1人ひとりの投入量の総和以上の業績・成果を上げる相乗効果(シ

> チームには, 1人ひとりの投入量の総和以上の成果(シナジー効果)が期待されている!

チーム活動　　　　期待される結果

1 + 2 + 3 → 1 + 2 + 3 + α

図28-1 | **チーム活動による相乗効果**

ナジー効果)を生むものでなければなりません(図 28-1)[10]。チーム医療の場合, その成果を上げるためには, 患者を中心にした「患者志向」, 医療の高度化・細分化に対応するためにそれぞれの分野で高い知識や技術の専門性を提供する「専門性志向」, 多職種が結集して患者やその家族に直接的にそれぞれの専門性を発揮する「職種構成志向」, 多職種がそれぞれの仕事を分担するだけでなく対等な立場で尊敬し合い協力して業務を行うという「協働志向」が必要である, といわれています[11]。

2 保健医療福祉の現場の多様な専門職

　疾病の予防や治療, 質の高いケアの実践を目指して, 医師・看護師など, さまざまな専門家によって組織された集団を医療チームといいます。図 28-2 に医療チームによる患者カンファレンスの一場面の例を示しました。ここに参加している専門職は, 医師, 看護師, 社会福祉士, 管理栄養士, の4人ですが, 処方に関する薬剤師の意見, 歩行練習の状況・住宅改修などに関する理学療法士の意見も必要になります。このように, 保健医療福祉の現

> 高齢のご主人と二人暮らしで, 杖歩行がもう少し安定しないと自宅で生活する自信がないと不安をもっておられます
>
> 看護師

> 通所リハビリができるといいですね。ケアマネジャーにも来てもらって, 退院後の介護について相談しましょう。連絡しますね
>
> 社会福祉士

このまま家に帰っても, ……

> 糖尿病があるので食事療法と運動を続けてほしいのですが……主治医の意見としては……
>
> 医師
>
>

> 糖尿病の食事について, 日頃の食事の傾向を聞きながら, ご主人も一緒に指導をしていきます……
>
> 管理栄養士
>
>

図28-2 | **医療チームによる患者カンファレンスの例**

場では，看護職以外に，医師，歯科医師，薬剤師，診療放射線技師，臨床検査技師，理学療法士，作業療法士，視能訓練士，言語聴覚士，臨床工学技士，義肢装具士，救急救命士，歯科衛生士，歯科技工士，管理栄養士，栄養士，調理師，社会福祉士，介護福祉士，診療記録管理士など，多くの専門職が働いています。

3 チームの協働の構造と看護師の役割

医療チームは，複数の専門職によりつくられた小集団ですが，そのチーム運営においては，ライン組織にみられる階層による指揮命令系統ではなく，図 28-3 に示すように，患者や家族を中心におき，それぞれの専門性を尊重して対等な立場で協働する構造が基本です。その中で看護師は，診療や治療に関連する業務を行い，かつ，患者や家族と接する時間が長い立場にあります。患者の病気に関する問題だけでなく，その人らしく生きるための療養生活における支援まで幅広くかかわり，医療チームにおいてはキーパーソンとしての活躍を期待されています。

直接的な看護ケアの実践，患者の擁護者として意思決定への支援，チームにおける職種間の連携のためのコーディネーターなどの役割を担うことになります。

4 チームワークの方法

チーム医療を効果的に進めるためには，それぞれの専門職がもつ情報や知識に基づく患者情報を，チームにおいて的確に共有することが基盤となります。そのためには，患者に関する記録を別々に行うのではなく，診療記録を一元化することが必要です。また，クリティカルパスにより，患者とともに医療の流れを把握することや，必要に応じて新しいクリティカルパスを作成することもあります。情報や意見を直接交換するカンファレンスの定期的な開催も重要です。そして，患者のニーズに応じた医療や看護を提供するためには，専門職としての知識や技術を高めることが求められます。そのためには，事例検討会や研修などの機会を設けて学習を重ねる必要があります。

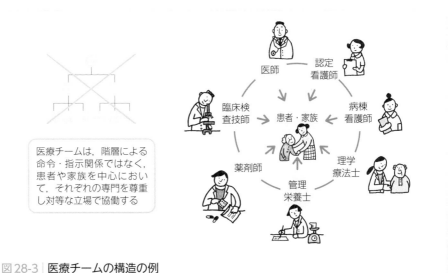

医療チームは，階層による命令・指示関係ではなく，患者や家族を中心において，それぞれの専門を尊重し対等な立場で協働する

図 28-3 医療チームの構造の例

029 クリティカルパス

1 クリティカルパスとは

クリティカルパス（critical pathway）は，症例ごとに到達目標を定め，その目標に至るための診断，治療，看護などを，チーム医療に参画する医療従事者の行為と時間軸の2次元に表した予定表です [12]。

もともとは，1950年代のアメリカ産業界で，プロジェクトの遂行工程を合理的に管理するために考案されたもので，「臨界経路」を意味します [13]。

医療に転用されたパスの呼び方として，クリティカルパスやクリニカルパスなどがあります。医療用のパスは，産業界ですでに確立されたパスとは概念的にニュアンスが異なる部分があることから，同じ名称で呼ぶことの是非が問われ，クリニカルパスと呼ぶ組織もあります。このように，呼び方が統一されていないだけで，クリニカルパスもクリティカルパスも同じものを指しています。

2 クリティカルパスの医療への転用の経緯とその意義

クリティカルパスの医療への転用は，1980年代のアメリカで，メディケア（65歳以上の高齢者・障害者対象の医療保険制度）において，DRG（Diagnosis Related Groups：疾患別関連群）/PPS（Prospective Payment System：包括支払い方式）が導入されたことによります。これは，患者の「個々の状態」よりは疾患の治療パターンに重点をおき，一定期間・一定の費用内で必要な医療行為に対して包括して（丸めて）支払いをする方式です。DRG/PPS導入の弊害として起こり始めた医療の質低下を是正するために，また，コスト削減にも効果を上げる方法として，クリティカルパスが活用されてきました [14]。

クリティカルパスは，標準的な治療方法などを定めたもので，入院から退院までの間の治療やケアを明確に示した予定表として提示されます。クリティカルパスにおいて，治療の責任者は医師ですが，治療計画が可視化されたことにより，看護師・薬剤師・管理栄養士・理学療法士・社会福祉士などの各専門職が患者を中心において，目標や責任を共有して「チーム医療」を行うための基本的なツールとしての意義をもちます。

3 クリティカルパスの基本形

クリティカルパスの基本形は，「時間軸」「アウトカム（目標状態）」「タスク」で，一般的に，横軸を「時間軸（日付）」として，入院日，手術後の日数，退院日などを記載します。縦軸は，「アウトカム」と「タスク」として処置，治療，検査，注射，与薬，清潔，説明・指導，食事などの項目で構成します（図29-1）。

経過	入院当日	手術前日	手術当日		術後1日目	術後2日目	術後3日目	術後4日目	術後5日目
			手術前	手術後					退院
月日	／	／	／	／	／	／	／	／	／
アウトカム									
食事	制限なし		夕食後なし	朝から絶食	朝から絶食	水のみ	粥	普通	
安静度	制限なし	制限なし	制限なし	ベッド上	起座位	車いす	歩行可	歩行可	
排泄									
清潔	シャワー	シャワー	清拭	清拭	清拭	清拭	シャワー	シャワー	
与薬(内服薬)	なし	夜に眠剤	なし	なし	なし	なし			
注射	なし	なし	点滴	点滴	点滴	点滴			
観察			心電図モニター						
検査					採血		採血		
処置・治療				胃管／酸素	酸素／吸入				
説明・指導	・手術と麻酔について ・呼吸訓練			手術結果					
看護計画									
その他									
サイン									

図29-1 クリティカルパスの基本形(例)

4 バリアンス分析

　クリティカルパスは，標準的な治療方法などを定めたものですが，どの患者にも必ず予定どおり当てはまるわけではありません。標準的なスケジュールどおりにいかずに逸脱することを，バリアンス(variance：変化要因)といいます。バリアンスには，①患者自身の臨床的・心理的・社会経済的要因，価値観などや，②医師・看護師・コメディカルスタッフなど医療従事者側の要因，③病院・社会システムの要因などがあります。クリティカルパスは，より最適な医療の標準を決めていくものですが，そのためには，どのようなバリアンスがあったのかを内容別に集計して，分析する必要があります。そのプロセス(クリティカルパスを作成し，そのパスにより医療を実践し，バリアンス分析を通して，パスの評価を行い，修正を加えてより充実したパスを作成する)は，PDCAサイクルを展開しています(図29-2)。

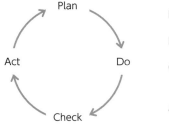

P：クリティカルパスの作成

D：医療活動

C：バリアンス分析
　効果指標分析

A：パスの再検討(修正)

図29-2 クリティカルパスとPDCAサイクル

030 リーダーシップ

1 リーダーシップとは

リーダーシップは,「集団に目標達成を促すよう影響を与える能力」[15]のことです。それは,組織目標を目指すものかもしれないし,組織目標に合致しないものかもしれません。リーダーシップは,「理由の如何にかかわりなく,他人や集団の行動に影響を与える試み」です[16]。決して望ましくはありませんが,倫理的に正しくない行動に向けられるおそれもあります。

2 「カリスマ的リーダーシップ」と「もの静かなリーダーシップ」

カリスマ的リーダーシップは,ドイツの社会学者・経済学者であるマックス・ウエーバーが最初に定義づけたものです。カリスマは,自分の判断と能力に完全な自信をもち,現状よりもよい未来を提示する理想化された目標(ビジョン)を掲げ,並外れた行動力を示し,急進的変革のエージェントとしてみなされる特徴をもつといわれます[17]。リーダーシップというと,こうしたカリスマ性をイメージしがちですが,派手さはないものの効果のあるリーダーシップとして「もの静かなリーダーシップ」も注目されています。「もの静かなリーダー」は,①性急に事を起こさず,②無用な戦いは避け,③規則を曲げるが破りはしない,④妥協点を見つけるという4つの原則をもち,英雄視されるリーダーとは対照的に,周囲を酔わせ高揚させることもなく,ささやかな問題に集中しながら効果を上げることのできるリーダーのことです[18]。

3 代表的なリーダーシップ理論

1 マネジリアル・グリッド

マネジリアル・グリッド(図30-1)は,アメリカの心理学者のロバート・R・ブレークとジェーン・S・ムートンにより開発されたリーダーシップの考え方で,そのスタイルを「ヒトへの配慮」と「生産(業績)への配慮」の2つの側面からとらえ,図式化したものです[19],[20]。リーダーのスタイルを縦軸9マス×横軸9マス=81マスの碁盤の目状に当てはめて,リーダーの発想を支配する要因を示すもの(得られた結果を示すものではない)で,その特徴は表30-1[21]に示す5つに分類されます。

2 パス・ゴール理論

パス・ゴール理論は,アメリカの経営学者ロバート・ハウスによって開発されました。パス・ゴールという用語は,「有能なリーダーは道筋(パス)を明確に示して,従業員の業務目標(ゴール)達成を助け,障害物や落とし穴を少なくすることによりその道筋を歩きやすくする」[22]という考え方に由来します。この理論の本質は,「メ

ンバーの目標達成を助け
ることはリーダーの職務
であり，目標達成に必要
な方向性や支援を与える
ことは集団や組織の全体
的な目標にかなう」とい
うもので，次のような4
つのリーダーシップスタ
イルを規定しています
（表30-2）[23]。

パス・ゴール理論で
は，同じリーダーでも，
状況によって選択するリ
ーダーシップスタイルが
変わります。ある場合は，
4つのリーダーシップの
いずれかをとり，また，
4つのリーダーシップのすべてに当てはまる可能性もあります。

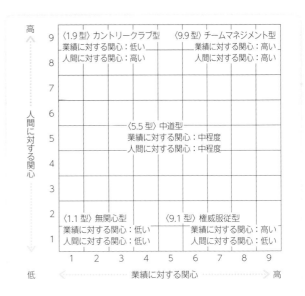

図30-1 | **マネジリアル・グリッド**

（ロバート・R・ブレーク，他著，田中敏夫，他訳：全改訂　期待される管理者像，産業能率大学出版部，1992，p.32 より一部改変）

表30-1 | **マネジリアル・グリッドにおけるリーダーのタイプと特徴**

タイプ	特　徴
＜1.9型＞ カントリークラブ型	対人関係を求める人々の欲求に温かい注意を払い，気楽で友好的な職場雰囲気と作業テンポをつくるタイプ
＜1.1型＞ 無関心型	仕事をするために最小限の努力しかしなくても，組織に居させてもらえると思うタイプ
＜5.5型＞ 中道型	仕事の遂行を満たし，士気を適切なレベルに保ってバランスをとると仕事はうまくいくと思うタイプ
＜9.1型＞ 権威服従型	人間的要因の介入を抑えて仕事条件を整えることで，作業能率を上げるタイプ
＜9.9型＞ チームマネジメント型	仕事の達成が献身的に求められ，組織目的に「共通の利害」を感じる相互依存，信頼と尊敬の関係へと導くタイプ。優れたマネジャーのタイプ

（ポール・ハーシィ，他著，山本成二，他訳：行動科学の展開，新版，生産性出版，2000，p.114 を参考に作表）

表30-2 | **パス・ゴール理論の4つのリーダーシップスタイル**

①指示型リーダー	何を期待されているか部下に教え，するべき仕事のスケジュールを設定し，タスクの達成方法を具体的に指導する
②支援型リーダー	親しみやすく，部下のニーズに気遣いを示す
③参加型リーダー	決定を下す前に部下に相談し，彼らの提案を積極的に活用する
④達成志向型リーダー	困難な目標を設定し，部下に全力を尽くすよう求める

（ステファン・P・ロビンス著，髙木晴夫監訳，組織行動のマネジメント，ダイヤモンド社，1997，p.226-227 より作表）

1 ） R. リッカート著, 三隅二不二訳：経営の行動科学, ダイヤモンド社, 1964, p.152.
2 ） 和田攻, 他総編集：看護大事典, 第 2 版, 医学書院, 2010, p.597.
3 ） 見藤隆子, 他総編集：看護学事典, 第 2 版, 日本看護協会出版会, 2011, p.171.
4 ） 前掲書 2 ）, p.1965.
5 ） 前掲書 2 ）, p.323.
6 ） 前掲書 2 ）, p.701.
7 ） 前掲書 2 ）, p.2572.
8 ） 福井大学医学部附属病院：看護部, PNS 紹介, 福井大学医学部附属病院 Web サイト.
〈https://www.hosp.u-fukui.ac.jp/kango/pns/activities/〉
（2022. 3. 30 閲覧）
9 ） 飯田修平, 他監修, 医療の質用語事典編集委員会編著：医療の質用語事典, 日本規格協会, 2005, p.154.
10） ステファン・P・ロビンス著, 髙木晴夫監訳：組織行動のマネジメント, ダイヤモンド社, 1997, p.172.
11） 細田満和子：「チーム医療」とは何か, 日本看護協会出版会, 2012, p.31-60.
12） 前掲書 9 ）, p.226.
13） 前掲書 2 ）, p.830.
14） 古瀬敬子：経営管理とクリティカルパス〈新道幸恵, 他編：婦長のためのマネジメント, 医学書院, 2000, p.65〉.
15） 前掲書 10）, p.212.
16） ポール・ハーシイ, 他著, 山本成二, 他訳：行動科学の展開, 新版, 生産性出版, 2000, p.7.
17） 前掲書 10）, p.232-233.
18） ジョセフ・L・バダラッコ著, 村井章子訳：現実を見据えた「静」のリーダーシップ　カリスマ型リーダーはもういらない, Diamond ハーバード・ビジネス・レビュー, 2002, 27（2）：50-59.
19） 前掲書 16）, p.114.
20） ロバート・R・ブレーク, 他著, 田中敏夫, 他訳：全改訂　期待される管理者像, 産業能率大学出版部, 1992, p.32.
21） 前掲書 16）, p.114.
22） 前掲書 10）, p.226-227.
23） 前掲書 10）, p.226-229.

第 8 章

業務遂行のマネジメント

第8章の 学習のねらい

1. 日常的な看護業務を遂行するために必要となる「労務管理」「業務管理」「物的資源管理」の基本を理解する
2. タイムマネジメントおよびストレスマネジメントの基本的な考え方を理解する

第8章に関連した 学習課題

第8章では，次のような課題を視野に入れて学習を進めましょう

①労働基準法では，「労働時間」「深夜勤務時間帯」「割増賃金」「休憩時間」はどのように定められていますか
②5S活動の5つのSの意味を説明しなさい
③医薬品の品質管理のポイントを説明しなさい
④時間の使い方について優先順位のフォーマットを活用し，分類してみましょう
⑤自分自身の体験するストレスと対処法について検討してみましょう

031 病院組織における労務管理

1 雇用と労務管理

　雇用とは「労働契約を結び，賃金を払って人を雇うこと」です。雇用する側を使用者と呼び，雇われて働く側を労働者，労務者などと呼びます。

　労務管理とは，「経営者が労働者を企業の経営目的に最も適した状態に置くため」に，「人事・賃金・労働時間・安全衛生・福利厚生などの労働条件を改善すること」や，「労働者を教育訓練して知識と技術を高めること」などを含みます（『日本国語大辞典』）。

2 働き方改革の推進

　わが国は，今後，生産年齢人口の減少が予測され，それに伴い，労働力人口も急速に減少していきます。また，育児や介護との両立など，働き手のニーズが多様化しています。このような状況を背景に，働く人が，個人の事情に応じた多様で柔軟な働き方を選択できる社会を実現すること，1人ひとりがよりよい将来の展望をもてるようにすることを目指して，2018年6月，「働き方改革を推進するための関係法律の整備に関する法律（働き方改革関連法）」が成立しました（2019年4月より順次施行）。

　法改正の主な柱は，①長時間労働の是正，②多様で柔軟な働き方の実現，③雇用形態にかかわらない公正な待遇の確保です。これにより，働き方改革関連法に基づいた労務管理が行われることになりました[1]。

3 労働時間

　労働時間は，労働基準法により，原則として「休憩時間を除き1日について8時間」「1週間について40時間」までと定められています。ただし，看護職には協定により1カ月単位の変形労働時間制（1カ月以内の一定期間において就業時間が平均週40時間以内であればよい）が適用されることがあります。所定の労働時間を超えた場合，時間外労働には割増賃金が支払われます。

　働き方改革関連法（改正労働基準法）により，時間外労働の上限規制が導入されました。上限は，原則として月45時間・年360時間とし，臨時的な特別な事情があって労使が合意する場合でも，年720時間，単月100時間未満（休日労働を含む），複数月平均80時間（休日労働を含む）を限度とします。月45時間を超えることができるのは，年間6か月までです。

　また，看護職は夜勤業務も行います。労働基準法でいう深夜勤務は，原則として午後10時〜午前5時の時間帯ですが，この時間の勤務にも割増賃金が支払われま

す。

　休憩時間は，「労働時間が6時間を超える場合においては少なくとも45分」「8時間を超える場合においては少なくとも1時間」確保するよう定められています。また，休日は，「毎週少なくとも1回」の確保が必要です。

　看護職の仕事は，カレンダーどおりの休日とは限りませんし，深夜勤務の場合もありますが，労働時間については労働基準法に則って勤務計画がつくられます。

4 ｜ 労働時間の客観的な把握の義務化

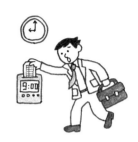

　労働時間については，2019年4月より，すべての労働者の労働時間の状況が適切な方法で把握されるよう，法律で義務づけられました。看護職の労働時間の記録についても，タイムカードなどの導入が勧められています。

5 ｜ 年次有給休暇の確実な取得の義務化

　年次有給休暇とは，労働者の休暇日のうち，賃金が支払われる有給の休暇日のことです。「年次」とあるとおり，1年ごとに毎年一定の日数が与えられ，有給休暇，年休，有休などと呼ばれます。2019年4月より，使用者は，年10日以上の年次有給休暇が付与されるすべての労働者に対し，毎年5日，時季を指定して有給休暇を取得させることが必要になりました。年次有給休暇を5日以上取得済みの労働者に対しては，使用者による時季指定は不要です。

6 ｜ 雇用形態

　雇用形態には，一般的に，正社員・正職員，パートタイマー，アルバイトなどがあります。正社員とは，正規に採用されてフルタイムで働く労働者を指し，労働契約においては期間を定めない長期の勤務を前提としています。病院に就職する看護職はフルタイム正社員が多くを占めますが，育児や介護などで就業時間に制約があるとパートタイムで働く場合もあります。

7 ｜ フレックスタイム制

　フレックスタイム制とは，一定の期間についてあらかじめ定めた総労働時間の範囲内で，労働者自身が日々の労働時間あるいは労働時間の配置（始業および終業の時刻）を決定できる制度です。2019年4月より，フレックスタイム制をとる労働者について，清算期間（労働時間の調整が可能な期間）の上限が3カ月となりました。

> 育児や介護などのためフルタイムで働くことが難しい場合など，多様な働き方に対応していく必要があります

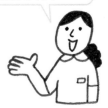

8 短時間正社員制度

短時間正社員とは，フルタイム正社員と比較して，1週間の所定労働時間が短い正社員を指します。フルタイム勤務とは，1日の所定労働時間が8時間程度で1週5日勤務を基本とします。短時間正社員のタイプとして，①「フルタイム正社員が育児，介護などのために，一時的に短時間正社員として働くタイプ」，②「正社員が健康や体力面への配慮などのため，一定期間ではなく，恒常的に短時間正社員として働くタイプ」，③「パートタイマーから正社員に登用され，恒常的に短時間正社員として働くタイプ」などがあります。企業などの組織において，こうした働き方を就業規則などに反映し制度化したものが「短時間正社員制度」です。

個々のライフスタイルやライフステージに応じた多様な働き方が実現できる，育児や介護などで就業時間に制約がある人たちに就業の継続を与えることができる，などのメリットがあるほか，職員定着率の向上や人材不足への解決法として，また，優秀な人材の確保や有効活用を図るうえでの効果が期待されています。

9 雇用形態にかかわらない公正な待遇の確保

働き方改革において，パートタイム労働者・有期雇用労働者・派遣労働者などの非正規雇用労働者と正規雇用労働者との間の不合理な待遇差が禁止されました。パートタイム労働者・有期雇用労働者の場合，正規雇用労働者と職務内容や人事異動の範囲などが同一である場合は同じ待遇（均等待遇）を，違う場合にはその違いに応じた待遇（均衡待遇）を確保しなければなりません。

また，派遣労働者は，派遣先の正規雇用労働者との均等・均衡待遇，または一定の要件を満たす労使協定による待遇（同種の業務に従事する一般労働者の平均的な賃金額と同等以上の賃金額等）を確保する必要があります。

不合理な待遇差の解消に向けては，賃金のみならず，福利厚生やキャリア形成・能力開発などを含めた取り組みが必要であるため，これらについても示されています。

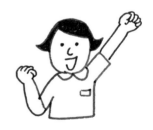

使用者は，有期雇用労働者の求めに応じて，正規雇用労働者との待遇差の内容・理由等を説明することも義務化されました。

10 就業規則

就業規則とは，「使用者が職場における労働者の労働条件や規律などを定めた規則」（『広辞苑』）で，常時10名以上の労働者を使用する使用者にその作成・届出と周知が労働基準法で義務づけられています。記載内容も定められており，始業および終業の時刻，休憩時間，休日，休暇，賃金，退職に関する事項などが求められます。

病院は，医師や看護師をはじめ多くの専門職の集合する組織で，全員が同じ時間に勤務するとは限らず，夜勤や当直など特殊な形態の勤務を行う部分がありますが，これらも就業規則を基にして定められます。

11 | 賃金（報酬）

　賃金とは,「労働者が労働を提供することによって受け取る報酬」(『広辞苑』）です。病院勤務の看護職の場合，多くの病院が国家公務員の「医療職俸給表（三）」を適用するか,もしくはこれに準じた給与体系を定めています。給与の内容は,基本給,夜間・時間外・休日などの勤務手当，家族・地域・住宅手当などの生活関連手当，通勤手当などで構成されています。

12 | 育児休業・介護休業

　育児休業は,労働者が,養育する1歳に満たない子について,その事業主に申し出ることにより取得できる休業です。父母がともに育児休業を取得する場合，1歳2カ月までの間にそれぞれ上限1年間の育児休業を取得することが可能となるなど,父親も子育てができる働き方の実現を目指して法の改正が進められてきました。また，3歳未満の子を養育する労働者に対して,短時間勤務制度（1日6時間）の導入,所定外労働（残業）の免除が義務づけられています。

　介護休業は,要介護状態にある対象家族を介護するために取得できる休業です。また，法改正により,仕事と介護の両立の支援として,要介護者状態にある家族の通院の付き添いなどに対応するために,介護のための短期休暇制度が設けられています[2]。

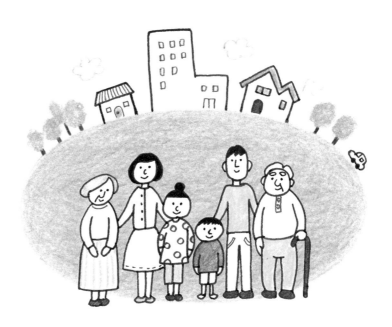

032 看護業務遂行のための業務管理

1 看護業務とは

　看護師が行う業務は，「保健師助産師看護師法」に定められた「傷病者もしくはじよく婦に対する療養上の世話」と「診療の補助」の2つに大別されますが，具体的内容は，各施設が定めています。日本看護協会は，看護業務を，「看護の提供者が主体で，『何を』『どのように』すべきかを提示することをいい，『看護ケア』や『看護実践』と比較すると『看護』を管理的な視点から捉えた様式や方法を示すものである」と定義しています[3]。

2 看護基準と看護手順

　看護基準は，看護ケアの提供に対して，「何を」「どの程度」行うのか，その標準が明記されたもので，看護職として責任をもって提供する内容が，疾患別あるいは症状別に成文化されたものです（表32-1）。

　看護手順は，看護・検査・処置などを行う場合，必要物品や具体的な手順などを成文化したものです。「看護師によってやり方がちがう」などの患者の不安を軽減でき，看護師の経験や能力にかかわらず，安全にかつ正確に実施されるように示されています（表32-2）。

　看護基準・看護手順は，医療や看護の発展により変化するもので，定期的に見直して修正していくことが必要です。また，個々の看護師は，その内容を確認したうえで看護を実践することが当然の責務です。

表32-1 **看護基準（例）**

■肺葉切除術を受ける患者の看護（術前）
Ⅰ目的
　•精神的に安定して手術に臨むことができる
　•身体的準備が整い手術を受けることができる
Ⅱ看護のポイント
　1. 検査の介助とデータ収集とアセスメント：○○○
　2. 上気道感染の予防：○○○
　3. 気道の浄化：○○○
　4. 術後合併症予防の患者教育：○○
　5. 精神的準備：○○　……

表32-2 **看護手順（例）**

■胸腔内持続吸引法
Ⅰ目的
　•排液，排膿，排気により肺の拡張を図る
　•○○○○○
Ⅱ必要物品：○○○
Ⅲ実施方法
　1. ○○○
　2. ○○○　……
Ⅳ注意事項：○○○
Ⅴ記載事項：○○　……

3 勤務体制

　病棟における看護職員の勤務体制は，患者に24時間・365日の看護を継続して提供し，かつ，看護職員にとっても適切な状況下でよいサービスを提供できるように「看護職の夜勤・交替制勤務に関するガイドライン」に基づいて時間・人員を配

分して計画されます（図32-1）。一般的に，3交替制，2交替制，早番・遅番の時差勤務，オンコール体制，宿直制などがあります。

勤務計画は，その部署のメンバー全員を縦軸に，カレンダーに即した日程（時間）を横軸にし，マトリックスの表（勤務表）（表32-3）の形で1カ月分を作成します（前月中に計画します）。勤務表は，看護師長が，「患者数と業務量」「安全に業務を行うために必要な人数とメンバーの組み合わせ」「日勤夜勤の人数」「休日の数」「労働基準法で定められた労働時間」「スタッフの勤務希望」などを視野に入れて作成します。

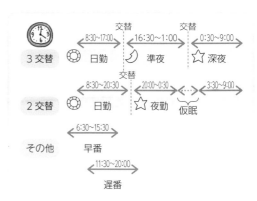

図32-1 | 24時間の看護をつなぐ交替制勤務（例）

4 交替制勤務における注意点

勤務の交替においては，看護の継続のために引き継ぎ忘れがないように注意が必要です。また夜勤帯は，医師や看護師の数も限られるので，患者の状態の変化や安全管理などにも十分な配慮が必要です。いつでも緊急連絡が可能なように，連絡先を共有化しておく必要があります。また，交替制勤務は不規則な時間の生活となるため，勤務表上の配慮と個人の体調管理が何より重要です。

表32-3 | 勤務表（例）

							○月　A病棟勤務予定表											合計				
	1	2	3	4	5	6	7	8	9	10	11	12	13	14	15	16	17	日勤	深夜	準夜	週休	年休
	月	火	水	木	金	土	日	月	火	水	木	金	土	日	月	火	水					
師長						休	休						休	休				20	0	0	10	1
副師長					年		休	休					休	深	休			16	2	2	10	1
A看護師	深	深	年			休	休			○		●	休	準	休	深		12	4	4	10	1
B看護師		休	深			準	準	休	休			○		休			年	12	4	4	10	1
C看護師	準	準	休				休	深	準	休				休			準	11	4	5	10	1
D看護師	○			休	深	休	休						休		年	準	準	12	4	4	10	1
E看護師	準	休			休	○	●			準			休			○	●	12	4	4	10	1
F看護師			準	準	休				準	休	深	休	年		●	休	深	12	4	4	10	1
G看護師	●	準	休				休	深	休			●		休				12	4	4	10	1
H看護師	休	休	●		○	準	休	深	休				準	休		○	●	12	4	4	10	1
日勤	14	14	14	14	14	9	9	14	14	13	14	12	9	14	14	14	14					
深夜	2	2	2	2	2	2	2	2	2	2	2	2	2	2	2	2	2					
準夜	2	2	2	2	2	2	2	2	2	2	2	2	2	2	2	2	2					
休日	7	7	7	7	7	12	12	7	7	8	7	9	12	12	7	7	7					

□：日勤：8：30〜17：10　深：0：30〜9：10　準：16：30〜1：10　○早番　7：00〜15：40　●遅番　11：20〜20：00
休：週休　年：年休

033 看護業務遂行のための物的資源管理

1 物的資源管理とは

　マネジメントにおいては，「ヒト」「モノ」「カネ」が基本となる三大資源です（p.3を参照）。物的資源管理は，「ヒト」「カネ」以外の有形資源を管理することです。病院組織の物的資源は，施設・設備，医療機器・看護用具，診療材料，医療消耗品，医薬品などに分類されます。本項では，病院組織の物的資源管理のポイントを述べ，医薬品管理に関しては，次項（034）で説明します。

2 施設設備の管理のポイント

　病棟の施設設備としての構成要素は，「病室」「トイレ」「洗面室」「浴室」「食堂」「配膳室」「面会室」など，入院患者の療養空間としての設備と，「ナースステーション」「処置室」「リネン室」「器材室」「汚物処理室」「カンファレンス室」「休憩室」「集積室」など，医療従事者の作業空間としての設備の2つに分かれます。

　療養空間としては，「採光」「照明」「音環境」「におい」「温度・湿度」「プライバシーの保護」などが良好であり，快適性が保持されるような整備が必要です。

　作業空間としての設備は，「作業しやすい処置台の高さ」「必要なものがすぐ出せるような配置の工夫」など，効率的な作業動線を計画することが重要です。

　また，施設設備の安全対策として，「盗難防止」「自殺防止」の構造上の工夫や「感染対策」，「火災予防」などの防災システムに加えて，「耐震機能」「非常食品等の準備」など地震倒壊に対する備えが重要な視点です。

3 医療機器・看護用具の管理のポイント

　病院の中で，日常的に使用される医療機器として，「血圧計」「自動血圧計」「吸入器」「吸引器」「輸液ポンプ」「心電図モニター」などがあります。こうした医療機器は，すべて病棟に保管されているわけではなく，中央器材室や中央機器室と呼ばれる場所で一元管理をされている場合があります。中央管理をすることで，「人工呼吸器」「輸液ポンプ」などをいつでも使えるように臨床工学技士がメンテナンスを行ったり，病院の中の過剰在庫や無駄を省いたりする効果があります。

　看護用具は，「清拭車」「洗髪車」「車いす」「歩行器」「離床センサー」「各種ワゴン」など多々あります。医療機器や看護用具は，必要時にいつでも使用できるように管理することが重要です。具体的には，「定数を決め，定位置に保管する」「定期的に点検する」「破損・故障時はすぐに修理する」などが原則です。入院患者の特徴に応じて，患者の安全を守る用具や自立を支援する用具などの整備計画も必要です。

4 │ 診療材料・リネン類・事務消耗品の管理のポイント

　物品管理の基本は，必要な数の確保と品質の保証です。毎日使用するモノと時々使用するモノを選り分けて，必要なときに必要なモノを使用できるようにしておくことが重要です。診療材料には特定治療材料・医療消耗品が，事務消耗品には事務用品・日用雑貨・印刷物などがあります。多くの病院では，施設課などの事務部が，物品供給を管理しています。病棟は，忙しさがいつも一定ではないので，夜間や休日に不足することがないように，自動的に補充される物品供給のしくみが必要です。

5 │ SDPによる物品管理

　近年では，SPD（supply processing and distribution）という物流システムを導入している施設が多くなりました。SPDとは，物品の供給や在庫などの物流管理を外部業者に委託することで，物品管理の一元化を図り，無駄を省き，適切なタイミングで物品が供給される方法です。しかし，看護現場に必要なモノを知っているのはそこで働く看護師たちです。どのようなスタイルで委託をするのか検討し，現場の声を反映させていくことが重要です。

6 │ 5S活動の推進

　5Sとは，整理（seiri），整頓（seiton），清掃（seiso），清潔（seiketsu），しつけ（shitsuke）の頭文字からとった言葉で，5S活動はそれぞれを行うことです。この活動は単に職場をきれいにするという表面的な目的で行うのではなく，5Sの推進により標準化を図り，それを遵守することが，職場環境を整えることにつながります[4]。整理・整頓・清掃された環境は，ゴチャゴチャしていないので，作業能率が上がり，作業ミスの防止などにつながり，医療事故対策としても効果があります。

　また，清潔であることは，感染防止にもつながります。さらに，火災予防や地震対策などにも効果的です。5S活動は，1人でも実施しない人がいると，整然とした作業環境が実現できないので，1人ひとりが必要性をよく理解し，それぞれの自覚と責任のもとに全員で取り組むことが重要です（図33-1）。

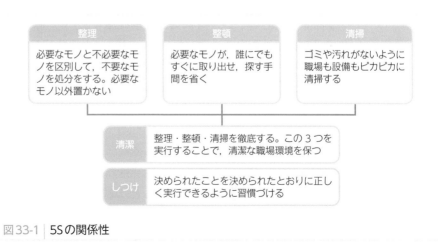

図33-1 │ 5Sの関係性

034 看護業務遂行のための 医薬品管理

1 医薬品の管理のポイント

病院において看護職が取り扱う薬品には，「注射用薬剤」「経口用薬剤」「その他外用薬」などの患者に投与するものと，「消毒用の薬品」「臨床検査用の薬品」などがあります。医薬品の管理は，安全で有効な薬品を確保するための「品質管理」と，必要時に迅速に使用するための「在庫管理」の，大きく2つに分けられます。また，いずれの医薬品も，適切に使用されなければ人体に影響を及ぼす可能性が高いので，「使用に関する安全」も考慮したうえでの管理が重要です。

2 医薬品の品質管理

医薬品の品質劣化の主な原因には，温度・光・衝撃・微生物などの影響があります。そのため，「常温保存」「冷所保存」「遮光保存」など，医薬品ごとに定められた条件を確認して保管する必要があります。

また，「使用期限」の確認は，在庫管理上も重要です。定期的な確認を行い，使用期限を超えた医薬品を保管しないよう注意が必要です。新規に購入した医薬品は保管場所の後部に収め，「先入れ先出し方式」とし，古いものが残らないような管理が必要です。これは品質管理にもつながります。

3 特殊な医薬品の管理

他の薬剤と区別して，破損・紛失・盗難などに特に留意しながら，鍵のかかる場所に保管する必要性のある薬剤として，「麻薬」「向精神薬」「毒薬」などがあります。また，消防法によって規定される有機溶媒類は可燃性・引火性があるため，危険物薬品として取り扱いを厳重に行う必要があります。

医薬品や医療用具などは「医薬品医療機器等法」で，麻薬や向精神薬については「麻薬及び向精神薬取締法」で規定されており，各医療施設でも，それぞれの規定に則り取り扱い基準が定められています。保管・使用する際には，どのような性質のある薬剤であるかを理解したうえで，取り扱い基準を遵守する必要があります。

4 医薬品の供給方式

医薬品の管理は，その専門家である薬剤師が，薬剤部において一元管理することが望ましいです。しかし，夜間帯の臨時処方や緊急時の対応など，病院の諸事情により病棟での在庫管理をゼロにすることは難しく，薬剤師と連携をとりながら専門性に合わせた業務分担を検討することが重要です。また，看護職が注射業務や与薬業務の最終実施者であることが多いので，薬剤の供給方式についても理解しておく

表34-1 薬剤の主な供給方式

主な供給方法名	基本的方法
1本渡し方式	薬剤1つの使用に際して，処方箋や注射伝票によって薬剤を受け払いする方法
定数払い出し方式	一定の薬剤の種類と量を決めて病棟や外来等の各部署で保有し，使用した分を「請求伝票」で薬剤部に請求し，補充する方法
ユニット・ドーズ方式（unit dose）	医師の指示により使用される注射薬・内服薬などを，薬剤部で処方箋を基に患者別に1日投与分（1回分ずつ）をセットし，病棟に供給する方法

必要があります（表34-1）。

5 医薬品に関する安全管理の視点

　医療事故には医薬品関連のものが多く，それらは生命に重篤な危険を及ぼす可能性もあるため，医薬品の管理については，その採用・保管・使用に至る全プロセスを，安全の視点で考えていく必要があります（図34-1）[5]。

　医薬品に関する安全管理においては，厚生労働省「医療安全対策検討会議」報告書の中で，以下のポイントが挙げられています[6]。

①チームでの相互チェックを行う。薬剤師や看護師などは，処方や指示の内容に疑問がある場合はそれを解消してから指示を受け，注射準備や与薬を行う。

②医薬品採用時は，採用医薬品目をできる限り削減する。

③病棟で保管する医薬品は，医薬品の種類・数量ともに極力少なくする。

④処方に関する薬剤師による疑義照会（薬剤師が処方箋の記載に疑問・不明点を感じたとき，処方箋を作成した医師に確認すること）は，徹底する必要があり，医師と薬剤師が相互に協力する。

⑤注射薬剤に関する事故防止には，薬剤部門から患者ごとに注射薬剤を仕分けして払い出す。注射薬剤を混合する際は，他の業務で中断されることなく当該業務に専念できる十分な広さをもつ環境下で実施することが必要である。

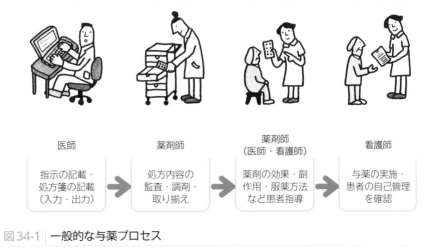

医師	薬剤師	薬剤師（医師・看護師）	看護師
指示の記載・処方箋の記載（入力・出力）	処方内容の監査・調剤・取り揃え	薬剤の効果・副作用・服薬方法など患者指導	与薬の実施・患者の自己管理を確認

図34-1 一般的な与薬プロセス

（飯田修平，他監修：医療の質用語辞典，日本規格協会，2005, p.59を参考に作図）

035 タイムマネジメント

1 タイムマネジメントとは

　私たちは,「時間に追いかけられる」「時間が足りない」など,「タイムマネジメントがうまくできていない」と感じることが多々あります。タイムマネジメントといっても,実際に時間そのものをコントロールできるわけではなく,時間の使い方を管理することを意味します。

2 タイムマネジメントの三大要素

　タイムマネジメントの三大要素は,「時間の使い方の分析」「to do リストの作成」「ゴール設定とスケジューリング」です。時間は,いつも同じスピードで進み,止めることができません。ためることもできず,使わなくても減ってしまいます。そして,私たちは,何かをして必ず時間を消費しています。時間を有効に使うためには,それをどのように使っているのか,活動の概要を査定することが必要です[7]。

　「to do リスト」は,やるべきことを箇条書きにして列挙したものです。私たちは,多くのやるべきことを抱えています。忘れずに,段取りよく実施するには,やるべきことを常に明確にしておくことが,基本中の基本です。

　そして,タイムマネジメントは「やるべきこと」の目標の設定が前提となります。目標設定の原則は,5W2H（what, why, where, who, when, how, how much）を意識し,具体的に掲げることです[8]。計画とは,やるべきことを,日,週,月,年などの単位で,自分のもち時間に振り分けることです。

3 「やるべきこと」の種類

　「やるべきこと」はすべて同じ種類ではなく,「タスク」「アクティビティ」「イベント」に分類されます[9]。「タスク」は,レポート提出締切のように,納期と成果物のある仕事です。「アクティビティ」とは,友人の結婚式への参列などのように,それ以外のことを実施できず,自分の都合で動かせないものをいいます。また,「イベント」とは,卒業式などのように,ある時間軸において何らかの努力を積み重ねた結果たどり着く瞬間を意味しています。これらは,単独に発生するだけでなく,混在している場合が多く,タイムマネジメントでは,「やるべきこと」がどのような種類のものか整理して,効果的なクリティカルパスをつくり出すことが重要です。

4 時間の使い方の優先順位

　時間の使い方の分析の視点として,「緊急度」と「重要度」があります（図35-1)[10]。最も優先すべきことは「緊急かつ重要なこと」で,なるべく避けたいことが,

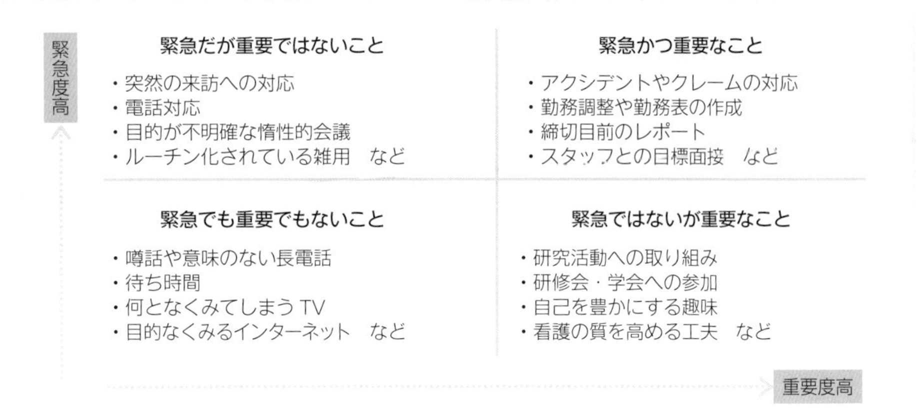

緊急だが重要ではないこと	**緊急かつ重要なこと**
・突然の来訪への対応	・アクシデントやクレームの対応
・電話対応	・勤務調整や勤務表の作成
・目的が不明確な惰性的会議	・締切目前のレポート
・ルーチン化されている雑用　など	・スタッフとの目標面接　など
緊急でも重要でもないこと	**緊急ではないが重要なこと**
・噂話や意味のない長電話	・研究活動への取り組み
・待ち時間	・研修会・学会への参加
・何となくみてしまうTV	・自己を豊かにする趣味
・目的なくみるインターネット　など	・看護の質を高める工夫　など

図35-1 「優先順位のフォーマット」でやるべきことを分類した例

（スティーブン・R・コヴィー, 他著, 川西茂訳：7つの習慣. キングベアー出版, 1996, p.215 のフォーマットを参考に作図）

「緊急でも重要でもないこと」です。みるつもりもなくみてしまったテレビやインターネット，噂話や意味のない長電話などが挙げられます。日々の生活の中で充実感や満足感を得るためには，「緊急ではないが重要なこと」を取り入れていくことが必要です。

5 労働時間のマネジメントに関する問題

タイムマネジメント上の重要な課題の中に「超過勤務」があります。超過勤務は仕事の質と量の二側面の問題を有し，職場のストレス要因としても上位を占めています[11]。労働時間のマネジメントは，看護師の「過労死」の問題[12]に及ぶこともあり，ストレスマネジメントともつながります。タイムマネジメントは，仕事の量と質の改善を図るうえで重要な要素です。

6 看護管理に求められるタイムマネジメント

タイムマネジメントには，時間の増大や節約をねらいとした技術があります（表35-1）[13]。こうした技術を身につけることは，時間を効率的に使ううえで有効です。しかし，そのことだけで本質的な問題の解決には至りません。タイムマネジメントの基本的な考え方は，目標達成を阻む問題現象の根本にある時間の使い方を分析し，個人の要因と環境要因に着眼しながら，効果的・効率的な方法を検討し，実践していく力を高めていくことです。

表35-1 時間の増大と節約のためのタイムマネジメントの主な技術

- 隙間の時間を利用する
- 作業中断後に再開するときの集中力を上げる
- 作業を一度で終わらせる
- 会議の時間を短縮する
- 朝の時間を活用する
- 埋もれた時間を活用する
- 電話連絡を最小限にする
- 状況により「ノー」と言う
- 自分だけで抱えずに，人に委ねる
- 取り組みやすい大きさに仕事を分解する

（原玲子：スムースに仕事を進めるタイム・マネジメント〈井部俊子監修, 手島恵編：看護管理学習テキスト第3版　第3巻　人材管理論. 日本看護協会出版会, 2019, p.261〉より一部改変）

036 ストレスマネジメント

1 ストレスマネジメントの目的

　今日，誰もがごく当たり前に「ストレス」という言葉を使うように，私たちは，ストレスを引き起こす多くの状況にさらされながら生活しています。ストレスマネジメントの基本は，ストレッサーと上手に付き合い，ストレッサーを上手にしのぐことです[14]。その目的は，ストレスをなくすことではなく，ストレスを刺激にし，ストレスの有害な影響に制限を加え，人生の質と活力を保つことにあります[15]。

2 ストレスとストレス反応

　ストレスは，もともと工学や物理学の領域で，「外から加えられる力に対するゆがみ」という意味で使用されていました。ゴムボールを指で押したときの状況を例にすれば，ゴムボールのゆがみの部分がストレスで，指がストレッサーです。しかし，人間のストレスは，日常的に体験する精神的現象であると同時に，生理的変化を伴った身体現象です。このストレス現象を発見したのがカナダの生理学者ハンス・セリエです。セリエは，ストレスの種類にかかわらず身体は同じように反応すると結論づけ，ストレスを「生物組織内に，非特異的に誘起された，あらゆる変化からなる特異な症候群を示す状態」[16]と定義し，ストレスを惹起するものをストレッサーと呼びました[17]。

　一方，心理学者のリチャード・S・ラザルスらは，同じストレッサーが加われば一定のストレス反応が起きるという単純な関係ではなく，ストレス反応の程度には個人差があるというトランスアクショナルモデルを示しました[18]。例えば，自信をもって提出したレポートに対し，「書き直し」を命じられた場合，「きちんと読んでない」と怒る人もいれば，「私はだめだ」と落ち込む人，「今度こそ」と奮起する人もいる，というものです。このように，ストレッサーに対する受け止め方や考え方である認知的評価により，それをコントロール可能であると判断した場合と不可能であると判断した場合では，ストレッサーに対するコーピング（後述）の選択や方略が違い，また，ストレス反応も異なってきます。ゆえに，ストレッサーに対して，個人が適切に対処できるかどうかの自覚が重要といわれます[19]。

3 ストレス対処方法の選択

　「コーピング」は，ストレッサーに直面することによって喚起される情動的反応や身体的変調を低減することを目的とした，あらゆる認知的・行動的な努力をいいます。このコーピングの種類は，ストレッサーに対して行われる「問題焦点型」とストレス反応に対して行われる「情動焦点型」とに大別されます（表36-1）[20]。

表36-1 コーピング方略の8つの分類

問題−情動	問題集点型				情動集点型			
関与−回避	関与型		回避型		関与型		回避型	
認知−行動	認知型	行動型	認知型	行動型	認知型	行動型	認知型	行動型
方略名	計画立案	情報収集	あさらめ	責任回避	肯定的思考	カタルシス	思考回避	気晴らし
具体例	問題解決の計画を立てる	情報を集める	あきらめる	責任を逃れる	良い面を探す	誰かに話を聞いてもらう	くよくよ考えないようにする	気晴らしをする

(竹中晃二編：ストレスマネジメント，ゆまに書房，2005，p.50.)

　コーピングの選択はストレス状況の質的な差異によって異なり，同一のストレッサーに対しても単一のコーピングを用いているわけではなく，機能が異なる複数のコーピング行動を組み合わせています。

　ストレスマネジメントは，ストレッサーの除去の可能性を考慮することから始まりますが，除去することだけが望ましいとは限りません。例えば，看護学生のストレッサーが看護師国家試験である場合，そのストレスから逃れるために，試験を受けない選択も可能です。しかし，ほとんどの学生は，人生にとっての意義を考え，合格に向けて努力することを選択します。このような場合は，辛抱強く頑張ることがコーピング行動となります。ストレス耐性を高めるためには，多様なコーピングを身につけ，使い分けができるようにすることが重要です。

4 職場のストレス

　職場における主要なストレス要因を表 36-2[21]に示しました。看護は人命にかかわる仕事であり，患者の死，医療事故防止行動，職場内の暴言，医師などの他職種とのかかわり，夜勤など交替制勤務などにまつわる，多くのストレス要因を抱えています[22], [23]。また，個人の働き方や価値観などが変化している今日，ストレスマネジメントの方向性も検討していく必要があります。

表36-2 職場における主要なストレス要因

職場のストレス要因	内　容
物理・化学的環境	照度，温度，騒音，有害物質への曝露　など
量的および質的な作業負担	量的負担（作業量の多さ），質的負担（作業量の複雑さや困難性）
仕事のコントロール	仕事の自律性が少ないこと，意思決定への参加の機会が少ないこと
役割ストレス	仕事上の責任や期待が不明確な状態（役割不明確），矛盾する指示や人員不足などによる葛藤により職務の遂行が困難になる状況（役割葛藤）
技術の活用の欠如	習得した技能を発揮できる機会が少ないこと
仕事の将来の不明瞭さおよび将来不安	不安定な雇用，昇進の遅れ，解雇の不安　など
職場の人間関係	職場の人間関係の葛藤や上司や同僚などからの支援がないこと
仕事と仕事外の生活の葛藤	仕事のために家庭生活に支障が生じる　など
仕事上のライフイベンツ	失職，昇進，昇格，勤務形態の変化　など

(川上憲人：職場ストレス〈日本精神衛生会監修：現代社会とストレス，心と社会のメンタルヘルス1，大空社，2001，p.86〉より一部改変)

1 ）厚生労働省：「働き方改革」の実現に向けて．
　〈https://www.mhlw.go.jp/stf/seisakunitsuite/bunya/0000148322.
　html〉（2022. 3. 30 閲覧）
2 ）厚生労働省：育児・介護休業法について．
　〈https://www.mhlw.go.jp/stf/seisakunitsuite/bunya/0000130583.
　html〉（2022. 3. 30 閲覧）
3 ）日本看護協会：看護にかかわる主要な用語の解説，社団法人日本
　看護協会，2007，p.15.
　〈https://www.nurse.or.jp/home/publication/pdf/guideline/yougo
　kaisetu.pdf〉（2022. 3. 30 閲覧）
4 ）飯田修平，他監修，医療の質用語事典編集委員会編著：医療の質
　用語事典，日本規格協会，2005，p.260.
5 ）前掲書 4），p.59.
6 ）厚生労働省：医療安全推進総合対策「医療安全対策検討会議」報
　告書，平成 14 年 4 月 17 日．
　〈https://www.mhlw.go.jp/topics/2001/0110/tp1030-1y.html〉
　（2022. 3. 30 閲覧）
7 ）ジェロルド・S. グリーンバーグ著，服部祥子，他監訳：包括的ス
　トレスマネジメント，医学書院，2006，p.90-91.
8 ）原玲子：看護師長・主任のための成果のみえる病棟目標の立て
　方，第 2 版，日本看護協会出版会，2016，p.19.
9 ）佐藤知一：時間管理術，日経文庫，日本経済新聞出版社，2006，
　p.49-51.
10 ）スティーブン・R・コヴィー，他著，川西茂訳：7 つの習慣，キン
　グベアー出版，1996，p.215.
11 ）厚生労働省：平成 19 年労働者健康状況調査結果の概況，平成
　20 年 10 月．
　〈https://www.mhlw.go.jp/toukei/itiran/roudou/saigai/anzen/
　kenkou07/〉（2022. 3. 30 閲覧）
12 ）日本看護協会：「時間外勤務，夜勤・交代制勤務等緊急実態調査」
　結果，平成 21 年 4 月 24 日．
13 ）原玲子：スムースに仕事を進めるタイム・マネジメント〈井部俊
　子監修，手島恵編：看護管理学習テキスト第 3 版　第 3 巻　人
　材管理論，日本看護協会出版会，2019，p.261〉．
14 ）竹中晃二編：ストレスマネジメント，ゆまに書房，2005，p.33.
15 ）前掲書 7），p.10-11.
16 ）ハンス・セリエ著，杉靖三郎，他訳：現代社会とストレス，法政
　大学出版局，1988，p.74.
17 ）前掲書 16），p.87.
18 ）リチャード・S. ラザルス，他著，本明寛，他監訳：ストレスの心
　理学，実務教育出版，1991，p.292-296.
19 ）前掲書 14），p.17.
20 ）前掲書 14），p.50.
21 ）川上憲人：職場ストレス〈日本精神衛生会監修：現代社会とスト
　レス，心と社会のメンタルヘルス 1，大空社，2001，p.86〉．
22 ）田中幸子，他：看護職のストレスマネジメント　ストレッサーリ
　ダクションを中心に，インターナショナル ナーシング レビュー，
　2003，26（2）：32-37.
23 ）片平好重：職場におけるストレスマネジメントの取り組みと今
　後の課題　リエゾン精神専門看護師の立場から，インターナショ
　ナル ナーシング レビュー，2003，26（2）：38-41.

・小学館国語辞典編集部編：日本国語大辞典，精選版，小学館，2006.
・新村出編：広辞苑，第 7 版，岩波書店，2018.

第9章

日本の医療制度と病院経営

第9章の 学習のねらい

1. 医療提供体制と医療保険制度の基本的なしくみを理解する
2. 診療報酬制度の基本的なしくみを理解する
3. 「重症度, 医療・看護必要度」とは何かを理解し, 看護職の役割を説明できる
4. 地域包括ケアを進めるための地域医療連携の必要性を理解し, 看護職の役割拡大について考察する
5. 介護保険制度の基本的なしくみを理解する

第9章に関連した 学習課題

第9章では, 次のような課題を視野に入れて学習を進めましょう

① 病院(診療所)を受診した際, 医療費の3割が自己負担である場合, 病院に対する医療費の支払いの流れを説明しなさい

② 診療報酬とは何に対する対価で, 誰が告示し, 1点いくらで換算しますか

③ 「看護必要度」とは何の必要量を測る指標として開発されましたか。また, 評価するのは誰ですか

④ 地域包括ケアを進めるために必要な, 地域との連携のあり方を説明しなさい

⑤ 「介護度」の違いによる介護給付の種類と区別について説明しなさい

037 医療提供体制

1 医療制度のしくみ

医療制度とは，医療提供体制と医療保険制度を指します。医療提供体制は，医療を提供するしくみで，法律により医療を提供する施設の基準や医療を提供する専門職の職務・資格などを規定しています。

また，医療保険制度は，病院などの医療機関を受診した際に発生する医療費について規定する制度です（図37-1）。

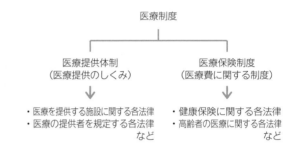

図37-1 | 医療制度の構造

2 医療提供体制とは

医療提供体制は，医療提供のしくみです。提供する医療の質を一定に維持するために，「医療を提供する施設」と「医療の提供者」に関する2方向から法律で規定しています。

1 医療を提供する施設に関する規定

医療を提供する施設に関する規定は，医療の基本法である「医療法」に定められています。医療を提供する施設としては，病院，診療所，助産所などがありますが，これらに関しては，名称の使用制限（該当しない施設は「病院」「診療所」などの紛らわしい施設名をつけることができない）や兼任管理の制限（施設の開設者が管理者となることができる者である場合は，自ら管理しなければならない）が定められています。また，施設の基準については，病床数・病床種別に対応した医師数，看護師数，病室面積，廊下幅，必置施設などについて定められています。このように，施設の基準を法律で規制することで，国民に一定の質の医療を提供することが可能であるとしてきました。

2 医療の提供者の職務・資格に関する規定

医療の質を保証・維持するためには，医療を提供する施設の規定と同時に，医療提供者の資格や教育・研修に関する規定が定められています。医師は医師法，歯科医師は歯科医師法，薬剤師は薬剤師法によります。

国家試験制度によって国家資格（免許）が与えられた者以外は，それぞれの名称または紛らわしい名称を用いることができず，また，専門職として定められた業務

を行うことができません。前者を「名称独占」といい，後者を「業務独占」といいます。

 >>> 穴埋めクイズ！

表37-1から表37-4は，看護職の職務・資格に関する規定について記しています。それぞれ，表中の（　）に，当てはまる語句を入れてください。

①表37-1は，医療提供者の職務・資格に関する主な規定法を示しています。看護職の職務・資格を定めている法律を何というでしょうか。

表37-1 **医療提供者の職務・資格に関する規定**

- 医師法
- 歯科医師法
- 薬剤師法
- 診療放射線技師法
- 理学療法士及び作業療法士法
- 臨床工学技士法
- 臨床検査技師等に関する法律
- 救命救急士法
- 社会福祉士及び介護福祉士法
- 歯科衛生士法
- 歯科技工士法
- 栄養士法　など

 医療の質を保証するために，医療提供者の職務・資格に関しても，規定して，質を一定に維持しています

看護職の職務・資格に関する規定は，
（　　　　　　　　　　）
に定められている

②表37-2は，保健師助産師看護師法の「看護師の定義」について示しています。

表37-2 **保健師助産師看護師法　第五条（看護師の定義）**

第五条　この法律において「看護師」とは，（　　　　　　　）の免許を受けて，傷病者若しくはじよく婦に対する（　　　　　）又は（　　　　　　）を行うことを（　　）とする者をいう。

③表37-3は，保健師助産師看護師法の「名称の使用制限」について示しています。

表37-3 **保健師助産師看護師法　第四十二条の三（名称の使用制限）**

第四十二条の三　保健師でない者は，（　　　　　　　　　　　　　　　　　）を使用してはならない。
2　助産師でない者は，（　　　　　　　　　　　　　　）を使用してはならない。
3　看護師でない者は，（　　　　　　　　　　　　　）を使用してはならない。
4　准看護師でない者は，（　　　　　　　　　　　　　　　　）を使用してはならない。

④表37-4は，保健師助産師看護師法の「看護師業務の制限」について示しています。

表37-4 **保健師助産師看護師法　第三十一条（看護師業務の制限）**

第三十一条　看護師でない者は，第（　）条に規定する（　）をしてはならない。ただし，医師法又は歯科医師法（昭和二十三年法律第二百二号）の規定に基づいて行う場合は，この限りではない。

038 医療保険制度

1 医療保険制度とは

　医療制度には，医療提供体制と医療保険制度があります。医療提供体制は，医療を提供する施設の基準や医療を提供する専門職資格に関するしくみです（p.98 参照）。そして，もう 1 つが，医療費に関する制度です。これを医療保険制度といいます。さて，保険には，自動車保険，生命保険，地震保険，火災保険，看護職賠償責任保険などたくさんの種類があります。そもそも保険とは，発生が予測できない病気や事故の危険負担を集団で行うしくみで，医療保険は，多数からなる集団が保険料を蓄積して病気や事故に遭遇したときに医療費を支払う相互扶助の制度です[1]。医療保険には，公的な保険と民間の保険があります。

2 公的医療保険の種類

　わが国の公的医療保険の主な種類を図 38-1 に示しました。「保険者」とは，保険を運営する機関をいい，「被保険者」とは保険の加入者で医療を受ける人をいいます。わが国の医療保険制度は，職域・地域・年齢に応じて，健康保険，共済組合，船員保険，国民健康保険，後期高齢者医療などに分類されます[2]。

　日本の公的医療保険制度の特色として，1961 年に確立した「国民皆保険」があり，本人または扶養家族として，医療保険に加入するように義務づけられています。

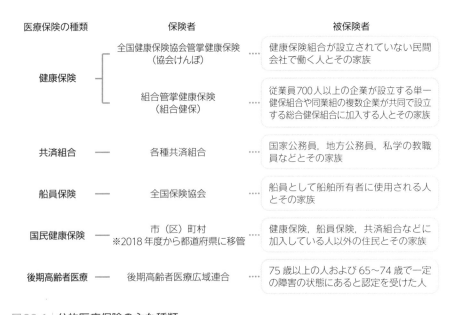

医療保険の種類	保険者	被保険者
健康保険	全国健康保険協会管掌健康保険（協会けんぽ）	健康保険組合が設立されていない民間会社で働く人とその家族
	組合管掌健康保険（組合健保）	従業員700人以上の企業が設立する単一健保組合や同業組の複数企業が共同で設立する総合健保組合に加入する人とその家族
共済組合	各種共済組合	国家公務員，地方公務員，私学の教職員などとその家族
船員保険	全国保険協会	船員として船舶所有者に使用される人とその家族
国民健康保険	市（区）町村 ※2018 年度から都道府県に移管	健康保険，船員保険，共済組合などに加入している人以外の住民とその家族
後期高齢者医療	後期高齢者医療広域連合	75 歳以上の人および65〜74 歳で一定の障害の状態にあると認定を受けた人

図38-1 ｜ 公的医療保険の主な種類

3 ｜ 医療保険制度のしくみ

　医療保険制度は，医療費の支払いに関する制度で，主に，「保険者」「被保険者」「保険医療機関」「審査支払機関」の四者で構成されます（図38-2）。保険者とは保険を運営する機関で，被保険者とは医療サービスを受ける保険の加入者です。医療を受ける人である被保険者（患者）は，毎月，加入している保険者に保険料を支払い，保険者から保険証などを交付されます。そして，病気などで病院・診療所を受診する際には，被保険者証を提示して医療サービスを受けます。病院・診療所などで治療を受け，薬剤を処方された場合，病院の会計窓口で医療費を支払いますが，これは，加入している医療保険の給付率による一部負担金です。残りの医療費は，保険医療機関などが審査支払機関に請求します。審査支払機関は，診療報酬等請求明細書（レセプト）に示された内容が，診療報酬点数表や療養担当規則に合致しているか，医学的に妥当かなどを審査します。この機関が，社会保険診療報酬支払基金や国民健康保険連合会であり，保険者からの委託を受けて支払いに関する審査を行い，審査後に，審査分の請求を保険者に行います。保険者は，その請求内容を確認して支払う，というしくみをとっています。病院を受診した際には，かかった費用の全額を病院と被保険者の間でやりとりするわけではなく，保険者と病院の橋渡しをする機関が存在しているため，少々，複雑なしくみになっています。

4 ｜ 保険診療と保険外診療

　医療には，保険が適用されるものと適用されないものがあります。保険適用の場合を「保険診療」といい，保険が適用されない場合を「保険外診療」といいます（自由診療・自費診療とも呼ばれます）。また，保険診療と保険外診療の併用を「混合診療」といいますが，原則として禁止されており，全体で自由診療（自費診療）と見なされます[3]。保険適用外の医療サービスとして，美容整形，歯列矯正，自然分娩での出産および出産前の検査，人間ドック，健康診断，予防注射などがあります。

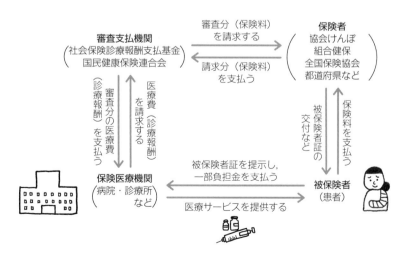

図38-2 ｜ 医療保険制度のしくみ

診療報酬制度

1 診療報酬とは

　報酬とは,「労働・骨折りや物の使用の対価として給付される金銭・物品」(『広辞苑』)のことをいいます。診療報酬は, 保険医療機関・保険薬局が保険医療サービスに対する対価として保険者から受け取る報酬のことです。厚生労働大臣の告示により, 保険の適用となる「医療技術・サービス」と「価格」が決められています。

2 医療費の領収証と診療明細書

　レセプト電子請求が義務づけられた保険医療機関・保険薬局には, 医療サービスを提供した際, 医療費の内容がわかる領収証と診療明細書の交付が義務づけられています。病院などを受診した際に医療費を支払いますが, 医療保険のしくみにより, 全額ではなく一部負担金を支払います。図 39-1 は,「高血圧で定期的に通院する55 歳の被保険者本人に診療と投薬が行われた例」の領収証です。診療明細書(図39-2)は, 領収書の内訳を説明したものです(ともに過去の点数例)。医療費の一部負担金以外は, 公的医療保険から支払われます。

	診察料	医学管理料	在宅医療	検査	画像診断	投薬	注射
診療費点数	70 点	点	点	点	点	68 点	点
負担金額	210 円	円	円	円	円	204 円	円
	リハビリテーション	精神科専門療法	処置	手術	麻酔	病理診断	放射線治療
診療費点数	点	点	点	点	点	点	点
負担金額	円	円	円	円	円	円	円
自費項目	文書料	健康診断	予防注射	その他			合計
負担金額	円	円	円	円			
	診療費金額	自己負担金	保険外金額	合計 (請求金額)		○○県△△市□□区○○町 1 丁目 1 番 1 号○△□病院	
合計点数	138 点	点	点	414 円			
診療費合計	414 円	円	円				

図 39-1 ┃ 領収証(例)(健康保険の自己負担率 3 割の場合, 1 点=10 円)

区分	項目	点数	回数	金額
初・再診	外来再診料	70 点	1	210 円
投薬	処方せん料	68 点	1	204 円

図 39-2 ┃ 診療明細書(例)

3 | 診療報酬の改定

　診療報酬は，診察や治療（医療技術）・サービスごとに決められた点数に基づいて計算されます。医療機関は，その点数を1点＝10円（公定価格）で換算した金額を，患者（一部負担金）と診療報酬の審査支払機関から受け取ります。診療報酬の改定は，原則として2年に1回です。厚生労働省が2年に1回実施する医療経済実態調査によって把握される全国の医療機関の平均的な収支状況，物価・賃金動向の経済指標や保険財政の状況などを考慮し決定されます[4]。

4 | 診療報酬点数表

　健康保険法の規定により，療養に要する費用を算定する基準が診療報酬の表にまとめられています。これを「診療報酬点数表」といいます。主な点数表の項目について，図39-3に示しました。

基本診療料	
初診料	外来で初回の診療時に算定する
再診料	外来での2回目以降の診療時に1回ごとに算定する
入院基本料	入院の際に行われる基本的な医学管理，看護，療養環境の提供を含む一連の費用。簡単な検査，処置等の費用を含み，病棟の種別（一般病棟，精神病棟，結核病棟，療養病床等），看護要員配置，看護師比率，平均在院日数等により区分されている
入院基本料等加算	看護要員の配置，特殊な診療の体制等，医療機関の機能等に応じて1日または1入院ごとに算定する
特定入院料	集中治療，回復期リハビリテーション等の特定の機能を有する病棟または病床に入院した場合に算定する
特掲診療料	
医学管理等	特殊な疾患に対する診療，医療機関が連携して行う治療管理，特定の医学管理が行われた場合に算定する
在宅医療	在宅医療にかかわる診療報酬。患者宅を訪問して医療が行われた場合と，在宅における療養のための医学管理および医療機器の貸与等が行われた場合に算定する点数から成る
検査	検体検査，生体検査等の施行時に算定する
画像診断	X線診断，核医学診断，CT等の画像撮影診断時に算定する
投薬	投薬時に算定する。調剤料，処方料，薬剤料，処方箋料等から成る
注射	注射時に算定する。注射料，薬剤料，特定保険医療材料料から成る
リハビリテーション	リハビリテーションにかかわる費用。1単位は20分と定められている
精神科専門療法	精神科を標榜する保険医療機関において行われる精神科専門療法について算定する
処置	喀痰吸引，人工呼吸，介達牽引等の処置時に算定する
手術	手術時に算定する。手術料，輸血料，手術医療機器等加算，薬剤料，特定保険医療材料料から成る
麻酔	麻酔時に算定する。麻酔料，神経ブロック料，薬剤料，特定保険医療材料料から成る
放射線治療	放射線治療時に算定する
病理診断	病理診断にかかわる費用
介護老人保健施設入所者に係る診療料	
経過措置	

図39-3 | 医科診療報酬点数表の主な項目

（日本看護協会編：診療報酬・介護報酬の手引き　第4版　平成21・22年改定対応，日本看護協会出版会，2010，p.42より一部改変）

040 「重症度，医療・看護必要度」

1 「看護必要度」と入院基本料

　「看護必要度」は，「入院患者に提供されるべき看護の必要量」を測る指標として開発されました。これは，入院患者がどの程度看護サービスを必要としているかを，患者の状態データを用いて推定し，評価を行うという考え方でした[5]。現在，診療報酬における入院時の看護サービスは，「入院基本料」の中で経済的に評価されています[6]。この入院基本料の算定は，「入院診療計画」「院内感染防止対策」「医療安全管理体制」「褥瘡対策」「栄養管理体制」の各要件の基準を満たすことが前提です。一般病棟，療養病棟，精神病棟などの「病棟種別」ごとに，「看護職員配置」「看護師比率」「平均在院日数」などの要素が組み合わされて算定されます。2008（平成20）年に導入された「一般病棟用の重症度・看護必要度」は，一般病棟において急性期など手厚い看護を必要とする患者の「重症度・看護必要度」を評価する指標でした。

2 一般病棟における入院基本料と「重症度，医療・看護必要度」の関係

　現在，診療報酬における看護サービスは，主として「入院基本料」の中で，看護配置基準によって評価されています。看護配置基準とは，看護職員（看護師・准看護師）1人が平均で何人の患者に対応するか，その割合を示すもので，「7対1」「10対1」「13対1」「15対1」があります。「7対1」の場合は，看護職員1人当たり平均7人の入院患者がいることになります。

　2018（平成30）年度の改定では，一般病棟入院基本料の「7対1」「10対1」は「急性期一般入院基本料」として，同「13対1」「15対1」は「地域一般入院基本料」として再編されました。2022（令和4）年度改定で，「急性期一般入院基本料」は，7段階評価から6段階評価になりました。「入院料1」では「7対1以上（看護師比率70％以上）」「平均在院日数18日以内」等が要件となりました。平均在院日数とは，入院患者が平均して在院した日数で，病棟の種別ごとに保険診療に係る入院患者を対象に計算します。

　また，「重症度，医療・看護必要度」の基準を満たす患者割合を「実績部分」の指標として，入院料の各区分で評価します。「一般病棟用の重症度，医療・看護必要度 I に係る評価票」（表40-1）か「同 II に係る評価票」のいずれかを要件等により選択します。該当の評価票を使用して，定められた算定方法にて患者ひとり1人の得点を算出し，その得点が基準を満たす入院患者の割合よって入院料が決められます。2022（令和4）年度改定の7対1以上の「入院料1」では，「重症度，医療・看護必要度 I に係る評価票」のA得点，B得点，C得点の基準を満たす患者割合が31％以上必要です（200床未満の医療機関においては28％）。

表40-1 一般病棟用の重症度，医療・看護必要度Ⅰに係る評価票

（配点）

A モニタリング及び処置等	0点	1点	2点
1 創傷処置 （①創傷の処置（褥瘡の処置を除く），②褥瘡の処置）	なし	あり	
2 呼吸ケア（喀痰吸引のみの場合を除く）	なし	あり	
3 注射薬剤3種類以上の管理	なし	あり	
4 シリンジポンプの管理	なし	あり	
5 輸血や血液製剤の管理	なし		あり
6 専門的な治療・処置 （①抗悪性腫瘍剤の使用（注射剤のみ），②抗悪性腫瘍剤の内服の管理，③麻薬の使用（注射剤のみ），④麻薬の内服，貼付，坐剤の管理，⑤放射線治療，⑥免疫抑制剤の管理（注射剤のみ），⑦昇圧剤の使用（注射剤のみ），⑧抗不整脈剤の使用（注射剤のみ），⑨抗血栓塞栓薬の持続点滴の使用，⑩ドレナージの管理，⑪無菌治療室での治療）	なし		あり
7 救急搬送後の入院（5日間）	なし		あり
			A 得点

B 患者の状況等	患者の状態			介助の実施		評価
	0点	1点	2点	0	1	
8 寝返り	できる	何かにつかまればできる	できない			点
9 移乗	自立	一部介助	全介助	実施なし	実施あり	点
10 口腔清潔	自立	要介助		実施なし	実施あり	点
11 食事摂取	自立	一部介助	全介助	実施なし	実施あり	点
12 衣服の着脱	自立	一部介助	全介助	実施なし	実施あり	点
13 診療・療養上の指示が通じる	はい	いいえ				点
14 危険行動	ない		ある			点
						B 得点

× ... =

C 手術等の医学的状況	0点	1点
15 開頭手術（13日間）	なし	あり
16 開胸手術（12日間）	なし	あり
17 開腹手術（7日間）	なし	あり
18 骨の手術（11日間）	なし	あり
19 胸腔鏡・腹腔鏡手術（5日間）	なし	あり
20 全身麻酔・脊椎麻酔の手術（5日間）	なし	あり
21 救命等に係る内科的治療（5日間） （①経皮的血管内治療，②経皮的心筋焼灼術等の治療，③侵襲的な消化器治療）	なし	あり
22 別に定める検査（2日間）	なし	あり
23 別に定める手術（6日間）	なし	あり
		C 得点

（令和4年3月4日保医発0304第2号別添6 別紙7より抜粋）

3 患者の状態像にかかわる評価指標

　1958年に基準看護制度が新設されて以来，徐々に高い配置基準が設けられ，看護サービスを提供するために必要な看護職員数の確保が図られてきました。しかし，人員さえ配置できれば高い入院基本料を算定できるしくみでよいのかなどの疑問も起こり，新しい評価基準として「看護必要度」の開発が進められることになりました[5]。

　指標は，看護行為すべてを網羅しているわけではなく，いくつかのチェック項目を利用して患者の状態像を把握するものです。項目の選定時には，「判断のばらつきがない」「具体性・再現性がある」「記載がないと判断できないこと」「業務時間の推定に大きくかかわること」という条件が検討されました。

4 評価者の院内研修の必要性

　「評価は，院内研修を受けた者が行うこと。医師，薬剤師，理学療法士等が一部の項目の評価を行う場合も院内研修を受けること」とされています。

041 DPC（診断群分類）

1 DPC（診断群分類）とは

DPC は，diagnosis（診断），procedure（手順），combination（組み合わせ）の頭文字をとったもので，「診断群分類」を意味します。これは，入院にかかる医療費の定額支払いの際に用いられる分類です。入院にかかる医療費の支払い方式には，「出来高払い方式」と「DPC による包括支払い方式（定額支払い方式）」があります。「出来高払い方式」は，診療の際に行った検査，注射，投薬などの項目（金額）を積み上げて計算する方法です。これに対し，「DPC による包括支払い方式」は，急性期の入院医療の支払い方式で，診断病名とそれに対する医療サービス（手術や検査など）を組み合わせた「診断群分類」に基づき，1日当たりの金額から成る包括評価部分と出来高部分を組み合わせて入院医療費の計算を行います。

2 出来高払い方式と包括支払い方式の違い

病院などの医療機関における医療費の計算方法は，「出来高払い方式」だけが用いられてきましたが，2003（平成15）年4月より特定機能病院において「DPC による包括支払い方式」が開始され，2004（平成16）年4月より一部の公的医療機関や民間医療機関でも導入されるようになりました。「出来高払い方式」と「DPC による包括支払い方式」の違い（図41-1）は次のとおりです。従来の出来高払い方式による計算では，「入院基本料＋検査料＋画像診断料＋投薬料＋注射料＋リハビリテーシ

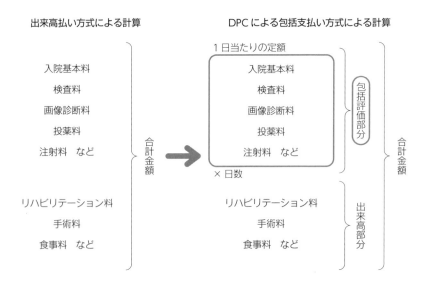

図41-1 「出来高払い方式」と「DPC による包括支払い方式」の違い

ョン料＋手術料＋食事料など」すべての合計で医療費が計算されました。DPCによる包括支払い方式では，「入院基本料，検査料，画像診断料，投薬料，注射料など」は包括評価部分となり，「リハビリテーション料」「手術料」「食事料」などは従来どおり出来高による計算となります。包括評価部分は，診断群分類ごとの1日当たりの点数×医療機関別係数×在院日数をかけて算定します[7]。

3 DPC導入の背景

これまでの「出来高払い方式」では，行った医療行為が多ければ多いほど診療報酬が増えるため，例えば，入院中，血液検査は2回でよいかもしれないところを念のためとして3回行った場合，当然診療報酬は高くなります。同様に，念のための注射や投薬を数多く行えば料金は高くなるので，無駄なく適切な医療を行った場合より，過剰な検査や投薬を行った場合の報酬が高くなるという矛盾がありました。そこで，疾患ごとに1日当たりの医療費（診療報酬額）を定めることにすると，その枠を超えた医療費は，医療施設側の持ち出しになります。そのため，適切な医療を最短で行った場合には利益が発生し，逆の場合は損失が発生することになります。

DPCは，医療機関の質や経営状況を評価し比較するツールともなり（例えば，診断ごとの平均在院日数を比較するなど），診断ごとの医療費のばらつきを減らし，治療内容の標準化や医療費抑制を促進することが期待されています[8]。

4 DPC対象病院の基準

DPCは，急性期を対象としており，対象病院となるためには，次のような基準が定められています。
① 一般病棟入院基本料について，急性期一般入院基本料の届出を行っていること。特定機能病院入院基本料（一般病棟），専門病院入院基本料について，7対1入院基本料または10対1入院基本料の届出を行っていること　など
② 診療録管理体制加算の届出
③ 厚生労働省が実施する「DPC調査」に適切に参加し，入院診療および外来診療データを提出すること
④ 上記③の調査において，適切なデータを提出し，かつ，調査期間1月あたりの（データ／病床）比が0.875以上　など

また，対象病院においては，適切なコーディング（適切な診断を含めた診断群分類の決定）を行うために，診療部門，薬剤部門，診療録情報を管理する部門などで構成された「適切なコーディングに関する委員会」を設置し，年4回以上開催することを定めています[9]。

5 外来診療体制・看護体制の見直し

DPCは，急性期入院医療の包括評価なので，亜急性期病棟や療養病床，外来における患者などには適用されません。したがって，病院が良好で健全な経営を行い，最小の入院期間でより効果的な治療や看護を提供するために，外来機能を見直し，より効果的な診療・看護体制を整えることも重要な視点になります。

042 地域医療連携

1 地域医療連携とは

　医療の提供が必要な場面として，「入院を必要としない場合」「入院や手術を必要とする場合」「専門的な治療を必要とする場合」などがありますが，どこの医療施設でも同じ機能をもち，対応できるわけではありません。例えば，Aさんは，倦怠感が強く勤務先近くのBクリニック（診療所）を受診したところ，肝機能が低下していて入院治療が必要になりました。Bクリニックには入院設備がないので，医師は受け入れが可能なC病院に紹介をしました。Aさんは，C病院で入院治療して回復しました。退院後のフォローアップとして，C病院はBクリニックに入院中の経過を情報提供し，紹介状を渡しました。Aさんはその後，Bクリニックの医師を「かかりつけ医」として，定期的に受診しながら順調に仕事をしています（図42-1）。

　地域医療連携は，この例のようにそれぞれの医療機関の特徴を活かし，「紹介」「逆紹介」の形で相互に連携し，患者情報を共有しながら切れ目のない継続的な医療を提供することです。病院と診療所が連携することを「病診連携」，病院と病院が連携することを「病病連携」，診療所と診療所が連携することを「診診連携」といいます。

2 地域医療連携が求められる背景

　日本の医療制度の大きな特徴として国民皆保険がありますが，加えて，患者はどの医療機関でも自由に受診できます（フリーアクセス）。そのため，「受診しやすい」という利点があります。しかし，一方で，大病院に患者が集中して待ち時間が長くなったり，大病院の外来診療に時間がかかりすぎると入院医療の質の低下が懸念されたりするようになりました。また，「近くの診療所を受診したけど，念のため大病院も受診しよう」と，同じ検査や処方を再び受けたりすると，医療の継続性の問題や医療費の無駄使いの問題が発生します。さらに，高齢化の進展が著しいわが国で

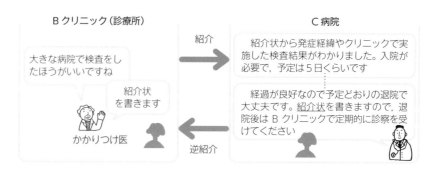

図42-1 地域医療連携の例

は，高齢入院患者が増加したり，医学的観点からはすでに入院の必要性はないにもかかわらず介護の代替策としての社会的入院が増加したりして，急性期の患者のための病床が確保できないという問題も発生しました。そのため，医療機能を重視した分化と連携により，患者を中心とする医療連携体制が構築されるようになりました。

3 地域医療支援病院制度とは

地域医療支援病院とは，1997（平成9）年4月の医療法改正によって創設された病院の機能別区分です。医療は患者に身近な地域で提供されることが望ましいという観点から，紹介患者に対する医療提供などを通じて，第一線の地域医療を担う「かかりつけ医」「かかりつけ歯科医」を支援する能力を備え，地域医療の確保を図る病院としてふさわしい構造設備を有するものについて，都道府県知事が承認する病院です[10]。承認要件として，原則200床以上の病院で，紹介率，逆紹介率が基準を超えていること，救急医療の提供能力を有すること，地域の医療従事者に対する教育，研修を実施していることなどがあります。承認された病院は，診療報酬で入院診療料などが加算され，地域医療支援病院としての機能が評価されます。

4 かかりつけ医機能や退院調整看護師等の配置の重要性

「かかりつけ医」とは，国民が身近な地域で日常的な医療を受けたり，健康相談などができる医師をいいます[11]。住民・患者の視点に立った医療連携体制を進めるにあたり，図42-2[12]に示すように，「かかりつけ医」は，医療と介護を含めたヘルスケア概念をもち，患者の病状に応じた適切な医療機関を紹介することをはじめ，常に患者の立場に立った重要な役割を担います。また，病院においては，本人・家族の希望を尊重して退院先などについて相談する専任担当者の配置が退院調整に効果があるとされ，看護の分野に退院調整看護師というさらなる役割が生まれました。現在は，看護師や社会福祉士による入退院支援を行うと入退院支援加算が算定できます。

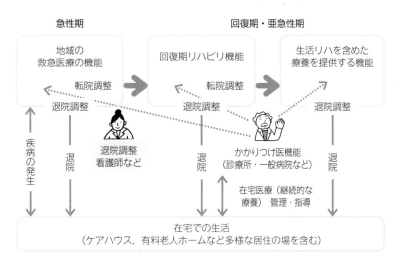

図42-2 脳卒中の場合の医療連携体制のイメージ

（厚生労働省：第6回医療施設体系のあり方に関する検討会〔平成19年4月23日開催〕資料3より一部改変）

043 地域包括ケアシステム

1 地域包括ケアシステムとは

　地域包括ケアシステムとは，高齢化が加速度を増すわが国において，高齢者の尊厳の保持と自立生活の支援を目的に，可能な限り住み慣れた地域で，自分らしい暮らしを人生の最期まで続けることができるように，地域の包括的な支援・サービスを提供する体制のことです（図43-1）。地域包括ケアシステムでは，「市町村や都道府県が，地域の自主性や主体性に基づき，地域の特性に応じて作り上げることが必要」とされています[13]。

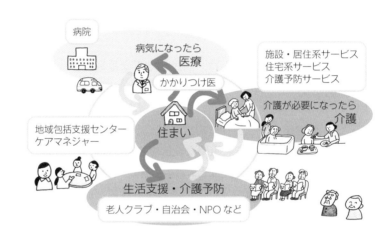

図43-1 | 地域包括ケアシステムのイメージ

（厚生労働省：地域包括ケアシステム．1.地域包括ケアシステムの実現へ向けて，「図　地域包括ケアシステムの姿」より一部改変）

　地域包括ケアシステムの構想では，高齢者はいつまでも元気で暮らすために，基本的に自分の住まいを中心にして社会活動・地域活動に参加し，介護予防に取り組みます。また，自治会やボランティアなどによる生活支援を受けることもあります。もし病気になったら，かかりつけ医を受診し，必要時は病院に入院して治療を受けて，健康の回復に取り組みます。入院後リハビリが必要になり，そのまま自宅に退院することが難しい場合は，地域包括ケア病棟等に転棟・転院して退院に向けた支援を受けます。そして，介護が必要になったら，24時間対応の訪問看護サービスを利用したり，状況によっては介護老人福祉施設や認知症共同生活介護のサービスを利用したりします。

　地域包括ケアシステムは，その人らしい生活を支援するためのシステムであり，おおむね30分以内に必要なサービスが提供される日常生活圏域を単位として想定しています。

2 | 地域包括ケア病棟とは

　地域包括ケア病棟は，急性期治療を終了して病状が安定したものの，すぐに在宅・施設へ移行するには不安のある患者や，在宅・施設での療養中に緊急入院した患者を対象に，在宅復帰に向けて診療・看護・リハビリを行うことを目的とした病床です（図43-2）。

　地域包括ケア病棟の診療報酬上の主な施設基準としては，「看護配置13対1以上」「専従の常勤理学療法士，常勤作業療法士または常勤言語聴覚士1人以上配置」「入退院支援および地域連携業務を担う部門の設置」「一般病棟用の重症度，医療・看護必要度の基準（A項目1点以上またはC項目1点以上）を満たす患者がⅠで1割2分以上，Ⅱで0.8割以上入院」などが挙げられます。

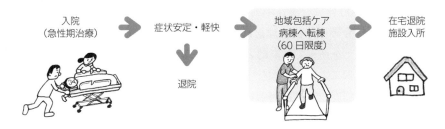

入院
（急性期治療）　→　症状安定・軽快　→　地域包括ケア病棟へ転棟（60日限度）　→　在宅退院施設入所

退院

図43-2 | 急性期入院から退院までの主な流れ

3 | 多職種連携とは

　多職種連携とは，患者に質の高い治療やケアを提供するため，医師や看護師，ケアマネジャー，介護福祉士，歯科医師，歯科衛生士，言語聴覚士，作業療法士，管理栄養士など，医療に携わるさまざまな病院内外の専門職が連携し合うことをいいます。

　医療施設の中では，多職種が協働する医療チームを編成し，よりよい医療の提供を行っています。地域包括ケアシステムを推進するためには，在宅と医療の場をつなぐ訪問看護師や患者の在宅での生活を支援するケアマネジャーなど，地域における専門職との連携も不可欠です。

4 | 多職種カンファレンスの重要性

　多職種連携において重要なことは，情報の共有とケア計画の立案です。そのためには，患者に関係する専門職が集合し，カンファレンスを行う必要があります。地域包括ケアの推進にあたっては，入院から在宅への移行支援（在宅療養生活に必要な医療の提供と在宅での生活支援を切れ目なくつなぐこと）が重要です。そのため，医師，看護師，管理栄養士，理学療法士，医療ソーシャルワーカー，在宅支援ナースなどの病院チームと，開業医，往診医，保健師，訪問看護師，ケアマネジャー，介護保険施設等の地域福祉関係者らが，それぞれ役割機能を発揮して必要な支援を検討する「多職種によるカンファレンスの開催」が重要になります。

044 介護保険制度

1 介護保険制度とは

日本では，高齢化の進展に伴う要介護高齢者の増加，介護期間の長期化などによる介護のニーズが増大しています。一方，核家族化の進行や介護する人の高齢化など，要介護高齢者を支えてきた家族をめぐる状況も変化してきました。そこで，高齢者介護を社会全体で支え合うしくみとして，1997年に介護保険法が成立し，2000年に介護保険制度が施行されました。

介護保険法の理念は，「単に介護を要する高齢者の身の回りの世話をするということを超えて，高齢者の自立を支援すること」にあります。そのうえで，「利用者の選択により，多様な主体から保健医療サービス，福祉サービスを総合的に受けられる制度」で，「給付と負担の関係が明確な社会保険方式」が採用されています[14]。

2 介護報酬とは

介護報酬（介護給付費）とは，介護サービス事業者が利用者（要介護者または要支援者）に介護サービスを提供した場合に，その対価として事業所に支払われる各サービスの費用額をいいます。医療保険の診療報酬にならって「介護報酬」といわれますが，診療報酬が全国共通の単価であるのに対し，介護報酬の単価は，看護・介護職員の人件費の地域差を反映した「1級地」「2級地」「3級地」「4級地」「5級地」「6級地」「7級地」「その他」の8区分ごとに違います。

報酬の表示は「点」ではなく「単位」で示され，サービス事業所等に支払うサービス費用は，「介護給付費単位数表」から算出した単位数に1単位当たりの単価（円）を乗じた金額となります。その金額の1割（2割・3割）が利用者負担となり，保険請求額は，原則9割（8割・7割）の保険給付率を乗じた額になります。介護報酬サービスの区分は，要介護度別に，「介護給付」と「予防給付」に分けられ，予防給付では，①介護予防サービス，②介護予防支援，③地域密着型介護予防サービスの3区分が，介護給付では，①居宅サービス，②居宅介護支援，③施設サービス，④地域密着型サービスの4区分が定められています（表44-1）。

表44-1 | 介護給付の種類と区分

給付の種類	要介護度	区　分
予防給付	要支援1 要支援2	①介護予防サービス ②介護予防支援 ③地域密着型介護予防サービス
介護給付	要介護1 要介護2 要介護3 要介護4 要介護5	①居宅サービス ②居宅介護支援 ③施設サービス ④地域密着型サービス

3 | 介護報酬請求のしくみ

　介護サービス事業者は，居宅介護支援事業者が立てたケアプランに基づいて利用者にサービスを提供し，1割（2割・3割）の利用料を受け取ります。そして，残りについて国民健康保険団体連合会（国保連）に介護報酬の請求を行います。国保連は請求書を審査し，適正であれば介護報酬を支払います。図44-1に介護保険制度と介護報酬請求のしくみを示しました。

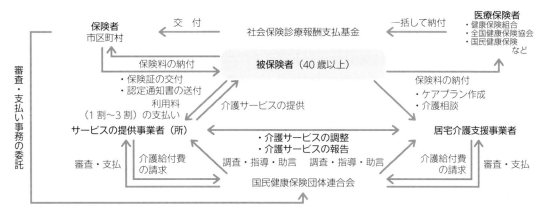

図44-1 | 介護保険制度と介護報酬請求のしくみ

（医学通信社編：介護報酬早見表, 2018年4月版, 医学通信社, 2018, p.2の図／WAM NET：介護保険制度解説,「介護サービスとは」の図等を参考に作図.）

4 | 要介護認定と介護サービス支給

　介護保険制度では，要介護あるいは要支援状態の場合に介護サービスを受けることができます。要支援1～2，要介護1～5の7段階の要介護度に応じて1カ月の支給限度額が設定されています（要介護度が上がるにつれ支給限度額も上がります）。要介護認定は介護サービスの給付額に結びつくことから，その基準については全国一律に定めています。要介護認定を受けようとする介護保険被保険者の申請に基づき，市町村は，2段階の判定を行います。まず，認定調査員による訪問調査結果と主治医意見書の内容をコンピュータに入力し，一次判定として「要介護認定基準時間」が算出されます。その後，市町村に設置される介護認定審査会で，一次判定等を踏まえ，介護の必要度（要介護度）および認定有効期間が判定されます[15]。

5 | 介護報酬改定の視点

　介護報酬の改定は，市町村における介護保険料の見直しと合わせ，原則3年に1回行われます。今日的な動きとしては，「介護従事者の人材確保や処遇の改善」「医療との連携や認知症ケアの充実」などが挙げられます。特に，介護の質の向上や介護従事者の離職防止を目指して，キャリアアップを支援する事業所への加算が新設されています。また，医療と介護，病院と在宅等の切れ目のない連携，介護保険施設における重度化対応や看取りに対する評価など，介護サービス領域においても看護職の役割拡大が期待されています[16]。

045 病院の財務分析の視点

1 病院経営の特徴

　経営というと「お金儲け」をイメージする人がいますが，経営は，営利であるか，非営利であるかに関係なく，その組織の目的を達成するために運営することをいいます。運営するためには，「ヒト」「モノ」「カネ」の資源が必要となります（p.3 参照）。病院も同じです。医療の提供のために必要な設備を整え，医師・看護師・薬剤師などの専門職の雇用が成立して病院が機能します。また，そのために必要になるのが「カネ」です。「収入・支出」を考えないで生活できないように，病院も収入・支出を考えないで運営はできません。病院も一般企業と同じように，支出の面は市場競争にさらされるのですが，収入の面は，診療報酬によって公定価格が決められています。「この注射は少し高いコストに設定しよう」など，病院で独自に価格の調整などを行うことができないという特徴をもっています。

2 病院の収益と費用

　一般企業でいうところの「売上」を病院では「収益」といい，「医業収益」と「医業外収益」などがあります。
　「医業収益」は，患者に提供した医療サービスにより得ることのできた収益で，大きく，「入院診療による収益」と「外来診療による収益」に分かれます（表 45-1）。「医業外収益」とは，預貯金の利子や施設設備にかかわる補助金など，医療サービスの提供以外によって生じる収益のことです。
　病院で使用される費用は，「医業費用」と「医業外費用」があります。「医業費用」は，医療サービスを提供するため消費される費用で，医業費用がないと医業収益は生まれません（表 45-2）。「医業外費用」は，借入金の利息の支払いなど，医業以外に使われる費用です。

表45-1　主な医業収益の種類と内容

入院診療収益	投薬，検査，画像診断，手術料など入院患者の診療にかかわる収入
室料差額収益	保険で支払われる入院料とは別に，個室などを利用したときの料金収入
外来診療収益	初診・再診料，投薬，検査など外来患者の診療・療養にかかわる収入
保険予防活動収益	健康診断，人間ドック，予防接種，妊産婦保健指導など保険適用外の料金収入
その他の医業収益	診断書等の文書料金収入　など
保険等査定減	社会保険診療報酬支払基金などの審査機関による減額

表45-2 主な医業費用の種類と内容

材料費	医薬品費，診療材料費，医療消耗器具備品費，給食用材料費　など
給与費	職員給与・賞与，社会保険料事業主負担金　など
委託費	清掃委託費，検査委託費，医事委託費，寝具委託費，医療機器の保守委託費　など
研究研修費	研究材料や図書，研修会参加にかかわる経費，学会出張旅費　など
経費	福利厚生費，水道光熱費，一般消耗品，旅費交通費（研究研修用除く），交際費　など
設備関係費	減価償却費，地代家賃，修繕費，固定資産税，車両関係費　など

3 病院の財務分析のための財務諸表

　財務分析とは，経営状況や財務状態の良否を判断することです。これにより，財務上の問題点を明確にし，改善策を検討することが可能になります。この分析をするための資料を財務諸表といいます。「財務諸表」とは，「企業の経営成績や財務状態を，利害関係者に報告するために定期的に作成される会計報告書」（『日本国語大辞典』）をいいます。

　病院経営に関する主な財務諸表として，「貸借対照表」「損益計算書」「キャッシュフロー計算書」があります。

①「貸借対照表（BS：Balance Sheet）」：組織の財産の状態を「資産・負債・資本」の三種に対照表示したものです。組織が事業活動を営むうえで保持・投下している資金・資産が，どのように運用され，どのように調達されたのかの両面から分析することができ，組織としての安全性や流動性を判断するために使用されます[17]。

②「損益計算書（PL：Profit & Loss Statement）」：組織の「一定期間に発生した総収益と総費用を対応させて表示し，営業過程と純損益に関する計算書」（『日本国語大辞典』）で，単年度の収入と支出を表したもので，その年の業績を評価する材料になります。

③「キャッシュフロー計算書（CF：Cash Flow Statement）」：組織の現金の収入と支出の動き，資金として必要な現金の出入りを表したものです。現金の出入りを「営業活動：1年間に本業から得た現金の増減を表したもの」「投資活動：預金や有価証券への投資から得た現金の増減を表したもの」「財務活動：営業活動・投資活動を支える資金（現金）調達や債務返済による現金の増減を表したもの」の三種類に分けて，数字の意味を分析します[18]。

4 経営に参画する視点の必要性

　経営分析は，経営の安定を目指して，一般的に「収益性」「安定性」「生産性」「成長性」などについて分析します。しかし，病院の場合，経営を安定させることのみが目的ではなく，本来の目的は，病院の理念に沿って良質な医療を提供することです。したがって，職員の1人ひとりが，組織の一員として病院経営に参画する視点をもつことが重要です。

1 ）飯田修平，他監修，医療の質用語事典編集委員会編著：医療の質用語事典，日本規格協会，2005，p.135．
2 ）全国健康保険協会：医療保険制度の体系．
〈https://www.kyoukaikenpo.or.jp/g3/cat320/sb3190/sbb3190/1966-200〉（2022. 3. 30 閲覧）
3 ）厚生労働省：保険診療と保険外診療の併用について．
〈https://www.mhlw.go.jp/topics/bukyoku/isei/sensiniryo/heiyou.html〉（2022. 3. 30 閲覧）
4 ）日本看護協会編：診療報酬・介護報酬の手引き　第 4 版　平成21・22 年改定対応版，日本看護協会出版会，2010，p.41．
5 ）岩澤和子，他監修：看護必要度，第 4 版，日本看護協会出版会，2010，p.6-8．
6 ）前掲書 4），p.49-54．
7 ）前掲書 4），p.118．
8 ）前掲書 1），p.136．
9 ）厚生労働省：DPC 制度への参加等の手続きについて（通知）（平成 30 年 3 月 26 日，保医発第 0326 第 7 号）．
〈https://www.mhlw.go.jp/file/06-Seisakujouhou-12400000-Hokenkyoku/0000199333.pdf〉（2022. 3. 30 閲覧）
10）厚生労働省：医療法の一部改正について（通知）（平成 9 年 12 月26 日，発健政第 232 号）．
〈https://www.mhlw.go.jp/topics/bukyoku/isei/igyou/igyoukeiei/tuchi/091226.pdf〉（2022. 3. 30 閲覧）
11）厚生労働省：医療提供体制に関する意見，社会保障審議会医療部会（平成 17 年 12 月 8 日開催）．
〈https://www.mhlw.go.jp/shingi/2005/12/dl/s1208-3b.pdf〉（2022. 3. 30 閲覧）
12）厚生労働省：第 6 回医療施設体系のあり方に関する検討会（平成19 年 4 月 23 日開催）資料 3 より一部改変．
〈https://www.mhlw.go.jp/shingi/2007/04/dl/s0423-9d.pdf〉（2022. 3. 30 閲覧）
13）厚生労働省：地域包括ケアシステム，1. 地域包括ケアシステムの実現へ向けて．
〈https://www.mhlw.go.jp/stf/seisakunitsuite/bunya/hukushi_kaigo/kaigo_koureisha/chiiki-houkatsu/〉（2022. 3. 30 閲覧）
14）厚生労働省：介護保険制度の概要．
〈https://www.mhlw.go.jp/stf/seisakunitsuite/bunya/hukushi_kaigo/kaigo_koureisha/gaiyo/index.html〉（2022. 3. 30 閲覧）
15）厚生労働省：2015 年の高齢者介護～高齢者の尊厳を支えるケアの確立に向けて～，参考資料 3.
〈https://www.mhlw.go.jp/topics/kaigo/kentou/15kourei/3.html〉（2022. 3. 30 閲覧）
16）前掲書 4），p.154-160．
17）吉田二三子：看護管理者のための実践的マネジメント，第 2 版，日本看護協会出版会，2012，p.130-131．
18）前掲書 17），p.134．

・小学館国語辞典編集部編：日本国語大辞典，精選版，小学館，2006．
・新村出編：広辞苑，第 7 版，岩波書店，2018．

第 **10** 章 医療安全の基本的な考え方

第10章の **学習のねらい**

1. 医療事故の定義と分類について理解する
2. ヒューマンエラーと医療事故の関係, エラーとルール違反の区別を理解する
3. インシデントレポートの意義と病院組織における共有のしくみを理解する
4. 医療安全を推進するためには組織的取り組みが必要であることを理解する
5. 危険予知トレーニング (KYT) と根本原因分析法 (RCA) の具体的方法を説明できる

第10章に関連した **学習課題**

第10章では, 次のような課題を視野に入れて学習を進めましょう

①医療事故の定義を述べ, 医療事故と医療過誤の違いを説明しなさい
②インシデントとアクシデントの違いを述べ, ハインリッヒの法則について説明しなさい
③ヒューマンエラーとは何かを説明し, エラーの例とルール違反の例をそれぞれ挙げなさい
④インシデントレポートの目的を3つ挙げなさい
⑤医療安全管理室などを設置し, 専任リスクマネジャーを配置することの意義を説明しなさい
⑥指差し呼称の意義について説明しなさい
⑦KYTシートなどを利用して, 実際に危険を予知し対策を考えてみましょう
⑧インシデントの事例などを使って, グループでRCAを実施してみましょう

046 医療事故とは何か

1 │ 医療事故とは何か

まず，クイズから始めてみましょう。

>>> **○×クイズ！**

次の事例のうち，医療事故と思うものに○を，医療事故ではないと思うものに
×をつけてください。

事例①：患者 A に実施する注射を間違って患者 B に実施して，患者 B は死亡した
⇒（　）

事例②：患者 A に 5 mL 静脈注射という医師指示のところ，間違って 10 mL 注射し
てしまったが，患者 A は特に変わりなかった⇒（　）

事例①も事例②も，答えは○です。「患者を間違える」「薬の量を間違える」「薬の
種類を間違える」「使用方法を間違える」「注射時間を間違える」「与薬するのを忘れ
る」など，医療内容に間違いがあって，患者に死亡・生命の危険や症状の悪化など
の身体的被害ならびに苦痛・不安などの精神的障害が生じた場合は，医療事故です。

事例③：入院患者 A は，ベッドから下りるときに自分で滑って転倒し，足を骨折し
た⇒（　）

事例④：入院患者 B は，廊下を歩行中つまずいて転倒したが，特にけがはなかった
⇒（　）

事例⑤：点滴中の患者 C は，寝返りを打ったときに輸液ラインを引っかけて抜いて
しまった⇒（　）

事例⑥：非常口階段を散歩していた患者 D は，1 人で足を滑らせて転落し，けがを
した⇒（　）

事例③から事例⑥まで，答えはすべて○です。これらの事例の共通点は，医療の
場で起きたことです。医療従事者が間違えたものではなく，医療行為が事故と直接
関係していないものでも，医療の場，医療の全過程に起きた事故は，医療事故なの
です。

事例⑦：お見舞いに来た家族が売店で転んで，骨折して入院した⇒（　）

事例⑧：手術の準備をしていた医師が，誤ってメスで自分の指を切ったので，縫合
した⇒（　）

事例⑨：看護師は，採血が終わったときに，使用済みの注射針を誤って自分の指に
刺してしまった⇒（　）

事例⑦から事例⑨まで，答えはすべて○です。これらの事例の共通点は，事故の
対象者が患者以外であることです。医療事故の対象者は，患者だけでなく，医療従

やって
みよう

事者も含めたすべての人です。

2 医療事故の定義

医療事故とは，「医療に関わる場所で，医療の全過程において発生する全ての『人身』事故」[1]をいいます。事例①と事例②については，医療内容に間違いが起きているので迷わず医療事故だと理解できると思いますが，「患者が廊下で転倒した」など，医療従事者が間違えたものでなく，医療行為が事故と直接関係していないものでも，医療の場，医療の全過程で起きたので医療事故なのです。「看護師が，患者に使用した注射針を誤って自分に刺してしまう」ときなどのように，医療従事者も含むすべての人です。

3 医療事故の分類

医療事故は，大きく2つに分類されます。1つは，医療内容に間違いがあって起きた事故で，もう1つが医療内容に間違いがなくて起きた事故です。前者は「過失によるもの」，後者は「過失のないもの」に分類されます。「過失」とは，「あやまち。しくじり。（法律では）注意を欠いて結果の発生を予見しないこと」（『広辞苑』）をいいます。医療事故というと，「過失」のあるもののみを指すと思っている人が多いのですが，医療事故は「過失」のあるものだけではありません。過失のある場合は，「医療過誤」です（図 46-1）。医療過誤とは，「医療従事者が，医療の遂行において，不注意により患者に被害を発生させた人身事故」[1]をいいます。医療事故と医療過誤の区別は，「過失」の要件の有無ですが，「過失」の判断には，求められる医療水準を満たしていないといえるか否かという法的見地からの十分な検討が不可欠です[2]。

4 医療事故防止のための患者参画

医療事故防止対策の第一は，「人を間違えない」ことです。医療の現場は多くの人が訪れます。医療行為の実施においては，患者本人であることの確認が絶対的要件です。「○○さんですね」という確認方法は，例えば，「いとう」と「みとう」の場合，母音が同じため，聞き間違いが発生しやすくなります。また，正しい名前でなくても自分が呼ばれていると思い込み「はい」と返事をすることにより患者誤認などが発生するので，とても危険な方法です（図 46-2）。そのほか，同姓同名の間違いを防止するためにも，本人同一の確認は，「お名前と生年月日をお願いします」など，「フルネーム」と「生年月日」を患者に自ら述べてもらうという取り組みがされています。医療事故防止のために患者の参画はとても重要です。

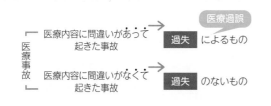

図 46-1 **医療事故の分類**

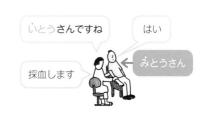

図 46-2 **ある日の外来の患者間違いの例**

患者への影響度による
医療事故レベルの分類

1 │ 医療事故とは

まず，クイズから始めてみましょう。

やってみよう >>> **○×クイズ！**

次の事例①を読み，医療事故と思うときは○，医療事故ではないと思うときは，×をつけてください。

事例①：入院中の患者に「輸血」の指示が出ました。患者は「A型」でしたが，手元にきた血液は「B型」でした。看護師は「あら！　B型よ！」と気がつきました。気がついたので，患者は無事でした（図47-1）。さて，この事例は，医療事故でしょうか⇒（　）

答えは○で，医療事故（潜在的医療事故：ヒヤリハット）です。看護師の確認により，患者は異型輸血を受けることな

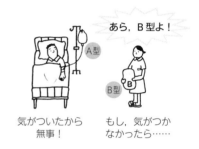

あら，B型よ！

気がついたから　　もし，気がつか
無事！　　　　　　なかったら……

図47-1　**事例：ある入院患者への輸血の場面**

く無事に治療が終了し，その後元気に退院しました。しかし，もしあのとき気がつかないでいたら，取り返しのつかないことになっていたかもしれません。死亡しなかったから医療事故ではないということはありません。患者用のものではない血液が手元に届くという「間違ったこと」は発生したのです。このような，「間違ったことの発生」と「患者の身体への影響」は，常に同時に起こるわけではなく，さまざまな場面が考えられます。

2 │ 患者への影響度による医療事故レベルの分類

表47-1は，患者への影響度による医療事故レベルの分類（例）を示したものです。医療施設における医療安全への取り組みは，医療安全のガイドラインに基づいて，各医療施設がそれぞれに行っています。ここで紹介するのは，国立大学附属病院安全管理協議会の「影響度分類」[3]に準ずる表です。レベル0～レベル5に区分され，レベル0は「間違ったことが発生したが，患者に実施されなかった場合」で，レベル5は「事故が死因となった場合」です。レベル2とレベル3aの境が二重線で分けられています。これは，観察や検査をすることは発生したけれど，実害はなく治療を必要としなかったという境界です。ここまでのレベルを「インシデント」と呼び，「湿布を貼付した」「薬を処方した」などの治療が発生したケースから死亡のレベルまで

表47-1 │ 患者への影響度による医療事故レベルの分類（例）

	影響レベル （報告時点）	傷害の 継続性	傷害の程度	内容
インシデント	レベル0	―	―	エラーや医薬品・医療用具の不具合がみられたが，患者には実施されなかった
	レベル1	なし		患者への実害はなかった（何らかの影響を与えた可能性は否定できない）
	レベル2	一過性	軽度	処置や治療は行わなかった（患者観察の強化，バイタルサインの軽度変化，安全確認のための検査などの必要性は生じた）
アクシデント	レベル3a	一過性	中等度	簡単な処置や治療を要した（消毒，湿布，皮膚の縫合，鎮痛剤の投与など）
	レベル3b	一過性	高度	濃厚な処置や治療を要した（バイタルサインの高度変化，人工呼吸器の装着，手術，入院日数の延長，外来患者の入院，骨折など）
	レベル4a	永続的	軽度～中等度	永続的な障害や後遺症が残ったが，有意な機能障害や容容上の問題は伴わない
	レベル4b	永続的	中等度～高度	永続的な障害や後遺症が残り，有意な機能障害や美容上の問題を伴う
	レベル5	死亡		死亡（原疾患の自然経過によるものを除く）
	その他	―	―	―

* この中には，不可抗力によるもの，過失によるもの，予期せぬ事態などが含まれる

を「アクシデント」と分類する考え方が一般的になってきました。

3 │ インシデントとアクシデント

インシデントは，医療事故となり得たが，偶然もしくは適切な処置によって有害な結果には至らなかった出来事[4]をいい，ヒヤッとしたり，ハッとした経験も含みます。そのため，「ヒヤリハット」と呼ぶこともあります。

アクシデントは，インシデントの発生に気がつかないままであったり，医療スタッフが事態に十分に対処できなかったりして，有害な結果を引き起こしてしまった出来事[5]をいいます。

4 │ ハインリッヒの法則

さて，インシデントやアクシデントはどれくらいの割合で起きているのでしょうか。アメリカの技師ハインリッヒは，労働災害の事例の統計を分析した結果，重い傷害を伴う重大な事故発生を1とすると，その背景には軽い傷害を伴う事故が29，さらに，その水面下には300もの傷害のない災害（ヒヤリハット）が起きているという法則を導き出しました（図47-2）[6]。

医療事故も同様です。テレビや新聞で報道される死亡などの重大事故は，氷山の一角なのです。死亡にまでは至らなかった軽微な事故が29倍くらい，そして，その背景には，偶然難を逃れ，有害な結果を引き起こさなかったインシデントがたくさん起きているのです。つまり，医療の現場でも，多くの間違いが発生しているということです。なぜ，人はそんなに間違いを起こすのでしょうか。

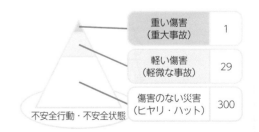

図47-2 │ ハインリッヒの法則

（H.W. ハインリッヒ，他著，総合安全工学研究所訳：ハインリッヒ産業災害防止論，海文堂出版，1982，p.59 より一部改変）

048 ヒューマンエラーとヒューマンファクター

1 ヒューマンエラーとは

ヒューマンエラーとは,「意図しない結果を生じる人間の行為」[7]です。人間は,何時間も集中して緊張状態を保てません。慌てると注意力を保つことが困難になります。予期しない出来事でパニックを起こすこともあります。また,いつも元気で仕事ができるとは限りません。何か悲しいことがあり,その思いを引きずりながら仕事をすることもあり得ます。「わからない」と言えず,「わかったふり」をしてその場をしのいで面子を立てることもあります。自分に限ってミスなどするはずがないと油断したりおごったりすることもあります。そして,忘れることは人の常です(図48-1)。

こうした人間がもつ生理的・情緒的な側面や個人的資質は,ヒューマンファクター(人間の特性)といわれます[7]。「何時間も集中できない」「思い込む」「先を急ぐ」「慌てる」「見間違う」「忘れる」などのマイナスに働く側面は,ヒューマンエラーという「失敗」を引き起こす要因となります。医療事故を未然に防ぐためには,ヒューマンファクターとヒューマンエラーの関係を理解しておくことが重要です。

2 「ああ,失敗しちゃった」――日常的に体験するエラーの数々

私たちは,普段の生活でも多くの失敗をしています。医療事故と関係のないところでも,図48-2に示すような失敗を経験することが少なくないでしょう。こうした失敗も,意図しない結果を生じた行為なのでヒューマンエラーです。どうも人間は,エラーを起こさずに生きていくことが難しい生き物であるようです。

何時間も集中できない 　　聞き間違い,見間違い 　　思い込み

面子：知らないと言えない…… 　　先を急ぐ 　　慌てるとパニックになる 　　油断：ま,いいか……

おごり：私に限って…… 　　悲哀：悲しさを引きずって仕事をすることもある 　　忘れる

図48-1 | ヒューマンファクター

- ホワイトボードに板書を
  したら，
  →油性のマジックだった

- 試験問題「誤っているも
  のを選べ」なのに，
  →正しいものを選んで
  間違えた

- 歯磨きペーストと思い
  歯磨きをしたら，
  →洗顔石鹸だった

- テーブルの上に置いてある
  麦茶を飲んだら……
  →めんつゆだった

- 慌てて家を出て，
  →鍵をかけるのを忘れた
  →電気を消すのを忘れた

- 創立記念日が平日で，
  元気に登校したら，
  →教室には誰もいなかった

図48-2 日常生活における身近なヒューマンエラーの例

3 人は誰でも間違える

　1999 年 12 月にアメリカで，"To err is human：building a safer health system"という報告書が公表され，世界中に激しい衝撃を与えました。日本においても，2000年に『人は誰でも間違える』[8] というタイトルで翻訳出版され，医療安全に対する考え方を大きく変えました。この本は，当時アメリカで頻発していた医療事故がなぜ起きるのかを調査した報告書ですが，日本で起きた大きな医療事故（手術患者取り違え事故）と，時を同じくしていました。そのため，1999 年は，「医療安全推進元年」とも「医療安全研究元年」とも呼ばれています。

　翻訳書のページをめくると，「はじめに」にこんなことが書かれています。

　　　人間は，どんな仕事でも間違いをおかす。間違うことが難しく，正しくすることがやさしい，といった設計をしておけば，間違いは防げる。（中略）より安全な医療システムをつくるということは，患者が被害に合わないように安全を保証するプロセスを設計することである [9]。

　それまでは，医療事故が起きると，「誰がやったの？」「気をつけなさい」で一件落着させていた傾向がある医療の現場に，人は誰でも間違えるのだからその注意力に依存するようなことでは医療事故はなくならない，と示したのです。事故を防止するためには，「エラーが起きることを前提に間違いを起こすことが難しいしくみを考えていく」という組織的な取り組みの必要性がクローズアップされました。

4 エラーとルール違反

　医療事故に直結する人間の失敗には「エラー」と「ルール違反」があります（図48-3）[10]。「エラー」は，人間の特性から意図しない結果を生じる行為ですが，同様に意図しない結果を生じる過ちとして「ルール違反」があります。ルール違反は，決められたルールを守らないことです。このルール違反も，「失敗につながることはない」という人間のもつおごりや油断により引き起こされる行為です。

　事故を防止するためには，安全管理のシステムを整備していくと同時に，1 人ひとりが確かな知識と技術を積み上げながら，ルールを遵守する姿勢を欠くことができません。

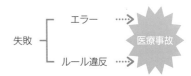

図48-3 失敗の分類

（山内桂子，他：医療事故，朝日新聞社，2000，p.61 より一部改変）

049 インシデントレポートの意義と活用

1 インシデントレポートとは

インシデントレポートは，「医療事故となり得たが，偶然もしくは適切な処置によって有害な結果には至らなかった出来事の報告書」です。国で定められた全国統一の書式があるわけではありません。それぞれの医療機関で，医療安全を推進するために自主的に取り組まれているしくみです。なぜ，インシデントレポートが医療安全の推進に役立つのでしょうか。

2 インシデントレポートの目的

「人は誰でも間違える」ので，同様の事故を起こさないために，その対策を考える必要があります。しかし，人間の考える力には限界があります。あらゆる場面を想定して対策を立てることは不可能です。ハインリッヒの法則から考えると，死亡などの重大事故の背景にはインシデントが多数発生していることになります。そのインシデントを放置すると，次は重大事故となる可能性があります。また，自分自身がその事故を起こす可能性もあります。そこで，病院の中で何が起きているのかを知り，繰り返し起きる事故や重大事故に発展しそうな事故を分析して，未然対策を考えていくことが重要なのです。そのための道具がインシデントレポートです。

インシデントレポートの目的は，①同様の事故を起こさないように組織で事例を共有すること，②同じようなエラーにより重大な事故や死亡事故を引き起こさないように対応策を検討すること，③起きたインシデントについて，なぜ起きたのか，どこに根本的問題があったのかを検討し，予防対策を立てること，などです。

3 インシデントレポートの大前提

インシデントレポートを活用するためには，個々人のインシデントを共有することが必要ですが，図49-1のように，インシデントを報告したときに上司からガミガミと叱られたとしたらどうしますか？「実施する前に気がついたのに」

こんなとき，あなたはどうしますか？
看護師Aは，「セファメジン1g」の指示のところ，読み間違って，「セフメタゾン1g」を注射器に吸い上げた。実施前に誤りに気がついたので，患者には実施しなかった（インシデントレベル0）。インシデントレポートを作成，看護師長に提出した

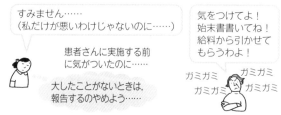

すみません……
（私だけが悪いわけじゃないのに……）

患者さんに実施する前に気がついたのに……

大したことがないときは，報告するのやめよう……

気をつけてよ！始末書書いてね！給料から引かせてもらうわよ！

ガミガミ ガミガミ ガミガミ ガミガミ

図49-1｜インシデントを報告したときの上司の悪い対応場面

「大したことないときは，報告するのをやめよう」などという気持ちをもつかもしれません。もちろん，個人の反省はとても重要ですが，単に叱っただけでは，よい反省ができるわけでも，ましてや再発を防げるわけでもありません。事故を防止できる組織的な対応を考えるためには，インシデントレポートのあり方として，①始末書ではないこと，②謝罪文ではないこと，③個人を特定しないこと，④個人や部署を非難しないこと，が大前提となることを共通認識にしておくことが重要です。

4 ┃ インシデントレポート構成のポイント

図49-2にインシデントレポートの一例を示しました。どこで，何が発生したのかを把握して迅速な対応をするために，「報告者職種」「発生場所」「事故の種類」「発生経過」のほか，「緊急性」の有無などを判断するため，主治医による「事故の身体への影響」の判断，現時点での「対応と経過」などが必要になる項目です。個人名や所属部署名は記載を求めません。「発見日時」という項目がありますが，インシデントレポートは，インシデントの当事者が最初の発見者とは限りません。「胸部X線写真を撮ったら，右左が逆だよ」など，発見者が当事者と違う場合もあります。詳細報告は後日にするとしても，何が起きたのかが迅速にわかるシステムは，医療安全の重要なポイントです。また近年は，ソフトが開発されシステムが電子化されたことにより，報告のしくみがよりスピーディになりました。

提出日時： 　年　　月　　日　　時　　分

患者年齢：65歳	患者性別：男・(女)		主な病名：糖尿病
報告者職種	1. 医師　(2.) 看護師　3. 薬剤師　4. 検査技師　5. ・・・		
発生場所	(1.)（ 5階 ）病棟　2. 診察室　3. 手術部　4. 外来　5. 検査室 6. 内視鏡室　7. 救急室　8. その他		
発生日時	○年○月○日 ○曜日○時○分	発見日時：	上司への報告日時 ○年○月○日○時○分
事故の種類	1. 注射　(2.) 内服　3. 輸血　4. 不適切な指示　5. 検査 6. 手術　7. 食事　8. 転倒　9. 処置　10. 食事　11. その他		
発生経過	患者Aさんの清拭が終わって，片付けをしていたら，ベッドの中から，ワーファリンがでてきた。朝の薬の飲み忘れかと思い，聞いたら，Aさんは，わからないという。薬をそこにおいて，リーダーに確認しにいくと，ワーファリンは，昨夜，中止になっていた。ベッドサイドにもどったら，その間に，患者は内服してしまっていた。		
対応と経過	主治医に報告。「1回だけなら心配ないと思う。出血傾向に注意していてください」との指示があった。		
事故の 身体への影響	生命への危険性　　□ 高い　□ 低い　☑ なし 後遺症の可能性　　□ あり　☑ なし　□ 不明		
その他			

図49-2 ┃ インシデントレポートの一例

050 インシデントレポートの共有のしくみ

1 病院の中に医療安全の文化を醸成するために

多発する医療事故の問題に対応するため，2002（平成14）年，厚生労働省は特定機能病院，一般病院，有床診療所に「医療安全管理体制の整備」を義務化しました（2007年の改正では対象がすべての医療機関に拡大）。この医療法施行規則の改正により義務化された事項は，①安全管理のための指針の整備，②事故などの院内報告制度の整備，③安全管理のための委員会の設置と委員会の開催，④安全管理のための職員研修の実施です。

これらの制度は，「報告すること」「協議すること」「学習すること」「周知徹底すること」，そして，「実行すること」を基本として，病院に安全を確保する体制をつくることを目指しました。その後2006（平成18）年には，専門の研修を受けた看護師などを「医療安全管理者」として専従で配置している場合，入院基本料に「医療安全対策加算」が算定されることになり，2008（平成20）年には，医療安全管理部門に診療部門・薬剤部門・看護部門・事務部門などすべての部門の職員が配置されていることが加算要件として追加され，医療安全体制の整備が進められました。

2 インシデントレポートの共有のしくみ

医療安全を推進していくためには，さまざまな場面を想定し，事故防止対策を考える必要があります。しかし，前述したように，人間の考える力には限界があるので，インシデントを共有して，同様のエラーによる重症事故・死亡事故などを引き起こすことがないように対策を考えることが重要です。その重要な資料となるのがインシデントレポートです。また，医療は，さまざまな職種の専門職がチームとなって提供します。仮に，看護師がエラーの当事者となっても，本質的な問題がどこにあるのかをさまざまな職種で検討すると，分析の視点が多角的になり，効果的です。

医療安全への取り組みとして，専任のリスクマネジャーが配置されることは，病院の医療安全体制づくりの大きな要素です。施設によって，「医療安全管理室」など名称は変わりますが，院内で起きるインシデントはこの部署に集約されます。緊急での対応が必要な場合に備え，多くの施設が24時間体制で取り組んでいます。また，メンバーは多職種で構成され，病院の安全体制づくりには欠かせない部署です。

インシデントの当事者あるいは発見者によって，インシデントレポートが作成され，医療安全管理室に届けられます。収集されたインシデントは，重大な事故に発展するおそれのあるものや頻発するものなどについて，メンバーとともに分析が行われ，対策が立てられます。病院長への報告・承認を経て，職員全員への周知徹底を図るべく活動が開始されます（図50-1）。

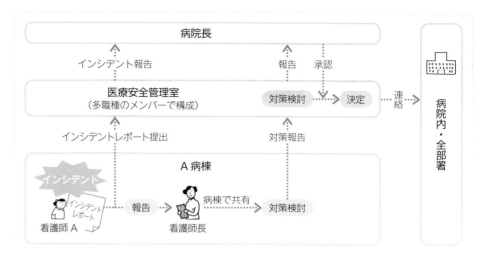

図50-1 | インシデントレポートの共有のしくみ(例)

3 | 医療事故発生のメカニズムを押さえた分析

　医療事故の分析を行うとき，「エラー」を根本原因と勘違いするケースが時々見受けられます。図50-2の事例では，心疾患の患者を移送する際に，看護師がクレンメを開放したまま輸液ポンプからルートを取り外した結果，薬剤が急速注入されたことで，死亡事故というアクシデントが起きました。エラーは結果です。エラーを引き起こした原因は何でしょうか。「クレンメ操作の知識」が不足していたのでしょうか？　「初めて1人で操作した」からでしょうか？　さらに，エラーを引き起こすことになったシステム上の問題はなかったでしょうか？　事故発生のメカニズムを理解して根本原因を探し出すことが，再発防止のために重要な分析になります。

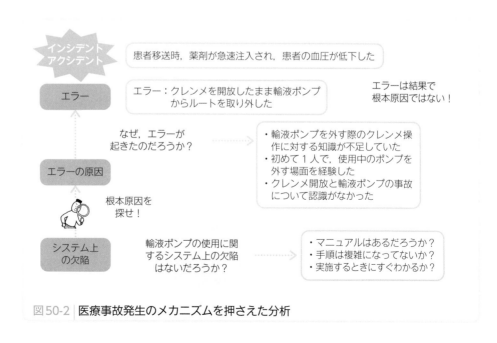

図50-2 | 医療事故発生のメカニズムを押さえた分析

051 ある病院で起きた手術患者取り違え事故から学ぶこと

1 ある病院で起きた手術患者取り違え事故の概要[11~14]

1 ある病院で起きた手術患者取り違え事故の概要

- 1999 年 1 月 11 日（月）：心臓の手術予定であった A 氏（74 歳，男性）と肺の手術予定であった B 氏（84 歳，男性）を取り違えて手術を行った。取り違えが確認されたのは，手術終了後，ICU においてであった
- 医師，看護師ら計 6 名に有罪判決が下った（2003 年 3 月 25 日，東京高等裁判所）

取り違えの内容

	予定されていた手術	実際に行われた手術
A 氏（心臓疾患）	僧帽弁形成術または，僧帽弁置換術	右肺嚢胞切除縫縮術
B 氏（肺腫瘍）	右肺上葉切除術など	僧帽弁形成術

◁ 1999（平成 11）年 1 月 11 日にある病院で，肺の手術予定患者と心臓の手術予定患者を取り違えて手術を行うという重大な医療事故が起こりました。さらに，この取り違えが確認されたのは，手術後，患者らが ICU に移動してからのことでした。麻酔医，外科医，外科病棟看護師，手術室看護師らの 6 名は，「患者同一性の確認」という基本的な注意義務を怠ったとして，有罪判決を受けました[11]。
以下，報告書[12]に沿って事実経過を記します。

2 午前 8 時 20 分，3 名の患者を手術室へ移送

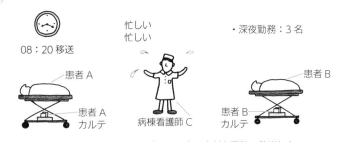

深夜勤務の病棟看護師 C が，1 人で，2 人の患者を同時に移送した。
看護師 C は，担当チームが違い，患者 A，B とも面識がほとんどなかった

◁ 【事実経過】その日，当該病棟では 3 名の患者が手術予定で，手術開始時刻はいずれも午前 9 時からであった。その日のフリー業務担当の病棟看護師 C は，1 人で 3 名の患者を移送しなければならず，まず，患者 A 氏と患者 B 氏を同時に移送し，続いて残りの 1 名を移送した。

3 手術室交換ホールにおける「患者 A 氏」の引き継ぎ

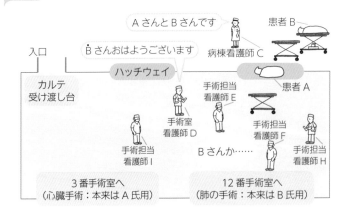

◁ 手術室交換ホールの奥側の患者移送口（ハッチウェイ）で，病棟看護師 C は，「A さんと B さんです」と言った。前日，術前訪問をした手術室看護師 D は，B 氏の手術担当看護師 E と F が引き継ぎのためハッチウェイ横に来たとき，「B さんおはようございます」と A 氏に声をかけた。その後，C は「A さんお願いします」と言い，A 氏をハッチウェイに乗せて送った。手術室看護師 D は，A 氏に対し，「金曜日におうかがいした D です。B さんよく眠れましたか」と声をかけたところ，A 氏は「はい」と答えた。肺手術（B 氏）担当看護師 E と F は，2 人の患者とは面識がなく，D が「B さん」と声をかけたことから，A 氏を B 氏と思い込み，A 氏を肺の手術を行う 12 番手術室に移送した。

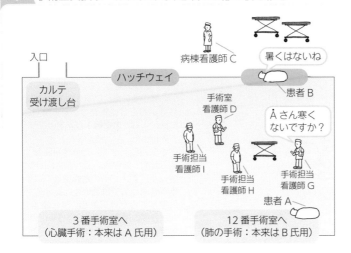

入口
カルテ
受け渡し台
ハッチウェイ
病棟看護師C
暑くはないね
患者B
手術室
看護師D
Aさん寒く
ないですか？
手術担当
看護師I
手術担当
看護師H
手術担当
看護師G
患者A

3番手術室へ
（心臓手術：本来はA氏用）

12番手術室へ
（肺の手術：本来はB氏用）

●病棟看護師Cは，A氏の次に，B氏をハッチウェイに乗せ，手術室側に送った。A氏の手術担当看護師GとHは，B氏を心臓の手術を行う3番手術室に移送した。GとHはいずれもA氏との面識はない。GがB氏に「Aさん寒くないですか」と問いかけると，B氏は「暑くはないね」と答えた。

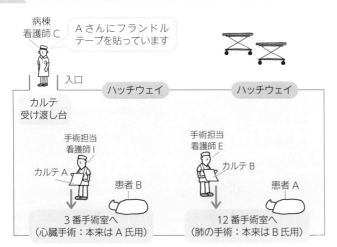

病棟
看護師C
Aさんにフランドル
テープを貼っています
入口
カルテ
受け渡し台
ハッチウェイ
ハッチウェイ
手術担当
看護師I
カルテA
患者B
手術担当
看護師E
カルテB
患者A

3番手術室へ
（心臓手術：本来はA氏用）

12番手術室へ
（肺の手術：本来はB氏用）

●患者のカルテは，手術室看護師Dの指示で，患者を引き渡した後に，ハッチウェイ横のカルテ受け渡し台で行われた。病棟看護師Cは，A氏には，麻酔前の注射として麻薬を使用したこと，背中にフランドルテープを貼ってあることを申し送りして，手術担当看護師Iにカルテを引き渡した。Iはフランドルテープ貼付の確認をしていない。Iは，A氏のカルテを3番手術室に運んだ。次にCより申し送りを受けた手術担当看護師Eは，B氏のカルテを12番手術室に運んだ。このようにして，カルテは患者と離れて本来の手術室に運ばれた。

①

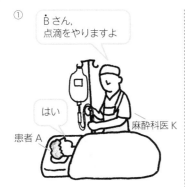

Bさん，
点滴をやりますよ
はい
患者A
麻酔科医K

麻酔科医Kは，患者（A氏）の背中に貼られたフランドルテープを見つけたが，「何だ，このシールは？」と言い，テープをはがした

②

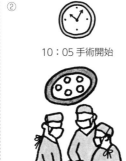

10：05 手術開始

A氏には，B氏の腫瘍があると術前に診断した部位と同じところに嚢胞様病変があり，それを切除して手術を終了した

●①1月8日夕方にB氏の術前訪問をしている麻酔科医Kは，A氏に対し，「Bさん，点滴をやりますよ」と声をかけ，点滴ルートを確保した。Kは，患者（A氏）の背中に貼られていたフランドルテープを見つけたが，「何だ，このシールは？」と言い，テープをはがした。
②主治医および執刀医らは，患者の同一性の確認をすることなく手術を開始した。患者A氏には，B氏の腫瘍があると術前に診断した部位と同じところに嚢胞様病変があり，それを切除して手術を終了した。

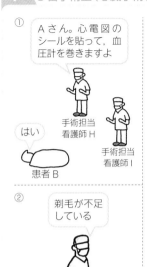

①
Aさん。心電図の
シールを貼って，血
圧計を巻きますよ

はい

手術担当
看護師H

手術担当
看護師I

患者B

②
剃毛が不足
している

麻酔科医V

③
3日前に入れ歯を外
してくるよう指示し
たのに，歯が全部
揃っている……？

髪が短く，白髪
が多い……？

麻酔科医M

肺動脈圧などの値が正常
で，左心房の拡張が認め
られない……，術前の所
見と異なる点があるけど
……，本当にAさん？

◀①心臓手術予定の3番手術室では，手術
担当看護師IとHが，B氏に対して「Aさ
ん，心電図のシールを貼って，血圧計を巻
きますよ」と声をかけ，B氏は「はい」と答
えた。麻酔科医Mが入室，その後麻酔科
医L，Vが入室してきた。
②心臓手術の際に必要な剃毛の範囲が不足
していることに気がついた麻酔科医Vの
指摘により，看護師Iが剃毛とブラッシン
グを行った。
③術前訪問をしていた麻酔科医Mは，患
者の髪型，髪の色など，外見的特徴や検査
所見が患者Aのものと相違しているため，
患者が違うのではないかと疑念を抱いた。
入室してきた執刀医Q，Nと議論をした
が，各種の所見は説明し得る変化の範囲と
解釈した。

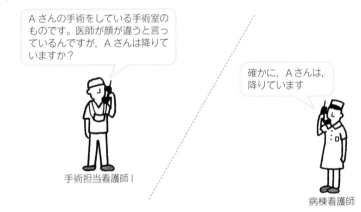

Aさんの手術をしている手術室の
ものです。医師が顔が違うと言っ
ているんですが，Aさんは降りて
いますか？

手術担当看護師I

確かに，Aさんは，
降りています

病棟看護師

◀麻酔科医Mは，念のため，手術担当看護
師Iに，A氏が手術室に降りているか病棟
に確認するよう指示した。Iは，病棟へ電
話で問い合わせた。病棟看護師の「確かに，
Aさんは降りています」との返答を受け，
「Aさんは確かに降りています」と3番手
術室の全員に伝えた。外科医Yが入室し，
麻酔科医Mらと患者の所見などについて
協議したものの，手術は開始された。血液
循環を人工心肺装置に切り替えた。術中，
心臓の肥大がないなどの状況があったが，
僧帽弁形成術を行い，終了した。手術中に，
A氏の自己血800 mLをB氏に輸血した
が，同じ血液型であったので，急性溶血障
害の問題などは発生しなかった。

①

この患者はAさんでは
ないのでは？

麻酔科医M

患者B

主治医O

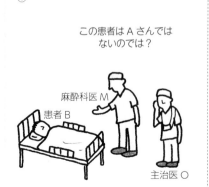

②

お名前は
何ですか？

ICU医師Z

Aです

患者A

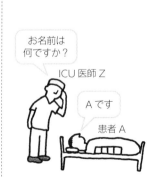

◀手術後A氏，B氏がそれぞれICUに入室
した。
①ICUの看護師が，B氏の体重を測定し，
その結果をみたA氏の主治医Oと麻酔科
医Mは，術後に見込んでおいた体重と異
なるため，この患者は，A氏ではないと疑
いをもった。
②その後，ICUの医師Zが，B氏を診察し，
「Aさんとは顔が違うと思う」と言い，も
しかしたら2人が入れ替わったのかもし
れないと思い，A氏に「Bさん」と呼びか
けると「はい」と答えがあったが，続けて，
「お名前は何ですか？」と聞いたところ，
「Aです」との答えが返ってきたため，患
者が入れ替わっていたことが確認された。
【事実経過終わり】

2 ┃ この医療事故の主な原因

　この医療事故の調査分析の結果，主な原因として，以下の5点が挙げられました。

　　①2人の患者を1人の病棟看護婦が同時に手術室に移送したこと
　　②手術室交換ホールでの患者受け渡し時に患者を取り違えたこと
　　③患者とカルテが別々の窓口で引き渡され，別々に手術室に移送されたこと
　　④麻酔科医の患者確認について
　　⑤麻酔開始前に主治医が患者に立ち会っておらず，患者の識別を行っていないこと[12]

　1人で2人の患者を，しかも，2人とほとんど面識のない看護師が移送したことが，この事故の始まりでした。そして，交換ホールでの患者取り違えにつながっています。さらに，患者とカルテが別々に引き渡されたことで，結果的に，「患者とその患者のカルテ」ではなく，「患者と予定手術に対応したカルテ」の組み合わせとなり，患者本人であることの照合を難しくしてしまいました。

　一方，多くの場面で，「○○さん，寒くないですか？」「○○さん，点滴をやりますよ」など，別の患者の名前で呼びかけているにもかかわらず，患者から「私の名前は違う」という反応はありませんでした。よく聞こえていない，他人の名前で呼ばれているとは思わないので気がつかないなどの状況が考えられました。さらに，名前を呼んでもその後に，「寒くないですか？」「眠れましたか？」「点滴しますよ」などの呼びかけがあると，名前よりもそちらの呼びかけに対し反応してしまう傾向があり，ますます，患者が違うことの確認を難しくしてしまいました。患者に「お名前をお願いします」と声をかけ，自ら名乗ってもらうことの重要性は，この事故を通して明らかにされたことです。

3 ┃ 医療安全への組織的取り組み

　この医療事故は，とても重大な事故でしたが，個人のエラーの問題にとどまらず，病院という多くの職種が協働して医療を提供する場における，組織の管理運営システムに欠陥があったことがクローズアップされました。これは，決して特別な病院で起きたことではなく，どの病院でも類似の事故が起こり得ることも指摘され，事故当事者の責任やその病院の失敗として終わらせることなく，日本における医療安全を根本から考える契機となりました。

　時を同じくして，前述した『人は誰でも間違える』[8]の報告書が，世界の医療安全を考える起爆剤となりました。「間違うことが難しく，正しくすることがやさしい」というプロセス設計[9]を念頭におく場合，例えば，「複数の患者を同時に移送した」のはなぜなのか，を考えることが必要です。看護師3名の深夜勤務帯において，同じ時刻に手術を開始する3名の移送計画を立てていなければ，この事故が「起こることは難しかった」と思われます（その後病院は，移送のルール改善を含め，さまざまな対策・改善を行っています）。根本的にエラーを防止するためには，組織の管理運営システム上にエラーを引き起こすメカニズムがないかどうかを検討することがとても重要です。

052 危険予知トレーニングの理論と方法

1 ヒューマンファクターのプラス要素とマイナス要素

　人間は，「忘れる」「思い違いをする」「慌てる」など，人間である以上誰もが保有する生理的な特性をもっていて，そのことがヒューマンエラーに結びつくマイナス要素となります。しかし，人間の特性には，マイナス要素だけではなく，予測しなかった突然のトラブルに柔軟に対応することができたり，機械ではできない微妙な変化に気づくことができたり，というプラスに働く要素もあります[7]。こうした特性を活かし，危険を予知して，事故を未然に防ぐ対策を考えることができます。

2 危険予知トレーニング（KYT）とは

　危険予知トレーニングは，臨床現場では，危険（Kiken）予知（Yochi）トレーニング（Training）の頭文字をとり，KYT と略されています。1974 年住友金属工業株式会社（当時）の和歌山製鉄所で，危険に対する感度を上げるために開発された手法です。KYT は，「危険を予知・予測する能力を高め，危険に対する感受性を鋭くするための訓練」と定義され，危険への感受性・集中力・問題解決能力・意欲の向上を図ることを目的にしています[15]。

3 KYTの基本的な方法

　KYT の基本は，医療現場の状況を描いたイラストや写真（KYT シート），または現場で使うモノをみたり，実際に作業をしてみたりしながら，そのモデル（素材）の中の「危険要因（まだ発生していないが，事故の要因となるような不安全行動や不安全状態）」とそれが引き起こす「事故（現象）」について話し合い，危険のポイントや安全への行動目標を設定し，指差し呼称で確認して，行動する前に安全を先取りする方法で，以下に示すように 4 ラウンドから構成されます[16]。

4 KYTの実際例

1 第1ラウンド（現状把握：どんな危険が潜んでいるか）

　提示された写真やイラスト（KTY シート）などの中に潜む危険を発見し，引き起こす可能性のある現象を想定して共有します。そして，危険要因の状況や行動を「……なので，……して……する」と，事故の型で断定して表現します。

　図 52-1 の場合は，「ベッド柵が下りているので，児が柵を乗り越え，転落する」危険が予測されます。

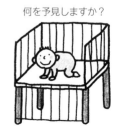

何を予見しますか？

図52-1 | 第1ラウンド

2 第2ラウンド（予知した危険因子に番号を付ける）

危険因子を予知したら，その場所に番号を付けます。

①「ベッド柵が下りているので，児が柵を乗り越え，転落する」，②「ベッド柵が下りているので，児が柵の隙間に指を挟みけがをする」など，考えられる危険因子を列挙していきます（図52-2）。

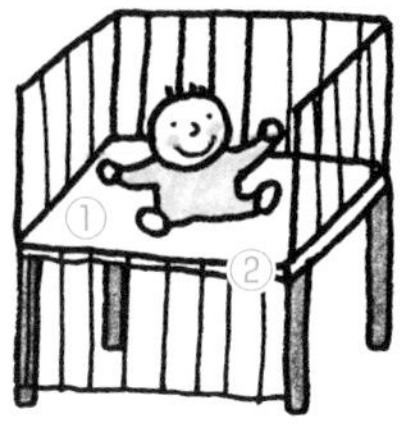

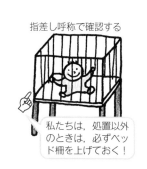
図52-2 ｜ 第2ラウンド

3 第3ラウンド（予知した危険因子への対策を考える）

予知した危険因子の対策を考えます（表52-1）。この場合は，ベッド柵が下りていることから，2つの危険因子を予知しました。対策は1つとは限りません。対策の表現は，「柵を下げっぱなしにしないようにしておく」などの否定的ではなく，肯定的に「……する」と断定した表現を用います。看護師の行動の側面だけでなく，施設設備などのハード面での対策・検討も重要です。「この実施は無理」など，実現の可能性を先に考えるとアイディアが半減します。柔軟に自由な発想で考えることが重要です。

表52-1 ｜ 第3ラウンド：危険因子番号に対応した対策の例

危険因子番号	対策
①ベッド柵が下りているので，児が柵を乗り越え，転落する	①に対して ①-1：ベッド柵は，処置以外のときは，必ず上げておく ①-2：ベッド柵が下がると，ブザーが鳴るようにする ①-3：万が一に備え，床には衝撃吸収マットを敷いておく
②ベッド柵が下りているので，児が柵の隙間に指を挟みけがをする	②に対して ①-1，①-2と同じ

4 第4ラウンド（どの対策を採用するか決定し，指差し呼称する）

対策の中から，皆の合意で「重点実施項目」を絞り込み，それを実践するためのチームの行動目標を設定します。設定したら，「私たちは，処置以外のときは，必ずベッド柵を上げておく」など，自分たちの決意を指差し呼称をして確認します。

5 指差し呼称の効果

指差し呼称（図52-3）とは，作業者が作業対象・方向を「指」で「差」し，その対象がもつ名称や状態を「呼称」することで，各種産業界で広く行われています[17]。指差し呼称は，声を出すことによる口元の咬筋の運動や腕を動かすことによる筋紡錘への刺激など，視知覚だけでなく，「指差し」による運動知覚，呼称による筋肉知覚や聴覚の領域の参加により対象認知の正確度が高まるとされており，エラー発生防止に効果が示されています[18]。

図52-3 ｜ 第4ラウンド

053 事故発生のメカニズム
——あるファミリーレストランで起きたミステリー

この物語は，ある看護学生がアルバイト先で経験した実話を基に再構成したフィクションです。

1 ファミレスで子どもが倒れる

3歳の女の子と母親が，あるファミリーレストランで食事をしていました。すると，女の子が急に，真っ赤な顔をして倒れました！　その子は救急車で病院に搬送され，診察の結果，アルコールを飲んだことによる症状であったことがわかりました。女の子は，点滴をして自宅に帰り，大事には至りませんでした。母親は「お酒なんて飲ませていません」と言っています。さあ，何が起こったのでしょうか？

2 なぜ，女の子はアルコールを飲んでしまったのか

女の子が，アルコールを飲んでしまった場面を探すために，親子がレストランに入ってから子どもが倒れるまでのプロセスを，「出来事1」から「出来事4」まで区切って聞き取りをしながら，振り返ってみました（図53-1）。

3 どこで，アルコールが運ばれることになったのか

聞き取りをしながら場面を確認していくと，出来事②と出来事③に謎が隠されていました。注文の品物は「カルピスソーダ」でしたが，ウエイトレスは「カルピスS」と書きました。調理担当者は，「カルピスS」をみて，その「S」を「ソーダ」ではなく，「サワー」と思い，準備をしていたのです（ソーダはソフトドリンクで，サワーはアルコール飲料）（図53-2）。これは医療事故ではありませんが，意図しない結果を生じたヒューマンエラーでした。さて，このエラーが発生したのは，なぜでしょうか？

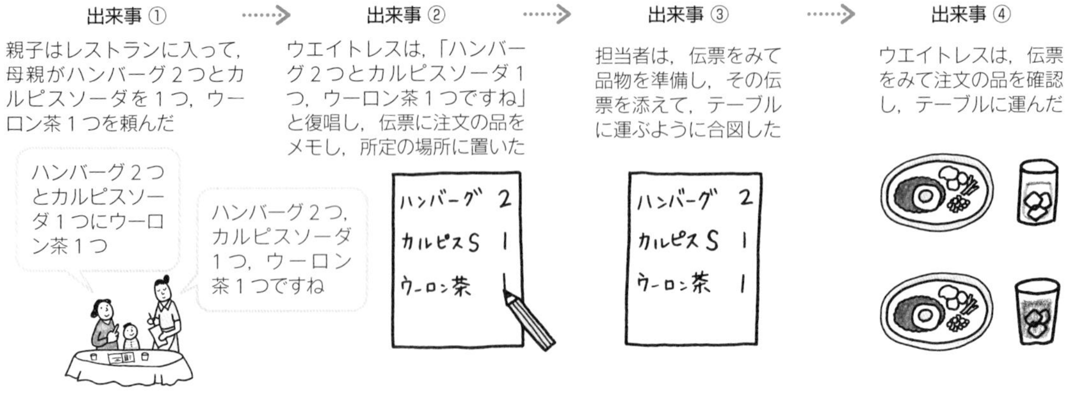

出来事①
親子はレストランに入って，母親がハンバーグ2つとカルピスソーダを1つ，ウーロン茶1つを頼んだ

ハンバーグ2つとカルピスソーダ1つにウーロン茶1つ

出来事②
ウエイトレスは，「ハンバーグ2つとカルピスソーダ1つ，ウーロン茶1つですね」と復唱し，伝票に注文の品をメモし，所定の場所に置いた

ハンバーグ2つ，カルピスソーダ1つ，ウーロン茶1つですね

ハンバーグ 2
カルピスS 1
ウーロン茶

出来事③
担当者は，伝票をみて品物を準備し，その伝票を添えて，テーブルに運ぶように合図した

ハンバーグ 2
カルピスS 1
ウーロン茶 1

出来事④
ウエイトレスは，伝票をみて注文の品を確認し，テーブルに運んだ

図53-1　**出来事流れ図：親子がレストランに入って注文した品物がテーブルに運ばれるまで**

4 | 根本原因を探せ

根本原因分析法（p.136で詳述）に基づいてこの事故を分析してみました（図53-3）。

3つの根本原因が見つかりました。それぞれについて対策を検討しました（図53-4）。

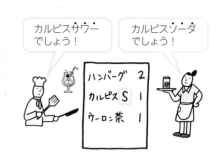

図53-2 | カルピスSの落とし穴

5 | エラーを根本原因にしない

この事故は，「カルピスS」を「ソーダと伝えたつもり」なのに「サワーと思い込んで準備した」というエラーにより，事故が発生しています。エラーは「結果」であり，根本原因ではありません。エラーが引き起こされた原因について，検討をし，根本原因に対して対策を立案することが，エラーを防止するための重要なポイントです。

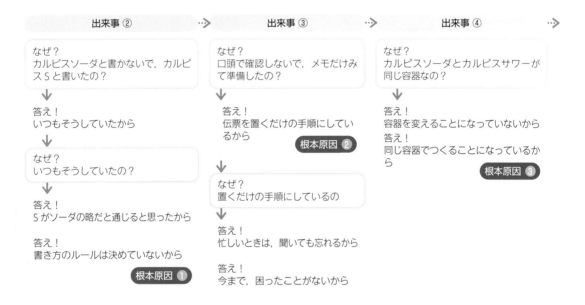

図53-3 | 「"なぜ・なぜ"分析」で原因を究明する

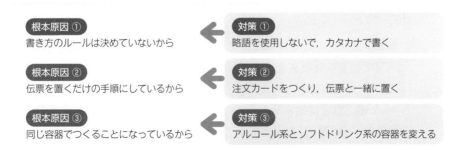

図53-4 | 根本原因に対し対策を検討する

054 根本原因分析法（RCA）

1 根本原因分析法（RCA）とは

根本原因分析法（RCA：Root Cause Analysis）は，もともと産業界で使用されていた分析法でしたが，1997年にアメリカの The Joint Commission（医療施設評価合同委員会）（旧名称は The Joint Commission on Accreditation of Healthcare Organization：JCAHO）が，医療界に適した科学的分析手法の1つとして推奨した事故分析手法です[19]。個人の問題としてとどめず，組織やシステムの原因まで分析を進めることができる特徴をもっています。

2 RCAの基本的な流れ

RCAの基本的な流れでは，インシデントやアクシデントが発生したら，①「出来事流れ図」をつくり，②「なぜ？」「答え！」の分析を繰り返し，③「根本原因を特定」し，④「対策立案」，そしてその対策を実施することで再発防止につなげます[20], [21]。

3 ステップ①：出来事流れ図の作成

「出来事流れ図」は，各出来事の発生について，「いつ」「誰が」「何をした」という事実を時間の経過で区切りながら，時間の流れに沿って並べたものです（図54-1）。1場面に2つの出来事（要素）を入れないように区切るのがポイントです。

出来事1	出来事2	出来事3
新人看護師Aは，患者Bの清拭後，床頭台の上にワーファリンが1錠置いてあるのに気がついた	患者Bに尋ねると「あら，飲み忘れたのかしら」と答えたが，いつの飲み忘れかを覚えていなかった	看護師Aはリーダーに相談するため，薬をそのまま床頭台の上に置いて，ナースステーションに行った

図54-1 出来事流れ図「中止になった薬の内服」例

4 ステップ②-1：「"なぜ・なぜ"」分析を繰り返す

出来事流れ図の各場面について，「なぜ，床頭台の上に薬が置いてあるの？」など，「なぜ」で始まる質問文を考え，付箋に書き出します。その「なぜ」に対し別の付箋に，「答え！　患者が飲み忘れたから」など，事実を書きます。さらに，その「答え」に対し，「なぜ，患者は飲み忘れたの？」など，新しい「なぜ」で始まる質問文を書いて，その質問への「答え」を書き並べていきます（図54-2）。質問が出なくなるまでこの作業を繰り返します。最後の「答え」が根本原因である可能性が高いとされますが，途中の「答え」が根本原因である場合もあります。根本原因は1つとは限りません。

5 | ステップ②-2：「答え」を集めて分類する

　「答え」の付箋だけを集めます。同じような答えは重ねていきます。重なりが多い答えが根本原因の可能性が高いといわれますが，「これが根本原因だ」と思われる答えをいくつか選び出します。

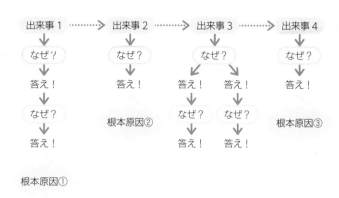

図54-2 | "なぜ・なぜ"分析

6 | ステップ③：因果関係図を作成し，根本原因を確定する

　分類したカテゴリーを参考に，因果関係図を描いていきます（図54-3）。根本原因としたことが，どのような行動を引き起こしエラーである結果につながっていくのか，因果関係を明確にするプロセスです。これにより，根本原因が確定します。関係図の作成においては，「エラーを根本原因としない」ことが大きなポイントです。

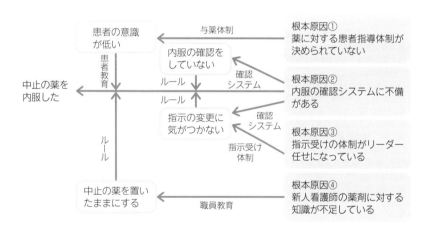

図54-3 | 因果関係図「中止になった薬の内服」例

7 | ステップ④：対策立案

　対策は，根本原因に対して立案されます（図54-4）。エラーは結果です。「思い込んだから」「勘違いして」など，エラーを根本原因にしないことが，大きなポイントです。対策は，具体的に「何をする」のかがわかるように明確に表現します。

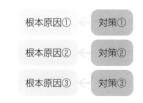

図54-4 | 根本原因に対する対策の立案

1）加藤済仁, 他編：新版　看護師の注意義務と責任, 新日本法規出版, 2018, p.63-69.
2）前掲書1）, p.65.
3）国立大学附属病院医療安全管理協議会：図表1インシデントのレベル.
〈http://www.medsafe.net/contents/recent/35guideline.html〉
（2022. 3. 30 閲覧）
4）飯田修平, 他監修, 医療の質用語事典編集委員会編著：医療の質用語事典, 日本規格協会, 2005, p.244.
5）山内桂子, 他：医療事故, 朝日新聞社, 2000, p.31.
6）H.W. ハインリッヒ, 他著, 総合安全工学研究所訳：ハインリッヒ産業災害防止論, 海文堂出版, 1982, p.59-60.
7）前掲書4）, p.225.
8）米国医療の質委員会, 他著, L. コーン, 他編, 医学ジャーナリスト協会訳：人は誰でも間違える, 日本評論社, 2000.
9）前掲書8）, はじめに.
10）前掲書5）, p.61.
11）裁判所ウェブサイト：裁判例情報, 業務上過失傷害被告事件, 平成19年3月26日, 刑集61巻2号, p.131.
12）横浜市立大学：横浜市立大学医学部附属病院の医療事故に関する事故調査委員会報告書, 平成11年3月.
〈https://www.yokohama-cu.ac.jp/kaikaku/bk2/bk21.html〉
（2022. 3. 30 閲覧）
13）横浜市立大学：横浜市立大学医学部附属病院の医療事故に関する事故調査委員会報告書　特別委員意見書, 平成11年3月.
14）横浜市立大学：横浜市立大学医学部附属病院の医療事故に関する事故調査委員会報告書　資料　交換ホール, 平成11年3月.
15）安井はるみ：危険予知訓練とは何か, 患者安全推進ジャーナル, 2007,（16）：7.
16）杉山良子：ヒヤリ・ハットKYTシートを使用した訓練の方法, 患者安全推進ジャーナル, 2007,（16）：12-13.
17）高橋完介, 他：指差呼称が記憶成績に及ぼす効果, 日本応用心理学会第70回大会発表論文集, 2003：50.
18）芳賀繁, 他：「指差呼称」のエラー防止効果の室内実験による検証, 産業・組織心理学研究, 1996, 9（2）：107-114.
19）嶋森好子, 他編：医療安全とリスクマネジメント, ヌーヴェルヒロカワ, 2008, p.115.
20）石川雅彦編：RCA根本原因分析法実践マニュアル, 医学書院, 2007, p.20.
21）前掲書20）, p.32.

・新村出編：広辞苑, 第7版, 岩波書店, 2018.

医療現場の感染管理の基本

1. 感染症の発生のメカニズムを理解し，病院に感染管理が必要な理由を説明できる
2. 医療関連感染の防止システムとしてのサーベイランスの必要性を理解する
3. スタンダードプリコーションの基本概念と感染予防の基本および感染経路別予防策の基本を説明できる
4. 病院における感染制御のための代表的な組織と感染管理プログラムの要素を理解する

学習課題

第11章に関連した

第11章では，次のような課題を視野に入れて学習を進めましょう

①感染成立の輪の構成要素とその内容を説明しなさい
②医療関連感染の防止システムとしてのサーベイランスの必要性を説明しなさい
③スタンダードプリコーションの基本概念を説明し，基本対策を5項目挙げなさい。
④感染経路の代表的な3種類を挙げ，それぞれの予防策としてのポイントを説明しなさい
⑤感染管理プログラムの主要な目標と主な要素を挙げなさい

055 感染症発症のメカニズム

1 感染症とは

　感染とは，「病原性微生物（病原体）が身体のある部位で増殖すること」をいい，「感染により引き起こされる疾患」を感染症といいます。感染した人がすべて発症するわけではなく，無症状で健康保菌者（healthy carrier：キャリア）と呼ばれる人もいます[1]。近年では，弱毒病原体による感染，国際化とともに増加する強毒病原体による輸入感染症，生態系の変化に伴う新たな感染症の危険などが指摘されています。

2 感染症の発症に関係する病原体と宿主の関係

　感染症が発症するかどうかは，病原体の毒力と宿主の抵抗力の力関係により決定されます（図55-1）[2]。図55-1 ①は，宿主の抵抗力が正常で，病原体の病原性が弱毒である状況です。この場合は，感染症は発症しません。図55-1 ②では，病原体の毒性は図55-1 ①と同じ（弱毒）でも，宿主側の抵抗力が弱くなっている場合な

① 発症なし状況
宿主の抵抗力が正常で，病原体が弱毒である状況

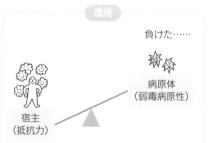

② 発症あり状況（宿主側の要因）
病原体の病原性が弱毒でも，宿主の抵抗力が弱い状況

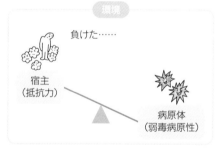

③ 発症あり状況（病原体側の要因）
宿主の抵抗力が正常でも，病原体の病原性が強毒である状況

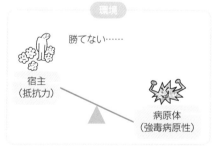

④ 発症あり状況（環境の変化による要因）
新たな病原体との接触や病原性の変化が引き起こされた状況

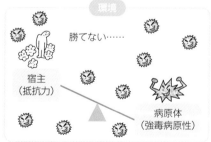

図55-1 ┃ 感染症の発症に関係する病原体と宿主の関係

（洪愛子編：ベストプラクティス NEW 感染管理ナーシング，学習研究社，2006，p.35 を参考に作図）

ので，発症します。図55-1③は，宿主側の抵抗力が正常でも，病原体の毒性が強くて感染症を発症する状況を示しています。図55-1④は，新たな病原体との接触や病原性の変化が引き起こされた状況です。病院は，抵抗力が弱い宿主（患者）が多い環境で，多剤耐性菌などが増加したり，多様な病原体が存在して人に感染する危険性が高かったりする場所です。したがって医療従事者は，感染症に対する基本的な理解のもと，感染症の特徴をとらえて適切に対応する必要があります。

3 ｜ 感染成立の輪（連鎖）

感染は，微生物が身体や環境に存在するだけで発生するわけではなく，特定のルートを経て感染リスクの高い人に侵入して初めて発生する可能性が生じます。この感染発生のプロセスを疫学的に表現したのが「感染成立の輪」と呼ばれる図（図55-2）です。以下，ガイドライン[3]や文献[4]に基づいて解説します。

①病因（病原体）：感染成立には，病因となる微生物が，十分な病原性を有して存在することが必要です。

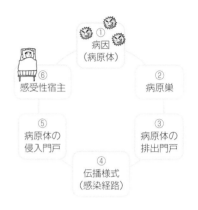

図55-2 ｜ 感染成立の輪（連鎖）

②病原巣：微生物が増殖はできなくても生存できる場所のことです。医療関連感染での重要な病原巣は，患者や医療従事者などの人です。また，病原巣となりやすい環境には，不適切な洗浄・消毒・滅菌処理を行った医療器具などがあります。

③排出門戸：微生物が病原巣を出ていくときに通るところで，身体の口・鼻・肛門などの開口部はすべて排出門戸となり得ます。

④伝播様式：微生物が病原巣から感受性宿主に移るための感染経路のことです。主な感染経路として飛沫・接触・空気があります。

⑤侵入門戸：微生物が感受性宿主に入るときに通る身体的部位を指します。鼻・口などの開口部，皮膚の損傷部，カテーテル類の刺入部などがあります。

⑥感受性宿主：感染を起こすリスクのある人や動物のことです。微生物の侵入後，宿主に感染が起きるかどうかは，抵抗力の状態など宿主自身の内因性リスク因子と，侵襲的処置の頻度やそれを実施する医療従事者の技術など外因性リスク因子に左右されます。通常，内因性リスク因子を変えることは難しいため，感染予防策では，外因性リスク因子を変えることが重要になります。

4 ｜ 病院に感染対策が必要な理由

病院という環境は，高齢者や超低出生体重児など，もともと抵抗力の弱い入院患者を抱えています。さらに，カテーテルの挿入や手術などの侵襲的な処置を行ったり，抗生物質を使用したりするので，感染リスクの高い状況にあり，上述した感染の輪が成立しやすい状況にあります。看護師は，ケアの各場面で，自分自身が感染しないこと，感染の媒介者とならないようにすることを念頭におき，感染予防に対する知識をもち，適切な感染防止策を行う必要があります[5]。

056 医療関連感染への対策

1 院内感染対策から医療関連感染対策へ

　院内感染とは，医療機関において患者が原疾患とは別に新たに罹患した感染症や，医療従事者などが医療機関内において感染した感染症の発生をいいます。院内感染は，人から人へ直接，または医療機器・環境などを媒介して発生し，特に免疫力の低下した患者・未熟児・高齢者などの易感染患者は，通常の病原性微生物のみならず，感染力の弱い微生物によっても院内感染を起こす可能性があります。このため，院内感染防止策は，個々の医療従事者ごとに行うのではなく，医療機関全体として取り組むことが必要です[6]。

　また近年では，院内感染（nosocomial infection）や病院感染（hospital-acguired infection）という用語ではなく，病院・診療所や長期療養施設，さらに在宅ケアでの感染を含めた「医療関連感染（healthcare-associated infection：HAI）」という用語が用いられることも多くなりました[7]。

　感染症対策では，病院における体制の構築のみならず，地域の医療機関におけるネットワークをつくり，各医療機関が適切に対応できるよう相互に支援する体制の構築が求められています。

2 院内感染サーベイランスシステム

　サーベイランスとは，院内感染の発生頻度，リスク因子，効果的な防止策を明確にするために行われる系統的なデータ収集と分析のプロセスをいい，サーベイランスの結果は，感染対策にかかわる人々に共有され，感染防止策の立案・実施・評価に活かされます[8]。サーベイランスは院内で効果的な感染防止策を立案・実践するために重要不可欠な要素なので，院内感染の監視システムとして，整備していく必要があります（図56-1）[9]。

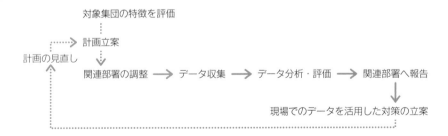

図56-1 | サーベイランス計画の流れ

（洪愛子編：ベストプラクティスNEW感染管理ナーシング，学習研究社，2006，p.103より一部改変）

3 │ 院内感染への日常的な対策

　日常的な対策としては感染を未然に防ぐための対策を実践していくことと，院内での感染発生が予測される感染症については，発生時にすべての医療従事者が対応できるように発生時対策マニュアルの整備が重要です。「スタンダードプリコーション（標準予防策）」（次項で詳述）と「感染経路別予防策」の教育と実践の徹底が予防策の中心になり，院内感染発生時の感染リスクを低下させるためにも必要です[10]。

4 │ 院内感染発生時の対応

1　院内感染発生原因の調査とアセスメント

　原因微生物を特定し，その伝播経路・潜伏期間などを調査します。発生した院内感染が通常発生する散発的な事例なのか，問題となる院内感染の発生なのかを判断し，市中感染の持ち込みなのか，患者自身が保有する病原体なのか，感染対策上の不備によるものかなど，発生原因に対するアセスメント[11]を行います（図56-2）。

2　感染リスクの判断と感染拡大の防止

　さらに，感染拡大を防止するために，接触者の伝播経路や発端者に実施された医療処置や看護ケア，発端者を取り巻く人々の免疫状態，感染リスク対象者，実施された感染対策の妥当性や今後の改善すべき点など，感染拡大に対するアセスメントを行い，適切な感染対策を検討することが必要です。

3　適切な感染対策の実施

　対応としては，発端者への感染経路別予防策と，必要時に接触者への対策を行います。発端者や接触者へは，必要な検査が的確に実施されるようにし，周囲の患者への感染拡大のリスクがある場合は，それぞれの患者に応じて対策を検討します。特に，医療従事者は，ほかの易感染状態の患者と接したり，侵襲的処置を実施したりするという側面を十分理解して，伝播者にならないように留意して感染予防行動をとる必要があります[12]。

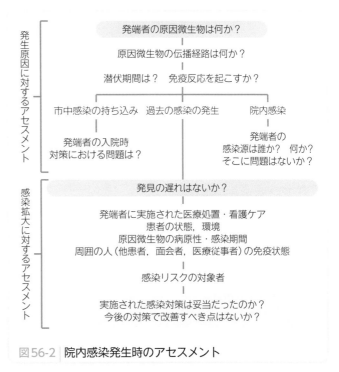

図56-2 │ 院内感染発生時のアセスメント

057 スタンダードプリコーションと感染経路別予防策

1 スタンダードプリコーションの基本概念

スタンダードプリコーション（標準予防策）は，感染の診断の有無にかかわらず，すべての患者に対して標準的に行う感染予防策です。医療機関を訪れる患者は，感染症の検査を受けたことがない，感染していても潜伏期にあり検査結果が陰性である，未知の病原体を保有するなど，さまざまな状態にあります。したがって，すべての患者の「血液，体液，粘膜，損傷した皮膚」（汗は除く）を感染の可能性がある対象として対応することで，患者および医療従事者双方に対する院内感染の発生リスクを減少することを目的とした感染予防策です[13]。

2 感染予防策の基本

感染予防策の基本として，表57-1 に示した「適切な手洗い」「防護用具の使用」「患者ケアに使用した器材などの取り扱い」「救急蘇生・人工呼吸」「患者配置」があります[3], [14]。

表57-1 感染予防策の基本

基本対策	ポイント
適切な手洗い	• すべての医療行為の基本となり，感染予防に対して大きな役割を果たす。通常の手洗いには普通の石けんを使用する • 特定の状況や目的に応じて，手洗いの種類と使用する洗浄薬や消毒薬を選択する
防護用具の使用	• 病原体との接触や伝播を防止する手段として，防護用具を使用する • 防護用具の主たる種類として，手袋，マスク，ゴーグル，フェイスシールド，ガウンなどの物品があり，清掃や空調整備などの環境対策も重要である
患者ケアに使用した器材などの取り扱い	• 患者に使用した医療機器・器材は，血液，体液，分泌物などで汚染されるので，感染源にならないような取り扱いが必要である。汚染された器材などへの接触に際しては，交差感染を避けるため，手洗いの励行や防護用具の使用が重要である。ディスポーザブル製品は適切に廃棄する • 鋭利な器具などは，負傷を避けるように取り扱う。特に使用済みの針は，針刺し事故が多いことから，リキャップをしない，ディスポーザブル注射器から針を外さない，耐貫通性専用容器への廃棄のルールを遵守することが重要である • ベッドやベッドレール，ベッド以外のよく触れる表面などは，日常的に清掃・消毒する手順の整備が必要である
救急蘇生・人工呼吸	• 救急蘇生時の口による蘇生術は最小限に抑え，人工呼吸の必要性が予測される場合は，蘇生用のマスクやバッグを常備し，使用可能な状況にしておく
患者配置	• 周囲の環境を汚染する可能性の高い患者や衛生管理に協力を期待できない患者は，個室に配置する。個室に空きがない場合などは，感染管理の専門家に相談する。

（日本看護協会：感染管理に関するガイドブック改訂版 2004 年および洪愛子編：ベストプラクティス NEW 感染管理ナーシング，学習研究社，2006，p.120-123 を参考に作表）

スタンダードプリコーションだけでは，感染を予防することが難しい状況の場合は，加えて，感染経路別予防策を実施する必要があります。感染経路別予防策には，空気感染防止策，飛沫感染防止策，接触感染防止策の3種類があります。いずれも，感染経路の遮断が対策のポイントです。

空気感染は，長時間空気中に浮遊する粒子（粒径5 μm以下）に付着した微生物による感染で，空気の流れによって広く巻き散らされ，吸入されて広範囲に伝播されます。飛沫感染は飛沫粒子（粒径5 μm以上）に付着した微生物による感染で，咳嗽，くしゃみ，会話，気管内吸引など，患者とおよそ1 mの距離で接する際に伝播され感染する危険性が生じます。接触感染は，体位変換や入浴介助などによる患者との直接接触や汚染された医療器具を介した間接感染によって起こる感染です。

それぞれ，伝播経路を理解したうえで，表57-2に示したような「患者配置」「防護用具」「患者移送」などにおける対策が重要です[15]。

表57-2 感染経路別予防策の基本

	空気感染防止策	飛沫感染防止策	接触感染防止策
主な病原性微生物	結核菌，麻疹ウイルス，水痘・帯状疱疹ウイルス など	インフルエンザウイルス，マイコプラズマ，風疹ウイルス，ムンプスウイルス など	MRSA，腸管出血性大腸菌，A型肝炎ウイルス，ロタウイルス，シラミ など
患者配置	陰圧の空調管理，1時間に6〜12回の換気，建物外への適切な排気などの条件を満たす個室に収容する。患者が室外に出ることのないようにし，入口は開放厳禁とする	原則として個室に収容する。個室が確保できない場合は，同一微生物による感染症患者と一緒に同室収容する。集団隔離も困難な場合は，ベッド間隔を約2m確保する	原則として個室に収容する。個室が確保できない場合は，同一微生物による感染症患者と一緒に同室収容する
防護用具	専用マスク・微粒子マスク（N95）を着用する	患者の病室に入る場合は，サージカルマスクを着用する	手袋の着用と手洗いの励行。汚染物質を処理後には手袋を交換する。ガウンテクニックを徹底する（体位変換やシーツ交換・排泄介助などで患者と接触する場合は，入室時に清潔なガウンを着用し，退室時にはガウンを脱ぎ，ほかの患者に伝播させないように，自分の白衣が病室内の汚染された環境表面や物品に触れないように注意する）
患者移送	病室外への移送は最小限とし，患者へはサージカルマスクの着用を指導する	病室外への移送は最小限とし，患者へはサージカルマスクの着用を指導する	病室外への移送は最小限とし，移送の際は，患者の感染部位や感染源となるものが周囲に直接接触しないようにする
その他	麻疹・水痘などの抗体がない医療従事者は，患者病室には立ち入らない，あらかじめワクチン接種を行うなどの対策を講じる		血圧計・聴診器・体温計など，患者に使用した器具などは，患者専用にすることが望ましい

（日本看護協会：感染管理に関するガイドブック改訂版 2004年および洪愛子編：ベストプラクティス NEW 感染管理ナーシング，学習研究社，2006，p.124-127を参考に作表）

058 感染管理の組織化

1 感染制御体制の整備

2006（平成18）年の医療法改正[16]により，病院，診療所または助産所の管理者には，医療の安全を確保するための指針の作成，従事者に対する研修の実施など，医療安全確保が義務づけられ，医療施設内における感染制御体制の整備が必要となりました。具体的内容として，①院内感染対策のための指針の策定，②院内感染対策のための委員会の開催，③従業者に対する院内感染対策のための研修の実施，④感染症の発生状況の報告その他の院内感染対策の推進を目的とした改善のための方策の実施，の4項目が示されました[17]。

2 感染制御のための組織化

日本看護協会では，「感染管理の基本は，感染防止の基礎知識を理解し，科学的根拠に基づく日常の感染防止対策，アウトブレイク時の迅速な対応等，各施設や現場の患者特性，ニーズに適した感染管理プログラムを作成し，それをシステム化することである」としています[18]。感染制御の組織として，感染対策委員会（ICC：Infection Control Committee），感染対策チーム（ICT：Infection Control Team），担当者として感染管理看護師（ICN：Infection Control Nurse）などが位置づけられます。看護師は，直接ケアを行う機会が多い中，清潔の保持増進を進める一方で，カテーテル留置中の患者・抵抗力の弱い高齢者や乳幼児などの感染リスクの高い患者へのケアの実施や感染徴候の発見なども行うため，患者の最も近くに存在している医療従事者として感染防止に重要な役割を担っています。

病院の中の各感染組織の位置づけを図58-1に示しました。

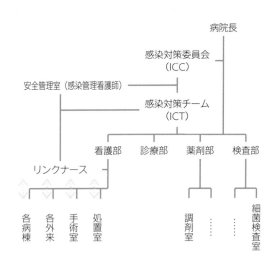

図58-1 | 病院の中の感染管理組織（例）

3 | 感染対策委員会

　感染対策委員会は，病院長直属の諮問機関として，病院管理責任者（病院長），看護部門，診療部門，薬剤部門，検査部門などの各代表により構成され，病院の感染管理のための方針を作成し最終決定機関として機能する組織です。下部組織として感染対策チームを位置づけ，一定の権限を与えて，その活動を強力に支援することを通して，現場の活動をモニタリングすると同時に，現場の声を吸い上げて，感染防止対策を推進する役割を担っています。

4 | 感染対策チーム

　感染管理プログラムの中核を成す組織で，実働性の高い専門家チームとして，迅速・的確な情報伝達と判断をもって，感染管理プログラム活動を推進する役割を担います。したがって，チームメンバーは，感染対策委員会の委員長，感染制御医師，感染管理看護師，細菌検査の専門技師など，各部門でリーダーシップを発揮する者であり，具体的な感染対策の活動方針・年度計画を定め，感染対策の基準・手順の立案・実施・評価を行います[19]。

5 | 感染管理看護師

　感染管理看護師とは，感染管理に関する教育を一定期間受けて病院全体の感染対策を担い，感染管理のための標準的ケアに関連して，自身の実践活動の発展・評価・改善に対して責任をもつ看護職者をいいます。院内感染のサーベイランスの実践や職業感染管理の職務を担うためには，患者ケアの臨床，微生物学，消毒・滅菌，感染症学，成人教育，対人関係，リーダーシップ，看護管理，疫学などの知識を有し，最新の知識・技術を継続して維持することが条件です[19]。また，感染管理に関する教育指導も求められます。近年では，日本看護協会が認定する感染管理認定看護師や感染症看護専門看護師が，病院の感染管理部門の専任責任者としての役割を担うようになってきました。

　また，リンクナースは，感染管理看護師と連携をとりながら，看護実践の中で適切な感染管理が行われるように各部門における実働部隊としてその役割を担っています。

6 | 感染管理プログラムの構成要素

　病院における感染管理の主要な目標は，「①患者を守ること」「②医療環境で医療従事者と訪問者，その他の人々を守ること」「③可能なときはいつでも，可能な限り費用効果の高い方法で①と②のゴールを達成すること」の3点です。したがって，感染管理プログラムの構成において，①感染管理計画の立案と実施および評価，②院内感染サーベイランス計画の立案と実施，③感染経路遮断のための直接的介入手順の立案と実施，④感染防止技術の推進，⑤職業感染管理，⑥病院環境管理，⑦病院で働くすべての人に対する感染管理教育の実施，⑧感染管理のコンサルテーションが主な要素となります[20]。

1 ） 洪愛子編：ベストプラクティス NEW 感染管理ナーシング，学習研究社，2006，p.34.
2 ） 前掲書 1），p.35.
3 ） 日本看護協会：感染管理に関するガイドブック改訂版　2004年，社団法人日本看護協会，2004.
4 ） 前掲書 1），p.89-90.
5 ） 厚生労働省：医療機関における院内感染対策マニュアル作成のための手引き（案）[更新版]（160201 ver. 6.02），平成 25 年度厚生労働科学研究費補助金（新興・再興感染症及び予防接種政策推進研究事業）「医療機関における感染制御に関する研究」（H25-新興-一般-003），分担研究課題「医療機関における院内感染対策マニュアル作成のための手引きの更新」.
〈https://janis.mhlw.go.jp/material/material/Ver_6.02%E6%9C%AC%E6%96%87170529.pdf〉（2022. 3. 30 閲覧）
6 ） 厚生労働省：医療施設における院内感染の防止について（通知）（平成 17 年 2 月 1 日，医政指発第 0201004 号）.
〈https://www.mhlw.go.jp/shingi/2006/09/dl/s0906-3d.pdf〉（2022. 3. 30 閲覧）
7 ） 厚生労働省：医療機関等における院内感染対策について（通知）（別記）医療機関等における院内感染対策に関する留意事項（平成 23 年 6 月 17 日，医政指発 0617 第 1 号）.
〈https://www.mhlw.go.jp/topics/2012/01/dl/tp0118-1-76.pdf〉（2022. 3. 30 閲覧）
8 ） 前掲書 1），p.289.
9 ） 前掲書 1），p.103.
10） 前掲書 1），p.110.
11） 前掲書 1），p.112.
12） 前掲書 1），p.115.
13） 前掲書 1），p.120.
14） 前掲書 1），p.120-123.
15） 前掲書 1），p.124-127.
16） 法律第八十四号（平十八．六．二一）良質な医療を提供する体制の確立を図るための医療法等の一部を改正する法律.
〈http://www.shugiin.go.jp/internet/itdb_housei.nsf/html/housei/16420060621084.htm〉（2022. 3. 30 閲覧）
17） 厚生労働省：良質な医療を提供する体制の確立を図るための医療法等の一部を改正する法律の一部の施行について（通知）（平成 19 年 3 月 30 日，医政発第 0330010 号）.
〈https://www.mhlw.go.jp/web/t_doc?dataId=00tb3561&dataType=1&pageNo=1〉（2022. 3. 30 閲覧）
18） 前掲書 3），p.2.
19） 前掲書 1），p.163-164.
20） 前掲書 1），p.264-265.

医療現場における
業務上の危険

第12章の　学習のねらい

1. 「医療現場における業務上の主な危険要因」と「安全確保のための基本防護策」を理解する
2. 「職業感染の主な種類」と「感染経路別の基本防護策」を説明できる
3. 「主な暴力の種類」と「患者が加害者となる場合の背景」および「暴力発生時の対応」を理解する

第12章に関連した　学習課題

第12章では，次のような課題を視野に入れて学習を進めます。

①労働安全衛生を確保をするための5つの管理要素を述べなさい

②血液・体液を介する感染の機会として「針刺し」が挙げられますが，注射針を使用する際の注意点を挙げなさい

③電離放射線外部被曝を防止するための三原則を説明しなさい

④抗がん剤の主な曝露経路を説明しなさい

⑤看護業務を行う際に発生する腰痛を予防するための主な対策を述べなさい

⑥「患者が加害者となる暴力が発生しやすい状況」と「暴力を振るわれそうになったときの被害者対応」を説明しなさい

059 看護職員の業務上の危険要因

1 | 業務上の危険要因とは

　医療の高度化や多様化に伴い起こり得るリスク（危険）も変化しており，患者の安全を第一にさまざまな対策がとられています。医療現場の危険は，患者にだけ降りかかるものではありません。医療従事者にとっても，表59-1 に示すような，さまざまなリスクが起こり得ます[1]。特に，看護職員は，24 時間患者に寄り添い，直接的な看護ケアを行います。国際看護師協会（ICN：International Council of Nurses）は，「看護職員の業務の特性や医療機関の職場環境に起因して看護職員の健康や安全をそこなう要因となりうる各種の危険な要素」を「業務上の危険」と定義しています[2]。

　1998 年，国際看護師協会とアメリカ看護協会の共催で，「保健医療従事者のための労働災害（職務上の健康障害）に関する国際会議」が初めて開催され，意見交換が行われました。

　その後，日本看護協会により，全国の病院の看護管理者に対し，危険因子に対する認識状況や防護策の実態等の調査[3]が行われ，実態が把握されると同時に，医療現場の危険に対する関心を喚起するための働きかけが行われてきました。

　看護職員は，患者など対象者の健康問題の解決に向け，安全で安心できる看護ケアを提供することを求められています。質の高い医療・看護ケアを実践するためには，看護職員自らが健康でいることが必要です。病院内にはさまざまな「業務上の危険」があり，健康を損なうおそれがあることを，看護職員は十分に認識する必要があります。同時に，危険を回避し，職員の安全・健康を守る職場づくりのために組織的な取り組みが必要となります。

表59-1 | 医療現場における主な業務上の危険要因

危険要因の分類	主な内容
生物学的要因	ウイルス・細菌・真菌・植物　など
物理的要因	医療環境や機器・材料，電気，音，不適切な換気，レーザー煙，電離放射線，光　など
化学的要因	消毒剤，滅菌剤，薬物，試験試薬，殺菌剤，抗がん剤，エチレンオキシド（エチレンオキサイド），ホルムアルデヒド，グルタルアルデヒド（グルタラール），アスベスト　など
人間工学的要因	作業動作に伴うもの，患者の移乗や体位調整，抱き上げ，不安定な姿勢での業務　など
交通移動要因	通勤や業務による交通移動に伴うもの，自動車・バイク・自転車・公共交通機関の利用　など
勤務・労働時間要因	交代制勤務・夜勤，不規則な勤務時間に伴うもの　など
心理・社会的要因	患者・同僚および第三者による暴力，ハラスメント，精神的ストレス　など

（公益社団法人日本看護協会：看護職の健康と安全に配慮した労働安全衛生ガイドライン，公益社団法人日本看護協会，2018，p.35-76 および公益社団法人日本看護協会：協会ニュース，2018 年 3 月号別刷り付録「看護職の健康と安全に配慮した労働安全衛生ガイドライン」を参考に作表）

2 | 労働安全衛生法

　病院は医療・看護サービスを提供する場ですが，そこで働く医師・看護師などの医療従事者は，医療の担い手であると同時に医療現場の労働者です。労働者の安全と衛生，健康を確保していくうえで基盤となるのが，「労働安全衛生法」です。1947年に労働基準法が制定され，衛生管理者制度が創設されましたが，その後1972年に，「労働者の安全と健康を確保するとともに，快適な職場環境の形成を促進する」目的（第1条）で，労働安全衛生法が労働基準法から分離して施行されました。

3 | 労働安全衛生を確保するための基本的アプローチ

　労働安全衛生にかかわる対象者は，事業者と労働者の両者です。事業者は，快適な職場環境の実現と労働条件の改善を通じて職場における労働者の安全と健康を確保するようにしなければならず，安全配慮に対する義務を負います。また，労働者は，労働災害を防止するために必要な事項を守り，事業者や関係者が実施する労働災害の防止に関する措置に協力するように努める必要があります。

　医療現場で働く看護職などの職員の安全と健康を守るためには，病院の組織的なアプローチと職員個々のアプローチ（図59-1）[4]の相互作用が必要になります。

　労働者の健康は，環境状態によって影響を受けます。職場における有害な因子として，不適切な室温・照度，臭気，浮遊粉塵，化学薬品などを除去し，快適に業務が行えるように環境を整えることが「①作業環境管理」に求められます。また，有害物質が職員に与える影響は，作業時間，作業量，作業方法，作業姿勢，個人の健康状態によっても異なります。これらの要因を適切に調整して健康障害を防ぎ，快適な作業を遂行できるように「②作業管理」も必要です。一方，労働者の健康状態を把握し，作業環境や作業との関連を検討することにより，職員の「③健康管理」も必要です。健康管理として，職員全員を対象とした一般健康診断や行政指導による健康診断は重要です。特に看護職は夜勤業務や感染等の危険のある作業環境下での作業が多いので，十分な体制が求められます。さらに，「①作業環境管理」「②作業管理」「③健康管理」を円滑に効果的に進めるための体制として，「④衛生管理体制」が必要であり，職員個々の理解を深めるために，感染対策・感染発生時の応急対応など，「⑤労働衛生教育」が必要不可欠な要素となります[5]。

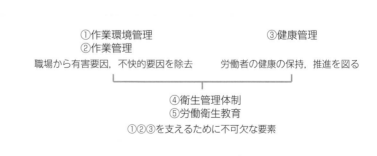

図59-1 | 労働安全衛生を確保するための基本的アプローチ

（日本看護協会：看護職の社会経済福祉に関する指針　看護の職場における労働安全衛生ガイドライン　平成16年度労働安全衛生編　2004年，日本看護協会出版会，2004，p.7 より一部改変）

151

060 職業感染の危険

1 | 感染の危険性が高い病院環境

　病院環境は，医療従事者にとって感染の危険性が高い場所です。特に，看護師は，清拭や排泄介助などで患者と密接に触れ合う機会が多く，また，検査や手術・透析時においては，患者の体液や血液などに曝露する危険性も高い状況にあります。したがって，自分自身が感染源とならないように，かつわが身を守るために，十分な感染防止策を講じる必要があります。感染予防策の基本は，スタンダードプリコーションと感染経路別予防策を実施することです（p.144 参照）。ここでは，「血液・体液を介する感染の危険」と「医療従事者に必要なワクチン接種」「病院の環境管理の基本」に関して解説します。

2 | 血液・体液を介する感染の危険と感染管理の基本

　血液媒介性感染症を引き起こす主なウイルスは，B 型肝炎ウイルス（HBV），C 型肝炎ウイルス（HCV），ヒト免疫不全ウイルス（HIV）などです。主な血液・体液感染の機会・場面・対策（例）を表 60-1[6]に示しました。

　血液・体液曝露時の報告システムと対応フローチャートを整備し，サーベイランスの実施が必要です。針刺し等の発生場所，原因器材，発生状況，器材の汚染状況，感染源などを分析し，職業感染リスクを評価し，対策を講じることが重要です。

表60-1 | 主な血液・体液感染の機会・場面・対策（例）

感染の機会	場面の（例）	対策（例）
注射時の針刺しによる切創	・使用後の注射針にキャップをかぶせよう（リキャップ）として，誤って自分の指に刺す ・抜いた翼状針をトレーに一時的に置いた際に，針先が跳ね上がり，自分の手などに刺さる ・針捨ての専用容器に針の部分だけを外して捨てようと思い，注射器から外す作業をしている際に，誤って指に刺す	・手袋を使用する ・リキャップをしない ・ディスポーザブル注射器から針を外さず，針が付いたまま専用廃棄容器に捨てる ・跳ね上がりのない翼状針を使用する ・安全装置の付いた翼状針や留置針を使用する
メス・ガラス破片など鋭利物による切創	・手術や検査で使用した器材を片づけるときに，誤って指を切る ・ガラス製の部品を落下させてしまい，破片を集めようとして，手袋の上から指に刺す	・手袋を使用する ・メスなどの刃物は別分けをしておき，片づけの際に最初に捨てる ・ガラス製のビーカーやシャーレなどは，金属製のカップやシャーレに変える
粘膜への血液・体液の飛散	・検査や手術の際に，血液が飛び散り目に入る ・褥瘡の壊死部切除の際に，血液が飛び散り目に入る ・蓄尿バッグから尿を廃棄する際に，尿が飛び散り，目に入る ・B 型肝炎の患者が吐血し，その血液が顔にかかり，口の中に入る	・手袋やガウンを着用する ・マスクやゴーグルなどを使用する

（日本看護協会：感染管理に関するガイドブック改訂版　2004 年，社団法人日本看護協会，2004，p.76-78 を参考に作表）

表60-2 医療従事者に接種がすすめられるワクチン

ワクチン名	水痘ワクチン	麻疹ワクチン	風疹ワクチン	ムンプスワクチン	インフルエンザワクチン
接種回数	1回	1回	1回	1回	毎年1回
ワクチンの効果	90～95%	95~98%	95%	90～95%	1年間のみ有効
72時間以内の感受性職員緊急ワクチン接種	効果あり	効果あり	効果なし	効果なし	
職員の発症時対応	感染期間の就業制限				
感染期間の感受性職員対応	就業制限				

（日本看護協会：感染管理に関するガイドブック改訂版 2004年, 社団法人日本看護協会, 2004, p.80 より一部改変）

　また，血液や体液の曝露時には石けんと流水で洗浄し，目などの粘膜曝露時は水または生理食塩水で洗浄し，曝露部位・曝露量・損傷部位の深さ・原因器材と汚染状況から感染の危険性を評価します。ウイルスに感染した場合，すぐに検査してもウイルスを見つけることができない空白期間（ウインドウ・ピリオド）があることを考慮し，追跡検査などを実施する必要があります。HBVについては，抗体検査を行い，抗体を保有していないときはワクチン接種を行うことが重要です。さらに職員に対して，血液曝露予防の重要性・リキャップの禁止・手袋着用・新しく使用する器材についてのトレーニングの機会を設け，継続的に教育指導することが重要です[6]。

3 ウイルス性疾患に対する感染防御手段

　医療従事者は，種々の感染症患者と接する機会が多く，病原性微生物に曝露する可能性・自分自身が感染症を伝播させる可能性が高い状況にあります。したがって，有効なワクチンが存在し，かつリスクの高い感染症においては，ワクチンの接種を実施することが確実な感染防御手段です。医療従事者への接種がすすめられるワクチンを表60-2に示しました[7]。前述したHBVを入れて6種類です。ワクチン接種においては，禁忌事項を十分に確認して実施することが必要です。

4 廃棄物の適切な処理

　患者を感染から守り快適な療養環境を確保することは，医療従事者にとっても重要です。特に廃棄物については，適切な分類が必要です。医療機関から発生する廃棄物は，①感染性廃棄物，②非感染性廃棄物（医療行為などに伴って生じる廃棄物のうち感染性廃棄物以外のもの），③それ以外の廃棄物（紙屑，生ゴミなど）があります。感染性廃棄物は梱包が容易にできるように，「固形状のもの」「鋭利なもの」「液状または泥状のもの」の3種類に区分して，ほかの廃棄物と分別しての処理が求められます。また，施設内の移動についても，飛散・流出のおそれのないように蓋の付いた容器に入れて，カートなどにより移動させるものとされています。また関係者が容易に感染性廃棄物である識別ができるように，バイオハザードマーク（図60-1）を付けるとされています[8]。

図60-1 バイオハザードマーク

061 医療機器・材料の使用に かかわる危険

1 | 電離放射線の被曝防止

1 放射線被曝による障害

　今日の医療において，画像診断や放射線治療などは欠かせないものです。放射線を診断・治療のために患者に照射するのは医療上の必要性からですが，放射線そのものの作用により障害を起こす可能性があります。この放射線障害は，被曝した本人のみに対する身体的障害と，子孫に影響を及ぼす遺伝的障害との大きく2つに分類されます。身体的障害には，白内障，不妊，骨髄や皮膚の障害，がんの発生などがあります。また，被曝後の放射線障害の発生時期によって，「急性障害」と「晩発障害」に分けられます。急性障害は，比較的短い期間に相当量の放射線を受けた場合に，遅くても2〜3カ月以内に現れ，通常，放射線被曝との因果関係がわかりやすいといわれます。一方，晩発障害は，比較的低線量の1回あるいは分割・遷延照射を受けた場合に，被曝後長い年月の潜伏期を経て悪性腫瘍などが現れるため，放射線被曝と因果関係を見つけるのが困難な場合が多いといわれます[9]。

2 放射線の被曝限度量

　放射線業務従事者の被曝限度は，電離放射線障害防止規則第4条などに定められています。「受ける実効線量が5年間につき100ミリシーベルト（mSv）を超えず，かつ，1年間につき50ミリシーベルトを超えない」ことが示されています。ただし，「女性の放射線業務従事者（妊娠する可能性がないと診断されたもの及び第6条に規定するものを除く。）の受ける実効線量については，3カ間につき5ミリシーベルトを超えないようにしなければならない」とされています（第6条では妊娠と診断された女性の放射線業務従事者の受ける線量の上限が示されています）。

3 放射線防護の基本概念

　放射線障害に関係する物理的な要因として，総線量，被曝時間因子，放射線の質，身体に対する線源の位置などあります。また，生物的な要因としては，生物の種類，生物の年齢（幼若な生物ほど影響は大きい），全身被曝か部分被曝かによる組織の大きさなどがあります[10]。こうした放射線の悪影響を防止または制限し，安全を確保する手段のことを「放射線防護」といいます[11]。放射線防護の手法は，「身体の外に存在する線源からの外部被曝」と「体内に取り込まれた線源による内部被曝」に分けて検討されます。

4 外部被曝防止の三原則

　外部被曝防止の三原則は，①遮蔽：放射線源と身体との間に遮蔽物体を置くこと，②距離：放射線源からの距離を十分にとること，③時間：放射線源の取り扱い時間を短くすることです。X線撮影などの介助の際はその原則を念頭におき，「①入室

前に必ずプロテクターを装着する。②プロテクターは被写体に向ける。③入室前にフィルムバッジを装着する。④必要最小限の検査室入室にとどめる。⑤照射中，被写体から離れられる時は，たとえ一歩でも離れる。⑥照射中の線束に絶対身体を入れない」[12]ことが必要です。

5 内部被曝の防止

　密封されていない放射線同位元素を取り扱う場合は，前述の外部被曝に対する防護に加えて内部被曝に関する防護も必要です。線源が体内に取り込まれる経路には，①吸入摂取，②経口摂取，③皮膚からの侵入（特に傷口から）があります。取り扱いに関しては，「適切に喚起された施設内で行うこと」「物質によってはフードの中で行う」「マスク・手袋・ガウンを着用する」「管理区域内での飲食・喫煙・化粧などを行わないようにすること」も必要です[13]。

2 ｜ ラテックスアレルギー対策

　ラテックスアレルギーは，天然ゴムに接触することによって起こるアレルギー反応です。病院で使用している主なラテックス製品には，手袋（図61-1），カテーテル，ドレーン，駆血帯があります。特に看護職は天然ゴム手袋を使用する機会が多いので，アレルギー反応を呈する場合がみられます。

　症状は，かゆみ，発赤，じんましんなどの症状から，結膜炎，喘息発作に発展することもあります。手袋に塗布されているパウダーがラテックス抗原を吸着することから，このパウダーが曝露経路の1つであることも指摘されています。対策としては，①パウダー付き製品の使用を避けること，②ポリ塩化ビニール製などの低アレルゲン化製品を使用すること，③正確な診断を受けること，などが必要です[14]。また，「体質のせい」だと個人で抱え込まないように援助することが重要です[15]。

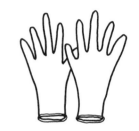

図61-1 ｜ ラテックス手袋

3 ｜ 殺菌用紫外線の被曝への対策

　紫外線は，波長256ナノメートル（nm）で細菌の発育を強く阻害し，波長253.7 nmではほとんどのウイルスが不活化されます。この性質を利用したのが「殺菌灯」などと呼ばれる人工紫外線を利用した光源です。感染者が使用した病室，手術室や実験室，器具の消毒などに用いられます。しかし，直接照射した表面だけにしか殺菌効果をもたず，照射されない部分には効果がない，という特徴ももっています[16]。

　殺菌用紫外線に曝露すると，皮膚や粘膜に障害を起こす可能性があります。点灯している殺菌灯を直視することは絶対避け，万が一，結膜の充血・目の痛み・流涙などの症状が現れた場合は専門医の診察を受ける必要があります。また，皮膚については，殺菌線量によって数時間後に日焼けを起こすことがあります。対策としては，紫外線が皮膚や目に当たらないように保護具を用います[17]。

062 医薬品等への曝露に伴う危険

1 抗がん剤への曝露の危険性

がん治療のために用いられる抗がん剤は，通常，輸液の中に調剤され使用されます。この際の準備・調剤・投与・廃棄に至る一連のプロセスにおいて，医師・薬剤師・看護師などは，抗がん剤に曝露する危険性があります。抗がん剤は，がん細胞に対しては制がん作用がある反面，変異原性・催奇形性・発がん性などが証明されているものも多く，抗がん剤を取り扱う医療従事者のリスクとして挙げられています。医療従事者が被曝する抗がん剤の量は，治療目的で使用される量に比べればわずかですが，ごく微量でも長期間取り扱うことによる影響が示唆されています[18]。

1 抗がん剤の作業に伴う主な曝露経路

抗がん剤の曝露経路には，①エアロゾル（微粒子）を吸入する経路，②皮膚や目に付着する経路，③汚染された手指から食物などを介して薬剤を経口摂取する経路，④注射針の誤刺による経路が挙げられます[19]。実際に，「手指に付着した」「飛散した」「こぼした」などの経験のある看護師の多いことが報告されています[20], [21]。曝露経路の具体的な場面として，表62-1があります。看護師は，抗がん剤の準備時・投与時・廃棄時・患者の排泄物の取り扱い時などに曝露の危険性があることを十分認識して対応する必要があります。

2 抗がん剤取り扱い時の防護策とスタッフ教育

抗がん剤を取り扱う際には，皮膚（目）・口腔・気道の経路からの薬剤の侵入を防ぐ必要があります。主な防護策を表62-2[22]に示しました。取り扱いマニュアルを整備して継続的な教育を進めることが必要です。

2 各種消毒薬・有機溶剤への曝露の危険性

看護職は，感染防止の観点から消毒業務に主体的にかかわることが多く，消毒薬に曝露する危険性があります。

表62-1 | 抗がん剤の曝露経路として考えられる場面

- バイアル内の粉末を溶解する際に溶解液を注入したことでバイアル内が陽圧になり，薬液が飛散して目に入る。皮膚に飛び散る
- 処置台にこぼれた薬剤を拭き取る際に，皮膚に付着する
- 調剤時に使用した注射器・針・バイアル・アンプルや患者に使用した輸液ボトル・輸液ラインなどを処理する際に，液がこぼれたり，針を手に刺したり，アンプルで手を切ったりする
- 輸液ラインを液で満たすときや輸液ボトルを交換するときに，ラインから液がこぼれたり，ボトルから液が漏溢したり，輸液抜去時に液がこぼれて手指に付着する
- 治療中の患者の嘔吐物・排泄物の処理時に汚染されたリネン類が手指・腕に付着する

表62-2 抗がん剤等に対する曝露防止対策

1 調製時の吸入ばく露防止対策のために，安全キャビネットを設置
2 取扱い時のばく露防止のために，閉鎖式接続器具等（抗がん剤の漏出及び気化並びに針刺しの防止を目的とした器具）を活用
3 取扱い時におけるガウンテクニック（呼吸用保護具，保護衣，保護キャップ，保護メガネ，保護手袋等の着用）を徹底
4 取扱いに係る作業手順（調剤，投与，廃棄等におけるばく露防止対策を考慮した具体的な作業方法）を策定し，関係者へ周知徹底
5 取扱い時に吸入ばく露，針刺し，経皮ばく露した際の対処方法を策定し，関係者へ周知徹底

（厚生労働省：発がん性等を有する化学物質を含有する抗がん剤等に対するばく露防止対策について（通知）（平成26年5月29日，基安化発0529第1号）より抜粋）

1 グルタラール

　グルタラール（アルデヒド製剤）は，内視鏡の消毒薬として長年使用されている高水準消毒薬です。一般細菌・抗酸菌・真菌・ウイルスなどに有効で，有機物存在下でも活性を維持できる殺菌剤で，金属・ゴムなどを腐食せず，熱に弱い内視鏡の消毒に適しています。しかし，その曝露は皮膚炎・鼻炎・結膜炎などの原因になり，換気の悪い環境下で高濃度のグルタラールに曝露し続けると，微量の化学物質に対しても喉や肺に痛みを訴える化学物質過敏症に至る場合があります[23]。

　取り扱いは，換気のよい場所で，浸漬用には蓋付き容器を用い，必要時以外は，必ず蓋をしておきます。吸入や接触に注意し，目・呼吸器等の粘膜保護のために，手袋・ガウン・ゴーグル，防毒マスクなどの保護具が必要です。

　皮膚に付着した場合は直ちに水で洗い流し，誤って目に入った場合は多量の水で洗い流し，専門医の処置を受ける必要があります[24]。

2 エチレンオキサイドガス

　エチレンオキサイドガス（EOG）は，蒸気や高温で滅菌することのできない器具の消毒に用いられる低温滅菌法で，EOG滅菌器の適切な管理のもとに施行される必要があります。EOGは，労働安全衛生規則で危険物とされ，引火性・爆発性・皮膚粘膜への刺激性・発がん性があり，高リスクの薬剤です。滅菌器と送気ラインからのガス漏れ，建物外排気の室内への逆流がないことなどに注意し，6カ月以内ごとに1回作業環境測定が必要です。滅菌済み材料には高濃度のEOGが残留している場合もあるので作業時は十分換気を行い，有機ガス用防毒マスクなどを使用します。厚生労働省の通知[25]や資料に基づいてマニュアルの作成が必要です。

3 病院排水の処理

　病院排水には，感染症患者の血液・排泄物などを廃棄することによる病原体の感染・伝播に関する問題，臨床検査で用いられる薬品，X線フィルム現像液，フェノール・クレゾール石けんなど規制物質を含む殺菌消毒薬を廃棄することによる水質汚染の問題など，医療安全や環境保護面における問題があります[26], [27]。公共下水道に排水する前に「感染性排水の消毒処理」「高濃度消毒薬を含む排水の中和処理」が必要で，病院設備の整備が求められます。消毒薬や感染性廃棄物などの取り扱いは直接的には業務上の危険性がありますが，不適切な排水は環境汚染を引き起こし，私たちの健康に影響するので，正しい場所で正しい処理をすることが必要です。

063 労働形態や作業に伴う危険

1 看護職と腰痛

腰痛は，特定の業種のみならず多くの職場および作業現場においてみられます。

1 発生要因と予防策

腰痛の発生要因には，①腰部に動的あるいは静的な状態で過度に負担を加える動作要因，②腰部への振動，寒冷，床・階段での転倒などにより起こる環境要因，③年齢・性別・体格・筋力などの違い，心理的要因（椎間板ヘルニアなどの既往症）などの個人的要因があり，これらの要因が重なり合って発生します[28]。特に看護職は，患者のベッドから車いす・ストレッチャーへの移動介助や手術の立位での介助など，腰部に過度の負担のかかる作業が多いため，十分な対策を講じる必要があります。作業管理においては自動化や省力化を検討したり，作業姿勢や動作を理解したり，休憩室のあり方も考えて，作業手順を整えていくことが必要です（表63-1）[28],[29]。

2 看護職員の健康管理

看護職員の既往歴や業務歴を調査し，自覚症状（腰痛，下肢痛，下肢筋力減退，知覚障害など）の有無を問い，状況により神経学的検査や脊柱機能検査を行い，結果により腰痛を悪化させない部署への配属を検討する必要があります。

また，腰痛防止体操の実践や腰部保護ベルト着用の注意などを促し，個人レベルでの腰痛軽減を図る健康管理を継続的に指導することも重要です。ヒールの高いもの・サンダルは腰部に負担をかけることや足元の安全を考慮して，適切なナースシューズの選択を徹底することや，定期的な健康診断の推奨など教育指導が必要です。

2 シフトワーク（交替制勤務）による危険

入院中の看護は365日24時間継続して行われるため，看護師が交替で勤務するという特徴があります。生活リズムが乱れ慢性的疲労やストレスを引き起こして離

表63-1 **作業管理上必要な腰痛予防策**

- 作業の全部または一部を自動化・機械化し，腰部への負担を軽減させる
- 腰部に負担のかかる中腰・ひねり・前屈・後屈ねん転などの不自然な姿勢を避ける，腰部保護ベルトを着用する
- 同一姿勢を長時間とらないようにする
- モノを持ち上げる・引く・押すなどの動作時は，ボディメカニクスを活用する
- 不自然な姿勢を要する作業や反復作業は他の作業と組み合わせる
- 横になって安静を保てるような十分な広さを有する休憩設備を設けるよう努める
- 休憩室の室温を，筋緊張を緩和できるよう調節する

（厚生労働省：職場における腰痛予防対策の推進について　別添　職場における腰痛予防対策指針．〔平成25年6月18日，基発0618第1号〕および日本看護協会：看護職の社会経済福祉に関する指針　看護の職場における労働安全衛生ガイドライン　平成16年度労働安全衛生編　2004年．日本看護協会出版会．2004．p.48-49を参考に作表）

職につながったり，看護師の過労死の問題が起きたりしました[30]。

1 生活リズムの乱れによる心身の不調

　一般的に，職業生活に関するストレスの内容は「仕事の質・量」「仕事の失敗，責任の発生等」「対人関係」が上位を占めています[31]。看護職は人命にかかわる対人サービスを行うことから，患者の死，医療事故防止行動，職場内の暴言，医師など他職種とのかかわり，夜勤などの交替制勤務にまつわる，多くのストレス要因を抱えています[32],[33]。こうした勤務状況の中，「疲労感」「抑うつ感」「不安感」「イライラ状態」「労働意欲の低下」を訴えることが報告されています[34]。慢性的な疲労は，ヒューマンエラーを引き起こす可能性もあります。シフトワークに伴う看護職の疲労やストレスを予防し蓄積させないようなマネジメントが必要になります。

2 職場環境づくりの課題

　シフトワークの種類は，3交替，2交替など，施設によってさまざまです。2交替と3交替の勤務による疲労度や満足度などの調査[35],[36]も行われ，どのような勤務体制がよいのか検討が進められていますが，これは単純に時間帯の問題ではありません。日々の業務内容がどのように整備され，どのような勤務内容とするのかなど検討が重要な課題です。シフトワークが深刻な体調不良などにつながらないように対策を講じながら，働きやすい環境づくりを念頭において勤務体制をつくることが重要です（表63-2）。

3 | VDT作業時の姿勢

　近年，IT（情報技術）化が急速に進み，医療現場でも，電子カルテやオーダリングシステムが導入され，公私においてパソコン画面（VDT：Visual Display Terminals）をみて作業を行う機会が増えました。VDT作業については，眼疲労，頭痛，肩こり，腰痛などを引き起こす問題が指摘されており，安全衛生管理のあり方について検討が行われました[37]。図63-1[38]は，VDT作業時のよい姿勢を示したものです。よい姿勢による作業を心がけると同時に，よい姿勢をとれるような設備配置（作業環境）を検討する必要があります。

表63-2	シフトワークによる生体リズムの変調の予防策

- 通勤時間の安全確保（特に夜間），防犯ベルの貸与
- 子どもの養育や家族の介護などの事情に対する配慮，必要に応じた深夜勤務の免除
- 休憩時間の確保，食事時間の確保，十分な休憩場所・仮眠室の確保
- 適正な人員配置，就業規則の遵守，労働時間の適正管理
- 労働安全環境の整備，カウンセリングなどの精神面でのサポートシステム
- 緊急時の支援体制の整備，シフト勤務による問題の情報収集
- 疲労調査，ストレス調査，ストレス解消法などの教育

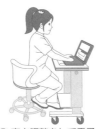
○ 高さ調整をして電子端末に向かう姿勢（パッドで腕を支えて作業）

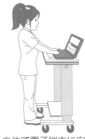
△ 立位で電子端末に向かう時の姿勢。長時間の立位入力は避けましょう。（パッドで腕を支えて作業）

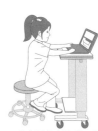
× 高さ調整をせずにそのまま電子端末に向かう姿勢

図63-1 | VDTに向かう姿勢

（厚生労働省・中央労働災害防止協会：医療保健業の労働災害防止（看護従事者の腰痛予防対策），平成26年9月，p.54.）

064 患者・同僚および第三者による暴力

1 暴力の種類と定義

暴力は，身体に危害を及ぼす身体的暴力と精神的暴力（言葉の暴力，いじめ，その他いやがらせ）に大別されます。主な暴力の種類と定義を表64-1[39]に示します。また，暴力の方向性は，「患者→医療従事者」「医療従事者→患者」「患者→他の患者」「医療従事者→他の医療従事者」などがあります。暴力は，被害者にPTSD（心的外傷後ストレス障害）などのストレス障害を発生させたり，勤労意欲や集中力を低下させたり，離職につながったりするほか，暴力行為に及んだ加害者への対応に時間・労力が割かれるため公平な看護業務の実践が困難になるなど，被害者のみならず関係する人々にも影響を及ぼします。病院において安全な療養環境を提供するためには，医療従事者自身も安心して働ける職場であることが必要です。職員は「暴力は許さない」という意思をもち行動することが重要ですが，個人で対応できる問題ではありません。職員が統一した行動がとれるように，暴力に対する方針などを定め，組織的に取り組むことが必要です[40]。

2 患者が加害者となる場合の背景の理解

患者は，疾病や障害による身体面・仕事面・経済面などへの不安を多少なりとも抱えています。さまざまな不満をもち病識が欠如している場合もあります。また，医療は患者を中心に医療従事者が協働して行うサービスですが，患者によっては優遇されて当然という認識をもつ場合もあります。入院という自由にならない集団生活や長い外来待ち時間（図64-1 ①）でイライラしているところに，職員の横柄な態度や不適切な説明（図64-1 ②）が引き金になり暴力が発生するなど，病院には多くの暴力へのリスク要因があります。加えて，「患者は病気だから仕方がない」など，暴力の発生をあきらめる風土が暴力を容認する環境につながります。発生を未然に防ぐには暴力のリスク要因を理解することが重要です（図64-1 ③）。

表64-1 | 主な暴力の種類と定義，セクシュアルハラスメントの定義

種類	定義
身体的暴力	相手の身体への直接の物理的な攻撃。物品を投げつける，たたく，壊すなど，攻撃や威嚇の意図をもって行われる物を介しての暴力行為
精神的暴力	言葉や態度による相手への攻撃であり，暴言，脅迫，侮辱，無視など
性的暴力	相手の意向に反した性的接触，レイプ，屈辱を与える行為など
セクシュアルハラスメント	性的な冗談やからかい，食事やデートへの執拗な誘い，身体への不必要な接触など，意に反する性的な言動が行われ，拒否したことで不利益を受けたり，職場の環境が不快なものとなったりすること

（公益社団法人日本看護協会：看護職の健康と安全に配慮した労働安全衛生ガイドライン，公益社団法人日本看護協会，2018，p.66-68を参考に作表）

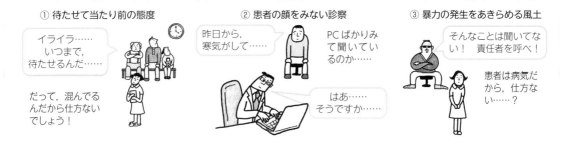

① 待たせて当たり前の態度

イライラ……
いつまで,
待たせるんだ……

だって,混んでる
んだから仕方ない
でしょう！

② 患者の顔をみない診察

昨日から,
寒気がして……

PCばかりみ
て聞いてい
るのか……

はあ……
そうですか……

③ 暴力の発生をあきらめる風土

そんなことは聞いてな
い！　責任者を呼べ！

患者は病気だ
から,仕方な
い……？

図64-1 暴力に発展しかねないリスク要因

3 暴力発生時の被害者の対応

接している相手が大声で怒鳴り始めるなど暴力を振るわれそうになったとき,患者に同調して怒鳴り返したりすると,相手はますます興奮します。また,うろたえると付け込まれるので,冷静になり逃げ道を確認し,毅然とした態度で対応し,一定の距離をとりな

① 暴力を振るわれそうになったら

お話はきちんと
伺います……

冷静に
毅然として対応しながら,
逃げ道を確認する

② 暴力を振るわれたら

助けてー！

抵抗せずに逃げる！
1人で対応せず応援を求める

図64-2 暴力発生時の被害者の対応

がら,逃げ道の方向に移動します。また,暴力を振るわれたら,抵抗せずに逃げることが第一です。そして,1人で対応せず応援を求めます(図64-2)。

4 暴力発生時の管理者の対応

暴力が発生した現場では,その部署の管理者が責任者として事実を確認し,加害者に対応します。スタッフに対し被害者へのケア・連絡調整など役割分担を決定し,行動を指示します。また,他部署への応援依頼や警察への通報について判断し実行します。特に,警察への通報は「大げさではないか」などと躊躇して機会を失ったり,誰かが連絡すると思い誰も連絡しなかったりすることにつながります。警察への通報の判断と誰が通報を行うのかなどについては,マニュアル化しておくことが重要です。さらに,被害者の心身の状況を確認し,受診の必要性を判断します。暴力被害は労働災害に該当するため,医師の診断を受けておくことも重要です。

5 組織としての対応

病院全体に暴力の発生を知らせる全館放送を行い,「職員を集める」あるいは,「避難を促す」などの指示を行います。日常的に応援体制を整えておくことが必要です。加害者が患者の場合は,入院継続についての検討や外来での診察継続について判断し,暴力発生後の対応責任者を決定など,その後の対応に一貫性をもてる体制を整える必要があります。

1）公益社団法人日本看護協会：看護職の健康と安全に配慮した労働安全衛生ガイドライン，公益社団法人日本看護協会，2018，p.35-76.
〈https://www.nurse.or.jp/home/publication/pdf/guideline/rodoanzeneisei.pdf〉（2022. 3. 30 閲覧）
2）日本看護協会：看護職の社会経済福祉に関する指針 看護の職場における労働安全衛生ガイドライン 平成 16 年度労働安全衛生編 2004 年，日本看護協会出版会，2004，p.12.
3）日本看護協会調査情報管理部調査研究課：日本看護協会調査研究報告（No.59） 1999 年病院看護基礎調査，日本看護協会出版会，2001，p.300-327.
4）前掲書 2），p.17.
5）前掲書 2），p.18-22.
6）日本看護協会：感染管理に関するガイドブック改訂版 2004 年，社団法人日本看護協会，2004，p.76-78.
7）前掲書 6），p.80.
8）環境省：感染性廃棄物の適正処理について（通知）（平成 16 年 3 月 16 日，環廃産発第 040316001 号）．
〈https://www.env.go.jp/hourei/11/000074.html〉（2022. 3. 30 閲覧）
9）菅原努監修，青山喬，他編著：放射線基礎医学，第 10 版，金芳堂，2004，p.324.
10）前掲書 9），p.325.
11）前掲書 9），p.413.
12）前掲書 2），p.27.
13）前掲書 9），p.430.
14）田中和子，他：天然ゴム製品におけるラテックス抗原の解析，日本家政学会誌，2001，52（4）：335-342.
15）前掲書 2），p.39.
16）看護学大辞典，第 5 版，メヂカルフレンド社，2002，p.818.
17）前掲書 2），p.41.
18）冨岡公子，他：抗がん剤を取り扱う医療従事者の健康リスク，産業衛生学雑誌，2005，47（5）：195-103.
19）藤原李美子，他：職業性曝露について 抗がん剤を取り扱う医療従事者のリスク，近畿大学医学雑誌，2011，36（1）：43-46.
20）五十嵐真奈美，他：がん化学療法に従事する看護師の抗がん剤取り扱いの実態と被曝への危機イメージ調査，群馬大学医学部保健学科紀要，2005，25：63-68.
21）東英津子，他：病棟における看護師の注射薬の取扱いに関する調査，医療薬学，2005，31（8）：638-645.
22）厚生労働省：発がん性等を有する化学物質を含有する抗がん剤等に対するばく露防止対策について（通知）（平成 26 年 5 月 29 日，基安化発 0529 第 2 号）．
〈https://www.mhlw.go.jp/web/t_doc?dataId=00tc0193&dataType=1&pageNo=1〉（2022. 3. 30 閲覧）
23）日本消化器内視鏡技師会安全管理委員会：内視鏡の洗浄・消毒に関するガイドライン（第 2 版），2004.
〈http://www.jgets.jp/library/58db22ecf5ed35aa0f8f168c/5f23cd55fd538058312db72f.pdf〉（2022. 3. 30 閲覧）
24）前掲書 2），p.45.
25）厚生労働省：エチレンオキサイドガス滅菌における残留ガス濃度の限度値の取扱いについて（通知）（平成 10 年 3 月 31 日，医薬審第 353 号）．
〈https://www.std.pmda.go.jp/stdDB/Data/RefStd/Std_etc/H100331_0000353_01.pdf〉（2022. 3. 30 閲覧）
26）森宏一郎：病院排水の処理状況に関する調査 病院排水のリスクを考える，日医総研ワーキングペーパー No. 158，2008 年 1 月 29 日.
〈https://www.jmari.med.or.jp/result/working/post-1705/〉（2022. 3. 30 閲覧）
27）神戸市建設局：排水規制（工場・事業場排水），医療系排水について（PDF），令和元年 8 月.
〈https://www.city.kobe.lg.jp/documents/11267/iryou.pdf〉（2022. 3. 30 閲覧）
28）厚生労働省：職場における腰痛予防対策の推進について 別添 職場における腰痛予防対策指針（通知）（基発 0618 第 1 号，平成 25 年 6 月 18 日）．
〈https://www.mhlw.go.jp/stf/houdou/2r98520000034et4-att/2r98520000034mtw_1.pdf〉（2022. 3. 30 閲覧）
29）前掲書 2），p.48-49.
30）日本看護協会：「時間外勤務，夜勤・交代制勤務等緊急実態調査」結果，平成 21 年 4 月 24 日.
31）厚生労働省：平成 30 年労働安全衛生調査（実態調査）結果の概況，令和元年 8 月 21 日.
〈https://www.mhlw.go.jp/toukei/list/dl/h30-46-50_gaikyo.pdf〉（2022. 3. 30 閲覧）
32）田中幸子，他：看護職のストレスマネジメント ストレッサーリダクションを中心に，インターナショナル ナーシング レビュー，2003，26（2）：32-37.
33）片平好重：職場におけるストレスマネジメントの取り組みと今後の課題 リエゾン精神看護師の立場から，インターナショナル ナーシング レビュー，2003，26（2）：38-43.
34）浅沼瞳，他：臨床看護師の蓄積的疲労の実態，山梨大学看護学会誌，2004，2（2）：27-31.
35）佐々木ふみ，他：二交替制勤務看護師の疲労度，満足度に関する文献検討，国立看護大学校研究紀要，2011，10（1）：49-56.
36）日本看護協会：2010 年病院看護職の夜勤・交代制勤務等実態調査，平成 23 年 5 月 31 日.
〈https://www.nurse.or.jp/nursing/shuroanzen/jikan/pdf/02_05_09.pdf〉（2022. 3. 30 閲覧）
37）厚生労働省：情報機器作業における労働衛生管理のためのガイドライン（通知）（令和元年 7 月 12 日，基発 0712 第 3 号）．
〈https://www.mhlw.go.jp/content/000539604.pdf〉（2022. 3. 30 閲覧）
38）厚生労働省・中央労働災害防止協会：医療保健業の労働災害防止（看護従事者の腰痛予防対策），平成 26 年 9 月，p.54.
〈https://www.mhlw.go.jp/file/06-Seisakujouhou-11200000-Roudoukijunkyoku/0000092615.pdf〉（2022. 3. 30 閲覧）
39）前掲書 1），p.66-68.
40）前掲書 1），p.70-76.

災害対策の基本

065 災害とは

1 災害とは

　災害（disaster）とは「人間とそれを取り巻く環境の生態系の巨大な破壊によって生じた結果」であり，「重大かつ急激な（旱魃のように徐々に生ずるものもあるが）発生のために被災地域がその対策に非常な努力を必要とするか，時には外部や国際的な援助を必要とするほどの大規模な非常事態」[1]をいいます。

　また，災害対策基本法では，災害を「暴風，竜巻，豪雨，豪雪，洪水，崖崩れ，土石流，高潮，地震，津波，噴火，地滑りその他の異常な自然現象又は大規模な火事若しくは爆発その他その及ぼす被害の程度においてこれらに類する政令で定める原因により生ずる被害」と定義しています（第2条第1号）。ここでいう「これらに類する政令で定める原因」は，「放射性物質の大量の放出，多数の者の遭難を伴う船舶の沈没その他の大規模な事故」とされています（「災害対策基本法施行令」第1条）。

　災害は，看護の中心となる人間の生命・健康・生活・環境などへ大きな影響を与える出来事で，災害時に看護職の果たす役割はとても大きいものです。

2 "Disaster"の意味と対策の変化

　日本には，労働災害という言葉があります。同じ「災害」という語を使用していますが，この場合の災害は英語でいう「work-related accident」（『新和英大辞典』）の意味で，直訳すると「仕事に関連したアクシデント」です。一方，災害は"disaster"と表記されますが，このdisasterは古イタリア語の「disastro」に由来し，「dis-（離れて）＋ -aster（星）：幸運の星から離れて」が原義で，「（星・天体の）不吉な影響力」を意味していました（『ジーニアス英和大辞典』）。

　昔の人は，災害に見舞われると，「星回りが悪かった」と不運を嘆き，恐怖におののきながら，海の神様・山の神様に祈り，できるだけ遠くへ逃げることをしていました。そのうち人々は，経験からくる知恵で，「雨風に強い家をつくる」「津波を避けて高台に家を建てる」「洪水に備えて堤防を築く」などの対策をとるようになりま

表65-1 | 災害の原因別による分類

自然災害	水気象学系災害	台風，洪水，干ばつ，高潮など
	地質学系災害	地震，津波，火山噴火など
	生物学系災害	伝染性疾患，疫病など
人為災害	技術災害	航空機事故，大型交通事故，工場爆発，放射能広域汚染など
	複合災害	民族紛争，武力衝突，内戦，戦争，テロなど

（南裕子，他編：災害看護学習テキスト　概論編，日本看護協会出版会，2007, p.10を参考に作表）

表65-2 被害・影響が発生するスピードによる分類

急性型災害	突然発生し，被害の発生も急激である	地震，竜巻など
亜急性型災害	気象情報などにより警報を出すことが可能で，被害発生に向けて避難や早期対応が可能である	台風，火山噴火，高潮，大雨など
慢性型災害	数週間，数カ月，年単位での異常気象などが原因となり被害発生に至る	干ばつ・飢饉など

（南裕子，他編：災害看護学習テキスト　概論編，日本看護協会出版会，2007，p.16 を参考に作表）

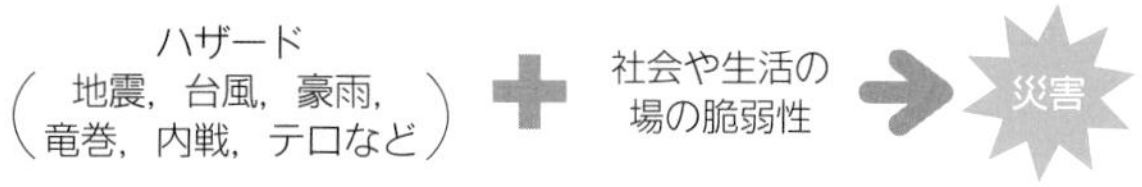

した。そして，現代では，人工衛星の開発により衛星軌道上からの気象観測が可能となり，台風・高潮・大雨・豪雪などが予

図65-1 災害とハザードの関係

測されたときは，備えや避難など，わが身を守る行動をとれるようになりました。しかし，予測が可能になっても，人間の力でその発生を止めることはできません。そして，今も昔も，突然やってきて命を奪い，生活を破壊するのが地震です。

3 災害の分類

災害は，原因別には自然災害，人為災害に分類され（表 65-1）[2]，被害・影響が発生するスピードによっては急性型，亜急性型，慢性型に分類され（表 65-2）[3]，発生場所別に都市型，地方型に分類されます。

4 災害とハザード

地震や台風などは，気象の変化によるもので災害の原因となる現象や状況ですが「災害」そのものではありません。大地震や大津波は大きな自然現象であり，それがイコール災害ではないということです。こうした偶然性の強い危険要素を「ハザード：hazard」といいます。ハザードは災害の原因となりますが，ハザードが存在するから必ず災害が発生するわけではなく，ハザードと社会や生活の場の脆弱性が組み合わさったとき，災害が発生します（図 65-1）[4]。

5 災害を引き起こす社会の脆弱性の内容

災害を引き起こす社会の脆弱性は，大きく自然的要因と社会的要因に分類されます（表 65-3）[5]。不適切な災害対策や災害教育の不足は，社会的要因としての脆弱性です。同じ震度6でも，重い瓦屋根の家は崩れてしまっても，トタン製の軽い屋根の家は無事であったりします。災害対策には脆弱性をなくす観点が重要です。

表65-3 災害を引き起こす社会の脆弱性の内容

| 自然的要因
自然的条件による脆弱性 | 地形，地質，気象など |
| 社会的要因
人間の活動により生じる脆弱性 | 急斜面や地盤の弱い土地の宅地開発，急速な都市化，人口の急増と集中，環境破壊，不安定な社会情勢，不適切な災害対策，災害教育の不足など |

（増野園惠：第1章災害概論〈南裕子，他編：災害看護学習テキスト　概論編，日本看護協会出版会，2007，p.6〉より一部改変）

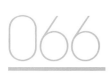

災害が人々や環境に及ぼす影響

1 災害が人々や環境に及ぼす影響

災害は，人間とそれを取り巻く環境を破壊し，人々の生活に大きな影響を与えます。影響の度合いは，地震や台風などハザードの種類・大きさ・強さ，社会の脆弱性によって異なりますが，大気汚染，水質汚染，土壌汚染，地盤沈下，建物の崩壊，ライフラインの被害，健康障害，経済への打撃など，さまざまな影響を及ぼします。

2 環境汚染

巨大地震の発生により工場などが破壊されると，「有害物質の漏洩」「製油所の火災」「山火事」など直接的な影響のみならず，「緊急車両の通行や交通渋滞，迂回交通など交通事情の変化に伴う硫黄酸化物・窒素酸化物・浮遊粒子状物質の増加」「建物の解体や瓦礫の運搬・撤去による粉塵やアスベストの飛散」など，間接的な影響も引き起こされます。また，「下水処理場の廃水処理施設の被災」「船舶から流れ出る油の流出」「地下地盤の変化による湧出」「廃棄物の野焼き」により発生する有害物質は，河川・海域・地下水の水質汚染や土壌汚染などを引き起こします[6]。

東日本大震災では，津波により東京電力福島第一原子力発電所の事故が引き起こした，放射性物質による大気汚染・水質汚染・土壌汚染が問題となりました。

3 ライフラインの被害とその影響

ライフラインは，狭義には電気・ガス・上下水道・通信などの公益事業を，広義には鉄道・道路・航空などの輸送システムを指し，ライフラインの被害は，重大な生活支障の原因になります。ライフラインは，線的・面的な広がりをもつネットワークによるサービス提供が大きな特徴であるといわれ，それゆえ，時間的・空間的な被害の波及が大きく，特に都市型地震における被害の特徴の1つになります[7]。

1 停電による影響

大地震が発生すると，火力発電所や原子力発電所が停止し，変電設備や配電設備の被害により停電が起きます。停電による影響は，照明や家庭用電化製品，電気暖房機器の使用不能などにとどまらず，交通信号の機能が麻痺し交通渋滞が激化します。夜間は真っ暗になるので，道路の亀裂などに気づかずに事故を起こすなど，二次災害も起こり得ます。加えて，鉄道や地下鉄の交通機能も麻痺するため，帰宅難民や通勤難民など，社会生活への影響を引き起こします。さらに，電話回線が限界量を超え通話不能となったり，電話機が商用電源に依存している場合は使用不能となったりし，安否確認や緊急連絡の困難を引き起こし，緊急医療への対応が難しくなります。東日本大震災で起きた福島第一原子力発電所の事故は，長期的な電力不

足を引き起こし，被災地と離れた東京などでの「計画停電」に及び，今後の日本のエネルギー政策の論議に発展しています。

2 上下水道の断水，ガスの供給遮断による影響

　水道管の破壊・分断による供給水の機能不全は，地震発生直後から断水を引き起こします。飲料水・トイレ・入浴用の生活用水の確保が可不能となるばかりか，阪神・淡路大震災では，消火用水が使えずに消火活動に大きな打撃を与えました。水洗トイレ用の水の確保が困難になると，避難所などでは大多数の避難者の屎尿<ruby>屎尿<rt>しにょう</rt></ruby>の処理が問題となり，感染防止対策が必要です。

　また，ガスの供給管の破壊によりガス漏れが起きると，火災・爆発などの誘因となり，二次災害を拡大するおそれがあります。ガスの供給が遮断されると，煮炊きによる食事が困難となり，ガス暖房器具の使用が不可能となります。

3 通信途絶と交通遮断による影響

　これまで日本で発生した大地震では，「道路の亀裂や寸断」「橋脚の傾きや落橋」「高速道路の崩落」「山間部での土砂崩れや陥没・多数の落石」「家屋倒壊による生活道路の閉塞」「駅の崩壊や鉄道の寸断」などにより，被災地までの交通路を確保できず，救援が遅れ，支援物資がなかなか被災地・被災者に届かないという状況が起きました[8]。東日本大震災では，津波により押し流された自動車や船が道路を通行不能にしたうえ，電話の基地や局・防災無線機械が流され，被災情報が入手できない場所もありました。通信途絶と交通遮断により必要な救援物資ニーズ情報が正確に伝わらないことがあるので，情報網が途絶することを念頭において，物流管理システムを整備することが課題となりました。

4 災害廃棄物の発生

　大震災が発生すると長年使用してきた構造物や建築物の多くが一瞬にして破壊され，大量の瓦礫と廃棄物になります。被災地内での廃棄物処理施設も被害を受け，処理機能が停止します。さらに，道路網の損壊が重なり，瓦礫処理は困難を極めます。また，瓦礫の撤去作業に伴う騒音・振動・悪臭が新たな公害になります[9]。東日本大震災では，大津波が運んだ海底のヘドロに含まれていた有害物質が空気中を浮遊し，呼吸器や感覚器への影響が起きました。また，瓦礫とともに散乱した魚類の腐敗が進み，ハエが大発生し，食中毒・感染症対策が新たな課題となりました。

4 ｜ 健康・生活の場・仕事への影響

　人々の生活に対する影響は被害のレベルによりさまざまです。自宅が破壊されれば，中長期的に避難所生活を余儀なくされます。震災の影響で企業が倒産に追い込まれて従業員が職場を失うこともあります。家が地震や津波で全壊したとしても住宅ローンの支払い義務はなくならないので，阪神・淡路大震災など過去の大災害では多くの被災者が，震災前のローンに加えて新しく家を建てるためのローンを抱える「二重ローン」に苦しみました。東日本大震災による被災者については，震災前のローンについて，仕事と収入との関係で返済を免除するしくみづくりが進められましたが，直面する生活の不便に加えて，先行きへの不安は計り知れず，不眠や高血圧などをはじめとする健康障害にもつながっていきます。

067 災害サイクルと求められる支援

1 災害サイクルとは

　災害サイクルとは，平常時から災害発生・復興までを1つのサイクルとしてとらえる考え方です。災害は発生直後だけでなく，数週間から数カ月，数年からそれ以上長期間において，人々の生活に影響を及ぼします。災害が発生することを「発災」といいます。大規模自然災害は，突然発生し，発災直後の衝撃的な状況から，少しずつ変化をし，復旧・復興に向かい，やがて静穏な時期に戻ります。このプロセスは，災害が発生してからの時間的経過に沿って，「発災→超急性期→急性期→亜急性期→慢性期（復旧・復興期）→静穏期→準備期→前兆期」などに分類され，一連の流れをつくっています（図67-1）[10]。災害時における医療・看護を最大限に効果的に実践するために，各時期の特徴を理解し，特徴に応じた医療・看護活動を行うことが重要です。

2 災害サイクル各期の特徴と医療・看護活動

　フェーズ（phase）は，段階・局面・時期などの意味をもち，災害サイクルにおけるフェーズとは，発災直後から時間の経過に伴い状態が変化する各局面をいいます（表67-1）[11]。

①フェーズ0：発災直後から数時間までの局面をいい，災害サイクルの「超急性期」に当たります。この時期は，大きな衝撃の直後で，ライフラインが遮断され，情報網なども寸断されるので，「何が起きているのか」「何が起きたのか」を被災地で把握することが困難な時期です。そして，この時期は，災害現場に被災地外からの救援が望めません。第一に「わが身を守る（自助）」ことが優先され，次に，災害現場周辺にいる人々によって，人々の救出が行われます（互助）。また，わが身を守るためにも適切な行動が必要で，そのために正しい情報の入手が重要ですが，停電により入手が困難になります。乾電池式の小型ラジオの備えが必要です。

②フェーズ1：これも超急性期で，発災数時間後から72

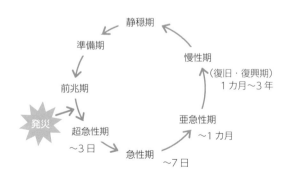

図67-1 | 災害サイクル

（「日本集団災害医学会用語委員会」「奥寺敬，山本由加里：災害サイクル〈酒井明子，菊池志津子編：看護学テキストNiCE 災害看護，改訂第3版，2018，南江堂，p.31〉」より許諾を得て改変し転載）

時間の局面です。「命を救う72時間」ともいわれ，災害対策本部が立ち上がり，被災地内に応急救護所が設置され，災害医療の3Tといわれるトリアージ（triage），応急処置（treatment），後方搬送（transportation）が行われます。医療機関における救命救急活動も開始され，入院患者の安全確保をした後に，被災患者の受け入れを開始します。また，避難した人々の避難所での支援も開始されます。

③フェーズ2：急性期で，発災後3日〜7日の局面です。災害の全貌が把握され，重症者の救出はほぼ終了します。被災地外との連携により，被災者の生活環境の確保や医療支援の準備計画が進められます。

④フェーズ3：亜急性期で，発災後7日から1カ月の局面です。医療機関では，重症患者への援助が行われ，避難生活を続ける被災者への支援が中心になります。家や家族などを亡くした被災者は，自分の生を実感しながらも，震災直後より喪失感を抱いたり，自分だけが助かったことへの罪悪感を感じたりするので，心のケアが求められます。

⑤フェーズ4：慢性期で，1カ月から3年，状況によりそれ以上に及ぶ局面で，復旧・復興期にあたり，被災者の生活の立て直しや地域社会の立て直し，健康生活の支援など，心のケアを含む長期的な支援を根気強く進めることが求められます。

⑥フェーズ5：静穏期から準備期の局面です。この時期は，次の災害に備えて防災訓練や災害看護教育を行い，個人装備や資材の点検，ネットワークづくり，心のケアの訓練などを行い，「備え」が中心の活動になります。

表67-1 | 災害時のフェーズ各相における特徴

フェーズ	時間経過	特徴
フェーズ0 （超急性期）	災害発生直後 〜数時間	• 被害状況は不明である • ライフラインが寸断する • わが身を守る（自助）ことが優先される • 災害現場周辺の人や地域の自主防災組織で助け合う（互助）
フェーズ1 （超急性期）	数時間 〜72時間	• 災害対策本部が立ち上がり，救護所が設置される • 人命救助の3T（トリアージ，応急処置，後方搬送）が行われる • 医療機関における救命活動の開始（入院患者の受け入れ） • 避難生活上の支援
フェーズ2 （急性期）	3日〜7日	• 災害の全貌が把握される • 重症者の救出，救助がほぼ終了する • 被災者の生活環境を確保する • 医療支援準備と計画を行う（被災地外との連携）
フェーズ3 （亜急性期）	7日〜 1カ月程度	• ライフラインが復旧する • 避難所の生活環境を整備する • 避難を続ける被災者への支援を行う • 精神的ダメージが顕在化する，心のケアが必要となる
フェーズ4 （慢性期）	1カ月〜 3年程度	• 仮設住宅へ転居して生活する • 慢性的なストレスを抱えている • 復旧・復興に努力する • 社会活動が回復し，新しい社会づくりが行われる
フェーズ5 （静穏期〜 準備期）	3年〜	• 次の災害への備えが中心になる • マニュアル整備・ネットワークづくりを行う • 災害医療・災害看護の体制を整備する • 防災訓練・災害看護教育を充実させる

（酒井明子，他編：看護学テキストNiCE 災害看護，南江堂，改訂第3版，2018, p.31-33等を参考に作表）

平時の救急医療と災害医療との違い

1 平時の救急医療と災害医療との根本的な違い

平時における救急医療では，医師，薬剤師，看護師，検査技師，理学療法士，社会福祉士，介護専門支援員（ケアマネジャー）など，さまざまな専門職者が力を結集します。そのイメージを図68-1で表しました。中心に1人の患者がいて，その周辺を多くの医療従事者と処置のための医療機器が囲み，可能な限りの医療を提供します。災害時の医療のイメージは，図68-2です。中心にあるのは，患者ではなく，限りある資源と医療従事者で，そこに多数の被災者が向かっています。平時の救急医療では，個人への最良の医療が目指されますが，災害医療では，集団にとっての最良の医療を目指します。ここに，平時の救急医療と災害医療の根本的な違いがあります。

2 災害医療の目的

災害時は，通常の救急医療では処理できないほどの大規模で集団的な被害が発生します。災害時の医療の目的は，最大多数の命を救うことです。それは，言い換えれば，助けられる人のみを助けるということです。災害時は，患者の需要に対するヒト・医薬品・医療機器・医療設備・その他の医療資源の供給量に絶対的な不足が生じます。そのことが，いつもなら救える1人の命を救えないことになります。また，限りある資源を助からないかもしれない人に使うことは，助かる人を助けることができなくなることにつながるのです。平時には，可能性がある限り，個人に対する最良の医療が目指されますが，災害時は，それとは正反対の状況になります。そのため医療従事者は，さまざまな倫理的ジレンマと向き合うことになります。

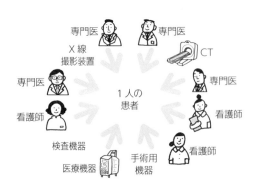

図68-1 平時の救急医療と患者の関係

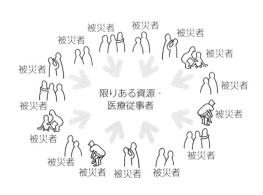

図68-2 災害時の医療と患者（被災者）の関係

3 | 災害発生時の病院における医療の特徴

平時の病院における救急医療と災害発生時の急性期医療（災害医療）の違いを，表68-1[12)]に示しました。災害時には多数の集団に被害が及び，多数の人々が同時に負傷します。災害の規模や負傷者数にもよりますが，通常の救急医療体制では対処が困難になります。そのため，医療従事者は，大災害時には最大多数の救命が目的となることを認識し，多数の被災者の受け入れのために外来フロアや会議室を軽症患者用のエリアに活用するなど，病院の中でもトリアージエリアを区分して準備する必要があります。

また，医療を提供する病院なども被災し，医薬品・医療機器が損壊し，医療の資源が不足します。かつ，交通路が遮断されて，それらの補充がすぐにはできません。医療資源に限りがあるので，使い方にも創意工夫が必要です。検査データなどの入手も困難なので，フィジカルアセスメントが重要になり，看護記録などについても臨機応変な対応が求められます。そして，医師・看護師はじめ医療従事者も被災をしている中，災害時の急性期の医療が展開されます。医療提供者の疲労もピークに達していることを念頭においたマネジメントが重要になります。

表68-1 | 平時の病院における救急医療と災害発生時の急性期医療

	平時の病院における救急医療	災害発生時の急性期医療（被災地の病院の災害医療）
発 生	突然	突然
対 象	個人	集団
目 的	個人へ最良の医療を提供する	最大多数の患者の救命を行う
医療施設	• 通常の運営である • ライフラインは正常である • 電力不足の心配がない • 情報入手は可能である • 定床数の入院数を確保する • 病室が満室の場合は収容しない	• 医療施設も被災し，建物が破壊したり，医薬品・医療機器なども破損したりする • ライフラインが途絶している • 自家発電にて電源の確保を行う。使用電力に限りがあり，緊急時電源でしか電源を確保できない • 情報伝達手段が不足する • 定床数を超える収容患者となる • 収容先は，病室に限らず，玄関フロア・会議室・廊下など，可能な限りのスペースを利用する
医療資源	• 医薬品・医療材料などの準備・補充・即応が可能である • 医療機器使用・即応が可能である • 検査データの入手は通常どおりである • 搬送手段の確保が可能である	• 医薬品・医療材料が絶対的に不足し，交通が遮断され，補充が困難である • 医療機器が破損し，使用が困難である • 検査データの入手は困難である • ガソリン不足・道路の不通で，搬送手段が途絶える
医療従事者	• 日常的生活を営み，勤務計画どおりに業務に従事している	• 医療従事者も被災している • 多数の患者に対し，圧倒的なマンパワー不足が生じる • 食料不足の中での24時間の緊急体制で，疲労がピークに達する
看護の実践	• 1対1のケアが原則である • MEでのモニタリングを行う • 客観的データに基づく判断を行う • 知識不足や技術不足のときは他の看護師・医師らに相談してよりよい方法を選択する • マニュアルに基づき行動する • 必要な資源は確保する • 看護計画を基に看護を展開する • 標準看護記録やパスにより記録する • ソーシャルサポートの確保が可能である	• 多数の傷病者や人々に介入する • 五感による情報収集やフィジカルアセスメントが必要となる • 自らがもてる知識・技術で対応する • 限られた資源で創意工夫する • 臨機応変な看護実践が求められる • 看護計画の立案が困難である • 臨機応変に看護記録を行う • ソーシャルサポートが不足する

（小原真理子, 他監修：災害看護, 南山堂, 2007, p.76 と筆者の宮城県沖地震〔1978年〕, 東日本大震災〔2011年〕の体験を基に作表）

069 トリアージとは

1 トリアージとは

トリアージ（triage）は，負傷の程度により治療の優先順位を決定する方式です。トリアージは，フランス語の trier（選別する）の名詞形で，もともとは収穫されたコーヒー豆やぶどうを選別することを意味していました。1800年代初頭，ナポレオン時代のフランスで，戦場で負傷した兵士の処置優先順位をつけるためにこれを用いたといわれています。災害時は多数の集団に被害が及び，多数の人々が同時に負傷し，通常の救急医療体制では対処が困難になります。そのため，生存者数を最大にすることを目的に，多数の傷病者を重症度と緊急性によって分別し，搬送・治療の優先順位を決めることで，限られた人的・物的医療資源を最大限に有効活用し，傷病者の救命に最善を尽くすシステムです。

2 トリアージタッグ

トリアージのための道具として，トリアージタッグ（図69-1）が使われます。タッグを患者に付けることで，傷病の緊急度・重症度が一目で判別でき，治療の優先順位が決められます。トリアージタッグは3枚複写となっており，1枚目は災害現場のトリアージポストでの保管用で，2枚目は搬送機関用，3枚目は収容医療機関用です。3枚目にカラーコードが付いています。

トリアージの分類を決めたら，その色を残し余分なカラーコードをちぎり取り，患者にタッグを付けます。タッグを付ける部位は原則として「右手関節→（外傷などで付けられないときは）左手関節→右足関節→左足関節→頸部」の順となります。多

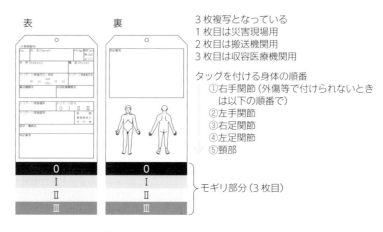

図69-1 | **トリアージタッグ**

くの救援者が傷病者のトリアージの色を即時に確認できるように，原則として右腕をみればよいようにしてあります。トリアージ分類を変更するときは，古いタッグを捨てずに大きな×印を付け，その上に新しいタッグを付けます。

具体的な記載項目と内容は，表69-1[13]に示しました。また，トリアージの色の優先順位は，「赤→黄→緑→黒」です。トリアージ区分の優先順位と分類などを表69-2[14]に示しました。

表69-1 トリアージタッグの記載項目と記載内容のポイント

記載項目	記載内容のポイント
タッグ番号	• タッグには「通し番号」が付いていて，再度トリアージを行った場合でも「通し番号」は変更しない
氏名，年齢 性別，住所，電話	• 氏名などが不詳の場合，「不詳」「推定年齢」「収容場所」などを記載する
トリアージ実施月日・時刻	• トリアージを行った月日，時刻を分単位まで記載する
トリアージ実施者氏名	• トリアージを行った者の氏名をフルネームで記載する
搬送機関名	• 「○消防○救急隊」「家族の自家用車」などと記載する
収容医療機関名	• 「○病院」「△診療所」などと具体的に記載する
トリアージ実施場所	• 「○学校救護所」「△診療所」などと具体的に記載する
トリアージ区分	• トリアージ区分を○囲み，区分と同じ色のモギリ部分を残す • 症状が重くなり，区分を変更する場合は，最初に○で囲んだ区分を＝（二重線）で消して，新たな区分を記載し，その上部に変更時間を記載する • 症状が軽くなり，区分を変更する場合，最初に○で囲んだ区分を＝（二重線）で消して，新たに2枚目のトリアージタッグを作成する • 医師が死亡を確認した場合には，死亡群（0）に○を記載し，死亡年月日，時間を分単位まで記載する
トリアージ実施機関	• 「○病院班」などトリアージ実施者の所属する機関名と，トリアージ実施者の職種「医師・救急救命士・その他」を○で囲む。看護師が行った場合は，その他を○で囲み，Nsとメモするとよい
症状・傷病名	• 医師の診断後は「診断名」，他症状を記載する • 実施した救急処置を「消毒」「止血」などと記載する
特記事項 （表・裏）	• 搬送・治療上特に留意すべき事項などを記載する • 収容医療機関から他の医療機関への転送時は紹介状を作成する
人体図	• 負傷箇所を表示するとともに，負傷の状況を具体的に記載する

（総務省消防庁：消防機関で使用するトリアージタッグの取扱いについて〔通知〕〔平成8年7月22日，消防救第152号〕を参考に作表）

表69-2 トリアージ区分の優先順位と分類など

優先順位	識別色	分類	傷病等の状態	事例
第1順位	赤	最優先治療群 （重症）	直ちに救急治療を開始すれば救命可能である	気道閉塞・呼吸困難・意識障害・大量出血・血気胸・胸部開放創・広範囲熱傷など
第2順位	黄	待機的治療群 （中等症）	すぐに治療しなくても生命に危険はない	脊髄損傷，四肢長管骨骨折，脱臼，中等度熱傷など
第3順位	緑	保留群 （軽症）	軽易な傷病で，ほとんど専門医の治療を必要としない	四肢骨折，脱臼，打撲，捻挫，擦過傷，軽度熱傷，過換気症候群など
第4順位	黒	無呼吸群 死亡群	すでに死亡している，または心肺蘇生をしても蘇生の可能性がない	心肺停止状態など

（東京都福祉保健局：トリアージハンドブック，トリアージ研修テキスト，東京都福祉保健局医療政策部救急災害医療課，2013，p.34を参考に作表）

070 トリアージの原則と倫理的ジレンマ

1 トリアージポストとトリアージエリアの設置

　大災害時には同時に多数の傷病者が出ますが，病院では，それに対して治療にあたるスタッフや医療機器・薬剤などが絶対的に不足します。そこで，トリアージタッグを用いて，傷病者を緊急度・重症度に応じた4段階に区分し，1人でも多くの生命を助けるためのトリアージが行われます。このトリアージを実践する場をトリアージポストといいます。病院や診療所などは，被害状況を確認しながら，トリアージポストの設置を行います。

　災害現場から医療施設まで，患者の流れは図70-1 のように一方向からが原則ですが，災害時は，多くの患者がパニックを起こし，軽傷でも応急救護所や病院を訪れ，混雑します。トリアージポストは，入口が広かったり，複数存在したりすると，患者が押しよせて混乱するので，患者がなだれ込まないように，入口を狭くして1カ所のみの設置が大原則です（図70-2）。また，トリアージは，1回すれば終わりというわけではありません。災害現場から救出された患者は最寄りの応急救護所に運ばれ，トリアージを受け，「赤」傷病者は，さらに後方医療施設に搬送されます。この搬送の中でも，搬送トリアージを行い，患者に変化があればトリアージ区分の変更を行います。そして，病院でもトリアージが行われ，手術などの治療が行われます。

2 START式トリアージ

　大量の傷病者を迅速にトリアージするために，START（スタート）式という方式が提唱されています。START式は"Simple Triage and Rapid Treatment"の頭文字を

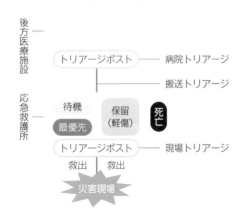

図70-1 ┃ 災害現場から病院までの段階とトリアージ

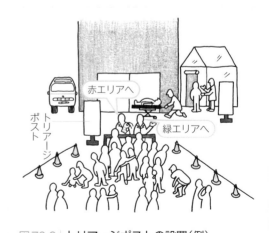

図70-2 ┃ トリアージポストの設置（例）

とって名づけられ，呼吸・循環・意識レベルにより最優先治療群と待機的治療群の2群に分ける方法です。まず，歩行可能かどうかをチェックし，呼吸の有無を確認します。歩ければ，保留群（軽症）（緑）です。歩行不可能の場合は呼吸状態を

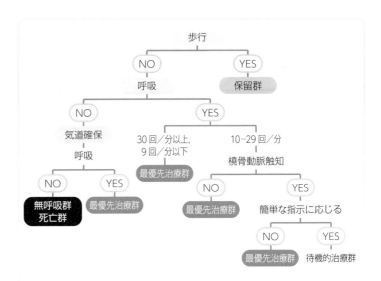

図70-3 | スタート式トリアージ

（東京都福祉保健局：トリアージハンドブック，トリアージ研修テキスト，東京都福祉保健局医療政策部救急災害医療課，2013, p.5 より一部改変）

確認します。呼吸がなければ気道確保を行い，それでも呼吸が認められなければ，無呼吸群・死亡群（黒）とし，呼吸が認められれば最優先治療群（赤）です。自発呼吸があり，呼吸回数が1分間に30回以上あるいは9回以下の場合は最優先治療群（赤）で，10回以上29回以下でも，橈骨動脈の脈拍を触知しない場合には最優先治療群（赤）で，触知する場合にはさらに従命可能かを調べ，不可能であれば最優先治療群（赤），可能であれば待機的治療群（黄）とします（図70-3）[15]。

3 | トリアージの原則と倫理的ジレンマ

トリアージを行う者は，トリアージの基本的知識をもち，地域の医療事情にも通じている人が望ましく，医師・看護師・救急救命士などが適しています。トリアージの目的は，最大多数の傷病者の救命に最善を尽くし，「1人でも多くの人を救う」ことであり，それは，1人の人を救うために多数の人を犠牲にしてはならない，という意味をもっています。

それゆえ，日常の救命活動とは正反対の状況が求められる場面が多々あります。トリアージをする者は，痛いと泣き叫ぶ子どもを緑タッグで保留にするつらさ，黒タッグをつける判断と勇気，平時なら救えるかもしれない命を助けられないことへの罪悪感など，多くの倫理的ジレンマをもつことになります。トリアージは，救命不可能な傷病者に時間をとりすぎないこと，治療が不要な傷病者を除外することが原則で，2つの例外を除いて治療は行いません。1つが気道確保で，1つが圧迫止血です[16]。これらは緊急かつ致命的であるため，その場での処置が要されます。

トリアージは，災害の種類・場所・状況・発生時間・天気，負傷者の概数・重症度・特徴，医療関係者・消防・警察などの救援スタッフ数，現場で必要な道具・医療材料，現場から病院までの距離と時間・可能な輸送手段，近隣病院の受け入れ態勢などについて総合的に判断することが必要とされます。平時のトレーニングが重要です。

071 災害による被災者のストレス

1 突然の圧倒的な外力による衝撃

現代社会の中で，人は，ストレスという言葉を目にしない日がないほど，多くのストレスを受けています。しかし，災害は，日常生活におけるストレスとは比較することができない圧倒的な力で，身体面のみならず，精神面，社会面にも打撃を与えます。家族にとって安らぎの場であった家が崩れ落ち，凶器となり，財産が奪われます。四季折々の季節の移ろいに息吹を感じさせ，海の幸・山の幸と多くの恵みをもたらしてくれていた自然が，突然，牙をむき襲いかかってきます。私たちは，その猛威になす術なく，安全な場所を求めて逃げるしかありません。そして，被災者は，発災直後から生命の危機という大きなストレスを抱え，その後も，彼らを困難な生活が待ち受けています。

2 避難所における生活

避難所となる場所は，多くの場合，小学校・集会所などが使用されます。自宅が被害を受けて住めない，ライフラインの停止により生活できない，余震が不安であるなどの人々が訪れ，眠れぬ日々を過ごします。避難所には，多種多様な人々が密集しているので，風邪やインフルエンザが流行りやすく，さらに手洗いやトイレの水が流れない状況下では感染症が起こりやすくなります[17]。また，避難所にいるのは元気な人だけとは限らず，遺体が搬送されたり，避難所の中で命を落とす人もいたりします。これまでの日常とは異なるさまざまな困難がストレスとなります。避難所には老若男女が密集しています。ダンボールなどで仕切りの工夫をしても，プライバシーの保持はとても難しい状況です。

3 仮設住宅における生活

避難所から恒久的な住まいに移るまで，あるいは自宅に戻るまでの仮の住まいが仮設住宅です。災害救助法では，都道府県知事がその適用の適否を判断し，着工は「災害発生の日から20日以内」[18]としており，貸与期間は完成の日から「2年以内」[19]と規定されています（期間延長がされる場合もある）。仮設住宅では，以前住んでいたコミュニティとは違う新しい環境で過ごすことになり，新たなストレスとなり得ます。また，仮設住宅は，校庭等の敷地面積が確保できるところに建てられるため，立地場所が自宅や職場から遠かったり，買い物に不便な場所であったりします。災害で，車などの移動手段を失い，通勤の不便さを抱えたまま入居をしない場合もあります。そのため，仮設住宅の入居者は高齢者が多く，寝たきりや孤独死などの問題が起きています。

4 復興住宅における生活

避難所から仮設住宅へと生活の場が移ったその後，最終的に恒久的な住居となる住まいを復興住宅といいます。被災者は，この復興住宅に移動した時点から，所得に応じて家賃を支払う義務が発生します。また，避難所や仮設住宅でせっかく築いたコミュニティを失い，再度，孤独感を感じながらの生活となり得ます[20]。

5 被災者のストレスの種類

災害によるストレスには，災害による喪失を伴う直接的な被害に関する「危機的ストレス」，避難生活で強いられる「避難ストレス」，見通しの立たない生活を立て直していくことに関する「生活再建ストレス」があるといわれています（表71-1）[21]。

6 時間的経過とストレス反応

被災者の示すストレス反応は，時間の経過に伴って，急性期→反応期→修復期と変化するといわれます[22]。表71-2が示すストレス反応は，すべて正常な反応であり，被災者すべてに現れるわけではありません。時間の経過とともに薄れてゆく場合もありますが，トラウマ的ストレス反応がある場合は専門家の介入が必要になります。

表71-1 | 災害時における被災者のストレスの種類

分　類	ストレッサー
危機的ストレス	生命の危機にさらされる，けがをする，大事な人を亡くす，家を失う，思い出の品を失う，大事な人の危機に遭遇する，助けられなかった無念，生き残った罪悪感　など
避難ストレス	食料・水・生活物資の不足，トイレ・入浴の困難，集団生活，知らない人と過ごす，プライバシーの欠如，病気やけがの人がそばにいる　など
生活再建ストレス	住環境等の片づけ，仮設住宅での生活，行方不明者の探索，経済的不安，何年もにわたる一時しのぎの生活，孤立感／取り残され感，不公平感，終わりのなさ，再建に向けたさまざまな手続き　など

（前田潤：被災者と援助者のストレスとその反応〈酒井明子，菊池志津子編：看護学テキストNiCE　災害看護，改訂第3版，2018，南江堂，p.105〉より許諾を得て改変し転載）

表71-2 | 時間的経過と被災者のストレス反応

反応／時期	急性期（発災直後から数日）	反応期（1〜6週間）	修復期（1カ月〜半年）
身　体	心拍数・呼吸数の増加 血圧の上昇，発汗，めまい，不眠，食欲不振　など	頭痛，腰痛，疲労の蓄積，悪夢・睡眠障害，便秘　など	反応期と同様だが，少しずつ弱くなる
思　考	合理的思考の困難さ，思考が狭くなる，集中力・記憶力・判断力の低下	自分のおかれたつらい状況がわかってくる，何がいけなかったのか自分を責める	少しずつ，自立的な考えができるようになってくる
感　情	茫然自失，恐怖感，不安感，悲しみ，イライラ，怒り　など	悲しみとつらさ，恐怖がしばしばよみがえる，抑うつ感，喪失感，罪悪感，気分の高揚　など	悲しみ，寂しさ，不安
行　動	落ちつきがなくなる，硬直的になる，コミュニケーション能力の低下　など	被災現場に戻ることを恐れる，アルコール摂取量が増加する	被災現場に近づくことを避ける
主な特徴	闘争・迷走反応	抑えていた感情がわき出してくる	日常生活や将来について考えられるようになるが，災害の記憶がよみがえりつらい思いをする

（日本赤十字社編：災害時のこころのケア，第7刷，日本赤十字社，2016，p.7より一部改変）

072 心理的回復プロセスと 被災者の心のケア

1 心理的回復プロセス

発災時の圧倒的な衝撃から被災者が受けるストレスは，災害の規模・被害の程度や家族関係，身体的状況，仕事の継続性など，個人の状況により異なります。災害という巨大なストレッサーによる多くのストレス反応は，災害サイクルに応じた時間の経過とともに徐々に回復していくといわれます。アメリカの精神科看護師デビット・ロモは，災害時の心理的回復過程を「英雄期」「ハネムーン期」「幻滅期」「再建期」で示しています[23]。

1 英雄期（発災直後）

自分や家族，近隣の人々の生命を守るために，危険をかえりみず，勇気ある行動をとる時期です[23]。例えば，大地震発生直後，近所の人が1人では動けない高齢者を抱えて避難所に連れていき，互いに励まし合って避難活動や救出活動を行いました。また，激しい揺れが収まると，病院の看護師たちは，倒れた機材を避けながら，「大丈夫ですか」とベッドサイドに走っていきました。東日本大震災では，家族や職場の同僚を助けに行って，津波にのまれて命を落とした事例がいくつも報道されました。

2 ハネムーン期（1週間～6カ月）

劇的な災害の体験を共有し，くぐり抜けてきたことで，被災者同士が強い連帯感で結ばれる時期です[23]。県外にいた家族も集まり，被災地外からの援助の手も差し伸べられ，ボランティア支援も増えて，表面的に落ち着いてきます。「あのときはこうだった」など，災害の体験を話し，お互いに思いやりながら，家の片づけ，瓦礫や残骸の片づけを行う活動的な時期です。

3 幻滅期（2カ月間～1，2年）

被災者の忍耐が限界に達し，援助の遅れや行政の失策への不満などが噴出する時期です。被災者は，やり場のない怒りにかられ，トラブルも起こりやすくなる時期です。被災者は，自分の生活の再建と個人的な問題の解決に追われるため，地域の連帯感や共感が失われてきます[23]。自分の家屋のみならず職場が被災し，仕事に復帰できない人々は，精神的なストレスの蓄積による慢性疲労や身体症状の自覚が強くなり，不眠などから飲酒量が増加したり，行政への不満が表面化してトラブルが多くなったりします。

4 再建期（数年間）

被災地に「日常」が戻り始め，被災者も生活の立て直しに勇気を得る時期です。地域づくりに積極的に参加することで自分への自信が増してきます。しかし，復興から取り残され，精神的支えを失った人にはストレスの多い状態が続きます[23]。

2 | トラウマ的ストレス反応

トラウマとは,「人間の精神状態では対処できない程の圧倒的な体験によって,心的メカニズムが半ば不可逆的変化を被ってしまうこと」[24]です。災害は「トラウマ体験」で,災害が原因となって生じる反応を「トラウマ反応」といいます。日本で広く認知されるようになったのは,地下鉄サリン事件,阪神・淡路大震災,新潟県中越地震などの後からといわれています[25]。特に,災害の心的外傷体験に起因するASD（Acute Stress Disorder：急性ストレス障害）,PTSD（Posttraumatic Stress Disorder：心的外傷後ストレス障害）が注目されています。ASDやPTSDは,決して異常な反応ではなく,極度の危険などに巻き込まれれば誰もが生じる反応であるという理解が広まっています。

トラウマ的ストレス反応は,①過覚醒（緊張感が持続し,不眠や怒りの爆発,集中困難を示す状態),②再体験（悪夢やフラッシュバック,何かをきっかけに強い苦痛体験を思い出してしまう状態),③回避（トラウマにかかわる人物や物事を避け,思い出すこともできなくなり,周囲や将来への関心をなくし,感情も委縮するような状態）が三大症状です。ASDとPTSDの違いは主に時間軸上にあり,症状が1カ月以上続く場合はPTSDと診断されます[26]。いずれの場合も専門家の診察が必要です。

3 | 被災者の心のケアのポイント

被災者の心理面を支援するには,被災現場の状況を肌で感じ,被災者が発災直後から大きな衝撃を受け,さまざまなストレスを受けていることを理解することが重要です。そのうえで,被災者と向き合うときはまず自己紹介し,「大変でしたね」「血圧を測りましょうか」など,自然に触れ合うことからスタートします。「心のケアを行うために来ました」などと宣言する必要はありません。

いたずらに話しかける必要はなく,被災者が自分の気持ちを表出したいときにそばに寄り添い,静かにうなずきながら耳を傾け,親身になって話を聴くことが重要です。健康状態や日常生活の会話から被災者の問題を把握し,ともに考える姿勢で接します。自分の興味や関心から被災者の話を遮らないことが大切です。

また,悲しみや怒りは表出することが必要です。こうした状況では,代弁や同意をすることなく,耳を傾けながら被災者が感情を放出する手助けをします。一方,心の悩みを聴くことだけが心理面への支援ではありません。家の掃除や片づけを手伝うなど生活上の不便や人間関係などのストレッサーを外していくためのかかわりも心のケアとなります。

そして,自分の能力の許容範囲を超えたと感じるときや心理的支援の範囲を超える場合,自殺や虐待などのおそれがある場合,アルコールや薬物依存など危険行動に結びつきそうな場合は,速やかに専門家へつなぐことが重要です[27]。

073 援助者の心理への影響

1 援助者の受ける3つのストレス

　災害時の援助者は，被災者同様に，危機的ストレス，累積的ストレス，基礎的ストレスを受けるといわれています[28]。

①危機的ストレス：生命の危険を伴うような重大な出来事（危機的体験）からくるストレスです。この危機的体験には，自分自身の負傷や同僚の死などの恐ろしい体験，家族の死，死体や悲惨な状況の目撃，トリアージなど生死を左右する重い決断，身体の安全への不安を抱えながらの活動，任務の失敗などがあり，大きなストレッサーとなります。

②累積的ストレス：悪臭や粉塵が立ち込める不快で危険な環境下での活動の困難さ，任務遂行のプレッシャーからくるストレスです。被災者から感謝されず逆に暴言を吐かれる，一生懸命活動しても終わりがみえない状況に「これしかできない」というような無力感に襲われることもあります。元気でいる自分に罪悪感を覚えたり，被災者の悲しみの前では不快な思いを口にできなかったり，休みたいと思ってもぜいたくなことのようで遠慮してしまったりなど，ストレスが蓄積してきます。

③基礎的ストレス：災害時の支援活動という特殊な状況下での共同生活に伴って睡眠や休息が十分にとれないこと，チーム内の人間関係がうまくいかないこと，上司の判断に納得できないことなどから生じるストレスをいいます。

2 援助者の4つの立場

　災害による被害は，被災地内だけの努力で対応できることではなく，自衛隊員・警察官・消防士・医師・看護職・薬剤師・管理栄養士・臨床心理士・ボランティアなど多くの支援者が国内外から駆けつけます。

　それぞれの援助者が経験する心理状態は，「援助者自らも被災したか否か」「援助が自発的であるか，個人の意思を超えた職務・命令によるものか」の観点から4つの立場に分かれるといわれています（図73-1）[29]。

　①自らも被災し，職務命令による支援である場合は，職務で援助に行かなければならないけれども，家族や自宅が被害を受けた場合や家族や大事な人の安否がわからないときなどは，個人の事情と職

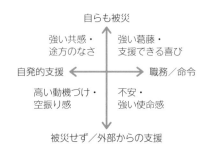

図73-1　**援助者の4つの立場**

（前田潤：6章2節　支援者の心理の理解と援助〈酒井明子，他編：ナーシング・グラフィカ　災害看護，第4版，メディカ出版，2017，p.156〉より一部改変）

務への責任から強い葛藤を抱くことになります。一方で，地元住民に対し，職務を通じて役に立てる喜びを体験することもあります。

②自らも被災し，自発的支援である場合は，同じ被災体験をもっていることから強い共感をもって被災者に接することができます。しかし，仕事の区切りを自分自身でつけることができずに，終わりのみえない作業に圧倒されてしまったり，無力感や自分が支援できる状況にあることへの罪悪感などを感じたりすることもあります。

③被災せず，外部から，自発的な支援である場合は，意欲をもって現地に入るので，被害の大きさに驚き心を痛めながらも，被災者から「遠くからありがとう」などと感謝の言葉をかけられ喜びを感じることもあれば，逆に，「よそ者にはわからない」などと怒りをぶつけられて傷つき，その思いをぶつける場所がなく落胆することもあります。

④被災せず，外部から，職務命令による支援である場合は，職場を不在にする心苦しさ，職務に対する不安を感じ，実際の活動においては，不眠不休で活動を行うことへの使命感や，思ったほど支援の手を必要とされないときの失望感などを経験することがあります[30]。

3 援助者に特有なストレス反応

援助者に現れるストレスは，被災者と同様といわれますが，不安や抑うつといったマイナスのストレスだけでなく，うきうき感や英雄感など，一見，好ましくみえる症状もあるので注意を必要するといわれます（表73-1）[31]。

4 援助者のストレス軽減法

援助活動前は，役割を明確にし，支援活動は自分の成長の機会だと考え，「無事に行って無事に帰ることが一番重要である」と自分に言い聞かせて出発することが重要です。援助活動中は，必ず休息をとり，笑う，泣く，愚痴を言うなどの機会をつくることが必要です。また，活動後は，体験をまとめる・語ることがストレスの軽減につながるので，報告会への参加は重要です。そして，支援活動の体験に気持ちが奪われがちになるのですが，支援活動ができたのは，職場や家族など留守を守ってくれた人がいたからです。自分が不在であったときの話を彼らから聞くことは，援助者にとっても，周囲の人々とのつながりを回復することになり重要です[32]。

表73-1 | 援助者に特有なストレス反応

「私にしかできない」状態	救援活動を休みなく続け，「私にしかできない」と思い込み，ほかの人に仕事を任せることのできない状態
燃え尽き症候群（burn out）	ストレスの強い状況下で，個人の能力や適応力をすべて使い果たしたときにもたらされる極度の疲弊状態
被災者離れ困難症	被災者から感謝され，満足感を得るが，やがて，被災者が自立し，援助の必要が減少すると，感謝されなくなり，自分が拒否され，不適格になったような気持ちになる状態
「元に戻れない」状態	任務が終わり撤収する際に，被災者やほかの仲間を残して帰らなければならないという気持ちから，なかなか終わったという気持ちになれず，日常生活に復帰しても自分の居場所を失ったような疎外感を感じたり，自分の体験が評価されず失望や怒りを感じたりする状態

（日本赤十字社編：災害時のこころのケア，第7刷，日本赤十字社，2016，p.26を参考に作表）

074 災害に関連する法律

　災害という大規模な非常事態に対しては，防災・応急対策，復旧対策についてさまざまな関連法規が定められています。ここでは，災害対策の基本となる「災害対策基本法」と応急対策の中心である「災害救助法」，復旧対策の要となる「被災者生活再建支援法」の概要について解説します。

1 ｜ 災害対策基本法

　「災害対策基本法」は，1959（昭和34）年の伊勢湾台風を契機として1961（昭和36）年に制定された日本の災害対策関係法律の基本法です。これは，十分な効果を上げることができなかった防災体制の不備を改め，災害対策全体を体系化し，総合的かつ計画的な防災行政の整備および推進を図ることを目的として制定され，阪神・淡路大震災後の1995（平成7）年には，その教訓を踏まえ改正が行われています。

①目的：「国土並びに国民の生命，身体及び財産を災害から保護し，もって社会の秩序の維持と公共の福祉の確保に資する」[33]ことです。そのために，防災に関する「責務の明確化」として，国，都道府県，市町村，指定公共機関等の責務を防災に関する計画を作成・実施・相互協力することと示し，住民についても，自発的な防災活動参加などの責務が規定されています。

②防災に関する組織：国においては中央防災会議と非常災害対策本部が，都道府県・市町村においては，それぞれに防災会議と災害対策本部があります。中央防災会議は，「防災基本計画」を作成し，防災に関する総合的かつ長期的な計画を定めるとともに，指定行政機関・公共機関が作成する防災業務計画および都道府県・市町村が作成する地域防災計画において重点をおくべき事項を明らかにしています。

③災害対策の推進：「災害予防」「災害応急対策」「災害復旧」という段階に分け，それぞれの段階ごとに，防災訓練の義務，市町村長の警戒区域設定権，応急公用負担，災害時における交通規制など各実施責任者の果たす役割や権限が規定されています。

④災害予防および災害応急対策に関する費用の負担：原則として，実施責任者が負担するものとしながらも，特に，「激甚災害」については，地方公共団体に対する国の特別財政援助，被災者に対する助成などを行うこととされています。

⑤災害緊急事態に対する措置：国の経済，社会の秩序の維持に重大な影響を及ぼす異常かつ激甚な災害が発生した場合には，内閣総理大臣は「災害緊急事態」の布告を発し，国会が閉会中であっても，生活必需物資の配給等の制限，金銭債務の支払いの延期，海外からの支援受け入れにかかわる緊急政令の制定など，「緊急措置」をとることができるとされています。

2 | 災害救助法

　「災害救助法」は，1947（昭和 22）年に制定されました。

①目的：「災害に対して，国が地方公共団体，日本赤十字社その他の団体及び国民の協力の下に，応急的に，必要な救助を行い，被災者の保護と社会の秩序の保全を図ること」です[34]。

②災害救助の実施体制：災害救助法による救助は都道府県知事が現に救助を必要とする者に行い，必要に応じて，救助の実施に関する事務の一部を市町村長に委任できるとされています。

③災害救助法による救助の適用基準：災害により市町村の人口に応じた一定数以上の住家の滅失がある場合などに行われます。

④災害時の救助の種類：①避難所，応急仮設住宅の設置，②食品，飲料水の給与，③被服，寝具等の給与，④医療，助産，⑤被災者の救出，⑥住宅の応急修理，⑦学用品の給与，⑧埋葬，⑨死体の捜索および処理，⑩住居またはその周辺の土石等の障害物の除去，などです。

⑤救助の程度や方法および期間：内閣総理大臣が定める基準に従って，都道府県知事が定めるところにより現物で行うとされています。

⑥強制権の発動：迅速な救助を実施するため，必要な物資の収容，施設の管理，医療，土木工事等の関係者に対する「従事命令等の強制権」が確保されています。

⑦救助に要する「費用」：都道府県が支払うとされ，その額の都道府県普通税収入見込額に対する割合に応じて国庫負担分が発生します。

3 | 被災者生活再建支援法

　「被災者生活再建支援法」は，阪神・淡路大震災を契機に，1998（平成 10）年に制定されました。

①目的：「自然災害によりその生活基盤に著しい被害を受けた者に対し，都道府県が相互扶助の観点から拠出した基金を活用して被災者生活再建支援金を支給することにより，その生活の再建を支援し，もって住民の生活の安定と被災地の速やかな復興に資すること」です[35]。経済的理由などにより自立して生活を再建することが困難な被災世帯に対し，生活再建支援金が支給されます。

②制度の対象：対象となる自然災害により，①住宅が全壊した世帯，②住宅が半壊または住宅の敷地に被害が生じ，その住宅をやむを得ず解体した世帯，③災害による危険な状態が継続し，住宅に居住不能な状態が長期間継続している世帯，④住宅が半壊し，大規模な補修を行わなければ居住することが困難な世帯です。

③支援金の支給額：①住宅の被害の程度に応じて支給する基礎支援金（災害発生日から 13 月以内の申請）と，②住宅の再建方法によって支給される加算支援金（災害発生日から 37 月以内の申請）があり，「再建方法」には，建設・購入，補修，公営住宅以外の賃借があります。

④支援金の支給申請：申請窓口は市町村で，罹災証明書，住民票，住宅購入や賃借などの契約書が必要です。

075 災害時の医療体制

1 災害拠点病院とは

災害拠点病院とは，1996（平成8）年，旧厚生省の通知など[36), 37)]により整備が進められた「災害時における初期救急医療体制の充実強化を図るための災害医療支援機能を有した医療機関」です。阪神・淡路大震災における大惨事の教訓を活かすために，被災地の医療機関，建築・医薬品の専門家などによる「阪神・淡路大震災を契機とした災害医療体制のあり方に関する研究会」が1995（平成7）年に設置されました。翌年，同会が提出した報告書[38)]に，災害時における医療確保の基本的考え方として，「災害医療支援拠点病院」の整備が提言され，これを受ける形で，前述の通知が発令されました。

2 災害拠点病院の要件と種類

災害拠点病院には，「地域災害医療センター」と「基幹災害医療センター」があります。地域災害医療センターは，二次医療圏ごとに1カ所，基幹災害医療センターについては，都道府県ごとに1カ所の整備が進められています。災害拠点病院の要件は，表75-1のとおりです[39)]。

3 災害医療の広域医療体制と保健所機能

大規模災害においては，被災地内の医療機関だけでの対応は不可能です。表75-2に示すようなさまざまな関係機関・団体との連携が重要になります。そして，地域の実情に応じた対応マニュアルの整備が必要です。

また，「広域災害救急医療情報システム（EMIS）」（図75-1）[40)]の端末を準備し，管轄区内の医療機関の状況について把握するとともに，医療ボランティアの窓口機能を確保すること，医療機関の情報発信の支援を行うことが求められます。さらに，

表75-1 | 災害拠点病院の要件

（1）運営体制
災害拠点病院として，下記の要件を満たしていること。
① 24時間緊急対応し，災害発生時に被災地内の傷病者等の受入れ及び搬出を行うことが可能な体制を有すること。
②災害発生時に，被災地からの傷病者の受入れ拠点にもなること。なお，「広域災害・救急医療情報システム（EMIS）」が機能していない場合には，被災地からとりあえずの重症傷病者の搬送先として傷病者を受け入れること。また，例えば，被災地の災害拠点病院と被災地外の災害拠点病院とのヘリコプターによる傷病者，医療物資等のピストン輸送を行える機能を有していること。
③災害派遣医療チーム（DMAT）を保有し，その派遣体制があること。また，災害発生時に他の医療機関のDMATや医療チームの支援を受け入れる際の待機場所や対応の担当

者を定めておく等の体制を整えていること。
④救命救急センター又は第二次救急医療機関であること。
⑤被災後，早期に診療機能を回復できるよう，業務継続計画の整備を行っていること。
⑥整備された業務継続計画に基づき，被災した状況を想定した研修及び訓練を実施すること。
⑦地域の第二次救急医療機関及び地域医師会，日本赤十字社等の医療関係団体とともに定期的な訓練を実施すること。また，災害時に地域の医療機関への支援を行うための体制を整えていること。
⑧ヘリコプター搬送の際には，同乗する医師を派遣できることが望ましいこと。

（2）施設及び設備（以下略）

（厚生労働省：災害拠点病院指定要件の一部改正について〔令和元年7月17日，医政発第0717第8号〕）.

災害現場に最も近い保健所においては，自律的に集合した救護班の配置調整や情報の提供を行うことや，災害後のメンタルヘルス・感染症対策などの健康管理活動の実施が求められています[38]。

広域災害救急医療情報システムの運用により，①災害時に最新の医療資源情報を関係機関に提供する，②超急性期の診療情報（緊急情報）を即時に集約・提供する，③急性期以降の患者受け入れ情報などを随時集約・提供する，④DMAT指定医療機関から派遣されるDMATの活動状況を集約・提供する，とされています。

4 │ 避けられた災害死の回避体制（DMATの整備）

DMATとは，Disaster Medical Assistance Teamの頭文字をとった名称で，災害現場に出動し救命救急を提供する医療チーム（災害医療派遣チーム）のことをいいます。阪神・淡路大震災では，救急隊員による搬送中，意識清明であった被災者が急変し心停止に至ったクラッシュシンドローム（挫滅症候群），手足を挟んだ重量物を除去できず，現場での切断もできずに火の手に巻き込まれた例，ヘリコプター護送が行えず命を落とした例など「避けられた災害死」が多数あったことが報告されました。こうした教訓から，災害時の救命トレーニングを受けた医療チーム（医師，看護師，調整員を含む5人で1チーム）が災害現場に赴き「瓦礫の下の医療」を展開し，「避けられた死」を回避するための活動を行います[41]。

表75-2 │ 連携すべきさまざまな関係機関・団体

災害拠点病院などの医療機関・日本医師会・日本歯科医師会，日本薬剤師会・日本看護協会・日本赤十字社・病院団体などの医療関係団体，医薬品関係団体，医療機器関係団体，衛生検査所・給食業者などの医療関連サービス業者，市町村の関係行政機関，水道・電気・ガス・電話などのライフライン事業者，自治会等の住民組織　など

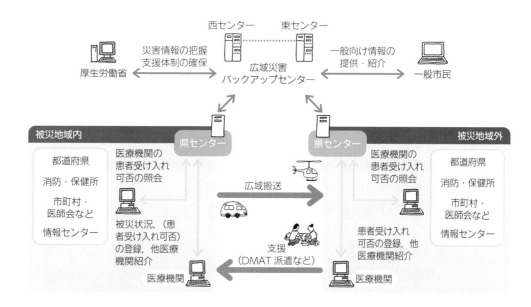

図75-1 │ 広域災害救急医療情報システム（EMIS）

（厚生労働省：広域災害救急医療情報システム　システム概要より一部改変）

076 災害時の病院における医療提供体制

1 病院の中の災害弱者

　災害弱者（災害時要援護者）とは，「災害発生の危機が迫ったときに，情報を迅速に収集し，かつ避難行動に移すことが通常よりも遅れる可能性のある人々」[42]のことをいいます。具体的には，①自分の身に危険が差し迫った場合，それを察知する能力がない，または困難な者，②自分の身に危険が差し迫った場合，それを察知しても適切な行動をとることができない，または困難な者，③危険を知らせる情報を受け取ることができない，または困難な者，④危険を知らせる情報を受け取っても，それに対して適切な行動をとることができない，または困難な者です[43]。

　大地震の発生を想定して病院内をみてみましょう。人工呼吸器・輸液・酸素吸入器が外れる危険性のある患者，輸血中・透析中・手術中・下肢の牽引中などの患者，妊産婦・乳幼児など1人では逃げることができない患者など，多くの災害弱者がいます。また，外来患者・家族・見舞い客・看護学生など大勢の人々もいます（図76-1）。災害発生時には想定外の出来事が頻発し，現場は混乱します。平時から災害時の体制を整え，全職員への周知と訓練を行うことが重要です。

2 病院におけるCSCATTT体制

　災害医療の優先順位の考え方（手順）として，CSCATTT（表76-1）が導入されており，病院での災害医療においても導入が奨励されています[44]。

1 Command and Control（指揮と統制）

　災害が発生し，傷病者の数が自施設の医療提供能力を超えることが予想されるときは，速やかに「災害対策本部」を立ち上げ，「命令指揮系統」を整えます。本部の役割は，「職員・患者などの安全確保」「災害の規模と自施設の被害状況の把握」「地域の被災状況の収集と分析」「医療の継続の可否など意思決定と指示」「患者・家族，市町村などへの情報発信」「水・食料の確保」「医薬品・医療資材の確保」などです。

　本部では，病院長が本部長を務め，メンバーは看護部長・事務部長・災害医療の専門知識のある医師・看護師などで構成します。平時より，災害対応レベルを決め，本部の立ち上げ設置場所・役割分担を決めておくことが重要です。

2 Safety（安全）

　病院が被災したとき，職員各個人がまず初めに行うことは，安全確保です。この安全確保にはさらに3つのSがあります。①self：自分自身，②scene：現場である病院，

表76-1　災害医療のCSCATTT

C : Command and Control（指揮と統制）
S : Safety（安全）
C : Communication（情報伝達）
A : Assessment（評価）
T : Triage（トリアージ）
T : Treatment（治療）
T : Transportation（搬送）

③ survivor：生存者（入院患者，外来患者など）です。優先すべきは，まず，「わが身を守る」ことです。人を救うためには，自分が元気である必要があります。

3 Communication（情報伝達）

　災害発生後は，できるだけ速やかに，職員・入院患者などの人的被害状況，病院建物・ライフラインの被害，院内の実働可能な職員数，休日の職員の参集状況などを収集し，本部に集約する必要があります。ライフラインが断絶している場合が多く，電話やエレベータが使用できないので，情報収集には時間と労力がかかります。非常時に備え，無線などの連絡方法の選択や訓練をしておく必要があります。

4 Assessment（評価）

　安全を確保し，情報を収集し，現状分析を行い，病院として医療継続が可能かどうかを判断します。入院患者の安全が確保できない場合は，避難・退避が必要です。必要に応じ，被災地域外への転院を手配します。人工呼吸器，透析中などの患者が第一候補となります。外来患者など多数の傷病者についても予測を立てることが必要です。駐車場などへ応急救護所を設定したり，受け入れ可能な空間を考慮して指示します。

5 Triage（トリアージ）

　来院する傷病者には，自ら来院する場合と災害現場でトリアージされて搬送される場合があります。多数の被災者が押しかけてきた場合，自由に院内に入ると適切な医療が行えないので，病院の入口にトリアージポストを設置します。搬送されてきた患者でも症状が変化している可能性があるので，必ず全員のトリアージを行い，院内に赤→黄→緑→黒のエリアをつくり，優先順位に従って振り分けます。

6 Treatment（治療）

　現場の救護所での治療は，傷病者を安全に搬送するための処置であり，気道確保・呼吸と循環の安定・止血などです。これに対し，病院では根本的な治療が目的となります。しかし，同様の傷病者が多数集合することを前提に，患者の状態と医療従事者および医薬品や医療資材などの状況をみながら，平時の救急医療と災害時医療の相違を念頭において治療計画を立てる必要があります。

7 Transportation（搬送）

　自施設のライフラインが破綻したり，来院した患者に緊急処置のみしかできなかったり，入院あるいは来院患者に治療の継続ができなかったりする場合は，市町村の災害対策本部や災害拠点病院などに相談し，転院・搬送の手配が必要です。

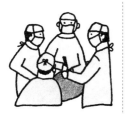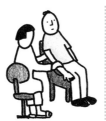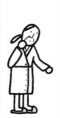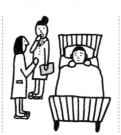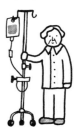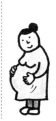

図76-1 病院内の災害弱者

077 医療機関における
大災害への備え

1 大災害に対する備えの必要性

　日本の国土面積は世界の0.25％とわずかですが，地形・地質・自然条件により地震・台風・集中豪雨・火山噴火などによる災害が発生しやすい国土となっています。マグニチュード6以上の地震回数は世界全体の約20％と，発生頻度がとても高い状況にあります[45]。また，「天災は忘れた頃にやってくる」といわれますが，そのときでは間に合わないので備えの重要性はいうまでもありません。

2 医療機関における大災害への備え

　項目075（p.184）では災害時の医療体制について解説しました。災害発生時の対処能力を高めるためには，災害を想定しての事前準備が重要です。事前準備は，①物品や人の備え，②情報管理や意思決定のための組織編成計画，③防災訓練などです。ここでは，日本看護協会が提示している医療機関における大災害への備え[46]を参考に考えます。

1 食料・飲料水の備え

　3日分の災害用飲料水や食料の確保が必要です。患者数・職員数から必要数を計算し，有効期限を確認して，備蓄します。毎年，防災訓練の日などに備蓄分を患者や職員などに配布し，災害時に消費期限切れにならないことが必要です。また，配給することで，防災への意識づけにもなります。水道が出ないと食器を洗うことができません。ディスポーザブルの食器が重宝しますが，使用後ゴミになるので，ラップフィルムなどを常備し，食器に敷いて使うと便利です。

2 電気・ガスの不通時への備え

　医療施設には多くの場合，自家発電が整備されています。生命維持装置などの重要な医療機器は自家発電の電源に切り替えるなどの注意が重要です。アンビューバッグ，充電式サクション，フラッシュライト（予備の乾電池を含む）などを常備し，自家発電が作動しなくなったことを想定して防災訓練も重要です。また，停電で暖房が入らないときの寒さ対策も必要です。カセットコンロ，カセットボンベ，やかん，鍋，使い捨てカイロ，毛布，ポットなどの準備が必要です。

3 上下水道の機能麻痺に対する備え

　断水になると，生活用水が確保できなくなります。病院地下に水槽を設置して常時水を蓄えておき，病棟の浴槽には常に水を張っておくようにします。また，水の供給元を明確にし，貯水・運搬に必要な物品を用意しておくことも必要です。

　特に，水洗トイレの使用ができない場合を想定した準備が重要です。仮設トイレでは水が流れないので，古新聞紙・ビニール袋を常備しておき，排泄物の処理に使

用します。

4 医療器材の供給停止に対する備え

酸素の供給停止に対しては，必要な酸素ボンベ数を調べて準備しておきます。滅菌機能の麻痺に対しては，ディスポーザブルの滅菌物品や他の消毒方法を用意しておきます。

5 災害時に各部署が機能するために必要な物品・備品の備え

各部署に必要な物品・備品を明確にして，チェックリストを作成し常備しておくことが重要です。この際，滅菌期限，薬品使用期限などを確認し，定期的に交換することが必要です。

6 人材確保への備え

災害時の職員の登院方法などもマニュアル化が必要です。他の機関等と連絡がとれなくなる可能性も考慮し，広域連携を視野に準備を進めることも肝要です。また，ボランティアにより可能な作業の種類を明確にしておくことも重要です。発災直後から，医療スタッフは不眠不休の日々が続きます。職員でなくてもよい仕事を明確にしておき，ボランティアへ配分することも重要です。その仕事の内容としては，物資や食料の運搬・搬送，運転（スタッフの送迎），清掃，救援物資の仕分けと配布，リネン交換や洗濯などがあります。さらに，スタッフやボランティアの過度の疲労を避ける配置計画や人材配置の優先度の明確化（救急治療室，集中治療室，病棟など）も必要です。

7 被害の確認計画

災害発生時，被害状況を把握すべき事項のチェックリストを作成しておきます。また，誰がどのようにして被害の確認を行うのかを明確にしておくことも重要です。

8 重要書類や危険物の防護計画

各部署で何が重要な記録物かを明らかにし，保管場所，書類の持ち出し方法，記録の複写方法やコンピュータのバックアップなどについての準備が必要です。また，各部署の危険物を一覧表にしておき，保存や取り扱い方法も記載しておき，災害時に危険物が流出した際の対処方法についても決めておきます。

9 安全点検の実施

「病棟の戸棚やロッカーは壁や天井に固定されているか」「壁にかけてあるものは落下しないように固定してあるか」「防火扉の前に物が置かれていないか」「非常口や廊下を物が塞いでいないか」「可燃性薬品等は転倒・落下防止措置がとられているか」「点滴はプラスチックボトルが使用されているか」「酸素ボンベは鎖で固定して倒れないようになっているか」「非常灯に異常はないか」など，チェック表をつくり，点検項目・点検日を明確して点検実施者が実施サインをすることがポイントです。

10 患者へのオリエンテーションの実施

入院患者に対しては災害発生時の非常口・避難経路と対処方法を説明し，地震発生後は看護師の指示に従って行動する，避難時には靴を履き裸足では逃げないようにすることなど，オリエンテーションを行います。

1）S.W.A.Gunn 著, 青野允, 他監修：災害医学用語事典, へるす出版, 1992, p.26.
2）南裕子, 他編：災害看護学習テキスト　概論編, 日本看護協会出版会, 2007, p.10.
3）前掲書 2）, p.16.
4）前掲書 2）, p.5.
5）前掲書 2）, p.6.
6）室崎益輝監修：技術士 CPD 教材　減災と技術　災害の教訓を生かす, 日本技術士会, 2004, p.53-54.
〈https://www.engineer.or.jp/cmty/bousai/gensai2004.pdf〉
（2022. 3. 30 閲覧）
7）清野純史：地震とライフライン被害, 活断層研究, 2008, 28：95.
8）前掲書 7）, p.102.
9）前掲書 7）, p.57.
10）酒井明子, 他編：看護学テキスト NiCE　災害看護, 改訂第 3 版, 南江堂, 2018, p.31.
11）前掲書 10）, p.31-33.
12）小原真理子, 他監修：災害看護, 南山堂, 2007, p.74-76.
13）総務省消防庁：消防機関で使用するトリアージ・タッグの取扱いについて（通知）（平成 8 年 7 月 22 日, 消防救第 152 号）.
14）東京都福祉保健局：トリアージハンドブック, トリアージ研修テキスト, 東京都福祉保健局医療政策部救急災害医療課, 2013, p.34.
〈https://www.fukushihoken.metro.tokyo.lg.jp/iryo/kyuukyuu/saigai/triage.html〉（2020. 6. 30 閲覧）
15）前掲書 14）, p.5.
16）山崎達枝：災害現場でのトリアージと応急処置, 第 2 版, 日本看護協会出版会, 2016, p.13.
17）前掲書 10）, p.137.
18）厚生労働省：災害救助法による救助の程度, 方法及び期間並びに実費弁償の基準（抜粋）（平成 25 年 10 月 1 日, 内閣府告示第 228 号）.
〈http://www.bousai.go.jp/taisaku/kyuujo/pdf/siryo8.pdf〉
（2022. 3. 30 閲覧）
19）内閣府：応急仮設住宅の供与（PDF）, p.3.
〈https://www.bousai.go.jp/oyakudachi/pdf/kyuujo_c2.pdf〉
（2022. 3. 30 閲覧）
20）前掲書 10）, p.143.
21）前掲書 10）, p.105.
22）日本赤十字社編：災害時のこころのケア, 第 7 刷, 日本赤十字社, 2016, p.7.
23）デビット・ロモ著, 水澤都加佐監訳：災害と心のケア, アスク・ヒューマン・ケア, 1995, p.14.
24）山本保博, 他監修：災害医学, 改訂 12 版, 南山堂, 2009, p.328.
25）前掲書 24）, p.326.
26）前掲書 24）, p.329-330.
27）前掲書 22）, p.15.
28）前掲書 22）, p.24.
29）酒井明子, 他編：ナーシング・グラフィカ　災害看護, 第 4 版, メディカ出版, 2017, p.156.
30）前掲書 29）, p.156-157.
31）前掲書 22）, p.26.
32）前掲書 29）, p.160-162.
33）内閣府：防災対策制度（災害対策基本法の概要）.
〈http://www.bousai.go.jp/taisaku/kihonhou/pdf/kihonhou_gaiyou.pdf〉（2022. 3. 30 閲覧）
34）内閣府：災害救助法の概要（昭和 22 年 10 月 18 日, 法律第 118

号）.
〈http://www.bousai.go.jp/taisaku/kyuujo/pdf/siryo1-1.pdf〉
（2022. 3. 30 閲覧）
35）内閣府：防災対策制度（被災者生活再建支援法の概要）.
〈https://www.bousai.go.jp/taisaku/seikatsusaiken/pdf/140612gaiyou.pdf〉（2022. 3. 30 閲覧）
36）厚生労働省：災害時拠点病院整備事業の実施について（通知）（平成 8 年 5 月 10 日, 健政発第 435 号）.
〈https://www.mhlw.go.jp/web/t_doc?dataId=00ta6395&dataType=1&pageNo=1〉（2022. 3. 30 閲覧）
37）厚生労働省：災害時における初期救急医療体制の充実強化について（通知）（平成 8 年 5 月 10 日, 健政発第 451 号）.
〈https://www.mhlw.go.jp/stf/shingi/2r9852000000j51m-att/2r9852000001j5gi.pdf〉（2022. 3. 30 閲覧）
38）平成 7 年度厚生科学研究費補助金（健康政策調査研究事業）阪神・淡路大震災を契機とした災害医療体制のあり方に関する研究会　研究報告書, 平成 8 年 4 月.
〈https://www.mhlw.go.jp/www1/houdou/0805/67.html〉
（2022. 3. 30 閲覧）
39）厚生労働省：災害拠点病院指定要件の一部改正について（通知）（令和元年 7 月 17 日, 医政発 0717 第 8 号）.
〈https://www.mhlw.go.jp/content/10802000/000529357.pdf〉
（2022. 3. 30 閲覧）
40）厚生労働省：広域災害救急医療情報システム（広域災害救急医療情報システム EMIS）.
〈https://www.wds.emis.go.jp/topcontents/W01F14P.pdf〉
（2022. 3. 30 閲覧）
41）前掲書 24）, p.74.
42）前掲書 2）, p.80.
43）国土庁編：防災白書（平成 3 年版）, 大蔵省印刷局, 1991, p.123.
44）前掲書 24）, p.214-219.
45）前掲書 6）, p.1.
46）日本看護協会：医療機関における大災害への備え〈日本看護協会専門職業務課編：先駆的保健活動交流推進事業　災害看護のあり方と実践, 社団法人日本看護協会, 1998, p.124-129〉.

・小西友七, 他編：CD-ROM 版ジーニアス英和大辞典, 大修館書店, 2001-2008.
・渡邉敏郎, 他編：EPWING 版 CD-ROM 研究社新和英大辞典, 研究社, 2003, 2008.

看護職の法的責任

1. 看護職者に問われる法的責任の種類と法的責任の範囲について理解する
2. 「療養上の世話」と「診療の補助」に関する判断と，その実施者としての責任を理解する
3. 看護師に必要とされる注意義務を理解する
4. 静脈注射の行政解釈の変更点を知り，静脈注射への責任を考察する

第14章では，次のような課題を視野に入れて学習を進めます

①看護職者に問われる3つの法的責任を説明しなさい

②保健師助産師看護師法第5条で定められている看護師の「業」を説明しなさい

③保健師助産師看護師法第37条は，「医師又は歯科医師が行うのでなければ衛生上危害を生じるおそれがある行為をしてはいけない」と定めていますが，行ってよいとされる3つの除外規定を述べなさい

④業務上過失致死傷罪は業務上必要な注意を怠った場合に問われる責任ですが，看護師に求められる2つの注意義務を説明しなさい

⑤看護師の行う静脈注射に対する責任を考察しなさい

078 看護職者に問われる法的責任

1 3つの法的責任

　看護職者は，業務上の事故などで過失が立証された場合には，「民事責任」「刑事責任」「行政責任」の3つの責任が問われます。図78-1 には，看護師が医療事故の当事者となった場合の法的責任が決定するまでのプロセスが示されています[1), 2)]。

1 民事責任

　「民事責任」とは，診療契約に基づく安全な医療・看護を提供する責任が果たせなかった場合に，「債務不履行（民法第415条）」「不法行為（民法第709条）」に基づき問われます。被害者の救済と個人が受けた損害を賠償することを目的としています。当事者間の話し合いで「示談」が成立すれば，「示談金支払い」などが決定します。不成立の場合は，「調停」あるいは「民事裁判」で解決が図られます（表78-1）。

2 刑事責任

　「刑事責任」とは，業務上に必要な注意義務を怠った結果，他人を障害または死に至らしめたときに「業務上過失致死傷罪（刑法第211条）」として，保健師助産師看

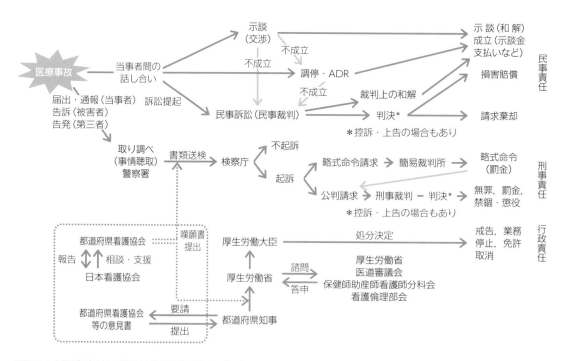

図78-1　医療事故に伴う法的責任の決定プロセス

（公益社団法人日本看護協会：医療安全推進のための標準テキスト，公益社団法人日本看護協会，2013，p.43 および荒井俊行，他：裁判例から読み解く看護師の法的責任，日本看護協会出版会，2010，p.15，18，21 などを参考に作図）

護師法に違反したときに「保健師助産師看護師法違反」として問われる責任です。

　過失は注意義務違反の有無で判断されますが，注意義務には，結果予見義務と結果回避義務があります。「結果予見義務」は結果（事故）の発生を認識し予見する義務で，「結果回避義務」は予見に基づいて結果の発生を回避する義務です。

　刑事責任は，当事者である病院から警察への届出・通報，患者などの被害者からの告訴，第三者からの告発などによって，警察が取り調べ（事情聴取）を行うところから始まります。警察は取り調べ後，起訴の当否の判断材料にするため，検察庁に「書類送検」し，検察庁は「起訴」か「不起訴」を決定し，起訴の場合は，略式命令請求（略式手続）か公判請求（刑事裁判）となります。略式手続では裁判は行われず，「罰金」を支払う事件として終了しますが，刑事上の責任は「有罪」となります。裁判が行われると，無罪，罰金，禁錮・懲役などの判決が下されます（控訴の場合もあります）。

3　行政責任

　「行政責任」とは，保健師助産師看護師法第9条および第14条第1項（准看護師の場合は第14条第2項）に基づき，「①罰金以上の刑に処せられた者，②保健師・助産師・看護師または准看護師の業務に関し犯罪または不正の行為があった者，③心身の障害により保健師・助産師・看護師または准看護師の業務を適正に行うことができない者として厚生労働省令で定めるもの，④麻薬，大麻またはあへんの中毒者，⑤保健師・助産師・看護師または准看護師としての品位を損するような行為のあったとき」に該当する者が，「戒告」「業務停止」「免許取消」の行政処分を受ける責任です。医療事故の場合，過失が立証され罰金以上の刑を受けた場合に行政処分が行われます。

　行政処分の決定は，保健師・助産師・看護師の場合は厚生労働大臣により，准看護師の場合は都道府県知事により行われます。

　また，2006年の保健師助産師看護師法改正により，戒告，3年以内の業務停止，免許の取り消しの処分を受け，再免許を受けようとする看護職者には，再教育研修受講が義務づけられました。

表78-1 │ この項目で使用している法律用語

法律用語	意　味
債務不履行	債務者が，正当な事由がないのに債務の本旨に従った履行をしないこと
不法行為	故意または過失により，他人の権利または法律上保護される利益を侵害して，損害を与えること
示談	民事上の紛争について，裁判にかけずに互いの話し合いで解決すること
調停	裁判所その他の公的機関が中に立ち，当事者双方の譲り合いにより，円満に和解させること
書類送検	犯罪容疑者の身柄を拘束することなく，事件についての捜査書類や証拠資料のみを警察から検察庁に送ること
起訴	検察官が裁判所に起訴状を提出して，公訴（被告人に刑の適用をするよう裁判を求めること）を提起すること
略式命令請求	公判（裁判）を開かないで書面手続だけで罰金刑を言い渡す略式命令を請求すること

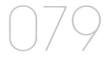

看護業務の法的範囲

1 看護師の行う業務とは

　保健師助産師看護師法は「保健師，助産師及び看護師の資質を向上し，もつて医療及び公衆衛生の普及向上を図ること」を目的とし（第1条），1948（昭和23）年7月30日に制定された法律です。日本のすべての看護職は，この法によって誕生し，この法のもとで業務に従事し義務を負うこととされる，重要な法律です[3]。

　同法第5条は，看護業務の範囲にかかわる基軸になる部分です。必ず，覚えてください。

 >>> **穴埋めクイズ！**

■ 表79-1と表79-2は，保健師助産師看護師法の条文を示しています（下線は筆者による追加）。表中の（　　　）に，当てはまる語句を入れてください。

　第5条は，「看護師の定義」と看護師が行う「業」について定めてあります。そして第31条では，看護師でない者はこの第5条で定めてある業を行ってはいけないと，「看護師業務の制限」について定めています（表79-1）。これは，看護師にしか行えない業であることを強調しているのです。ただし，医師と歯科医師は行ってもよいこととしています。また，第31条第2項では保健師と助産師も行ってもよいとしていますが，2007（平成19）年4月から，保健師・助産師の各国家試験に合格しても看護師国家試験が不合格の場合には免許が取得できなくなりました。保健師・助産師になるためには，各国家試験に合格するとともに看護師国家試験にも合格しなければなりません。

2 看護師が行ってはいけない業務とは

　保健師助産師看護師法第5条によると，看護師の行う業とは，「傷病者若しくはじよく婦」に対する「療養上の世話」または「診療の補助」でした。同法第37条では，「診療の補助」として行ってよい条件（医師の指示）を示し，「医師又は歯科医師が行

表79-1 | **保健師助産師看護師法　第五条・第三十一条**

第五条　この法律において「看護師」とは，（①　　　　　　）の免許を受けて，傷病者若しくはじよく婦に対する（②　　　　　　）又は（③　　　　　　）を行うことを<u>業</u>とする者をいう。
第三十一条　看護師でない者は，<u>第五条</u>に規定する業をしてはならない。ただし，医師法又は歯科医師法（昭和二十三年法律第二百二号）の規定に基づいて行う場合は，この限りではない。
2　保健師及び助産師は，前項の規定にかかわらず，<u>第五条</u>に規定する業を行うことができる。

表79-2 保健師助産師看護師法 第三十七条

第三十七条 保健師，助産師，看護師又は准看護師は，（④　　）の医師又は歯科医師の（⑤　　）があつた場合を除くほか，診療機械を使用し，医薬品を授与し，医薬品について指示をしその他医師又は歯科医師が行うのでなければ衛生上危害を生ずるおそれのある行為をしてはならない。ただし，（⑥　　　）の手当をし，又は助産師がへその緒を切り，浣腸を施しその他（⑦　　）の業務に当然に付随する行為をする場合は，この限りではない。

うのでなければ衛生上危害を生じるおそれのある行為をしてはならない」と定めています。また，除外規定も定めています（表79-2）。

　同法第5条で定めている「診療の補助」は医療行為です。医療行為を行う場合の要件として「主治の医師又は歯科医師」の「指示」が定められています。医師なら誰でもよいわけではなく，患者の状態を把握している主治医であることが基本です。第37条では，その指示がある場合は医薬品の与薬などを行ってよいこととし，指示がない場合は行ってはならないと強調しています。しかし，主治の医師や歯科医師の指示がなくても行ってよい場合も定めています。それが，「ただし」の後に続く一文で示されます。「臨時応急の手当」と「助産師の業務に当然に付随する行為」（「へその緒を切ること」「浣腸を施すこと」）です。

3 ┃ 看護業務の法的範囲とは

　看護業務の法的範囲は，保健師助産師看護師法第5条と第37条で構成された部分です。第5条で定めてある「診療の補助」は医療行為ですが，主治の医師などの指示があれば行ってよいとされ，相対的医行為と呼ばれます。それに対して，医師法第17条「医師でなければ，医業をなしてはならない」が示す，必ず医師が行うべき行為を絶対的医行為といいます。看護業務の法的範囲は，指示がなくても行ってよい臨時応急の手当などの説明部分（「ただし……」）を加えた図中の ⬭ の部分です（図79-1）[4]。

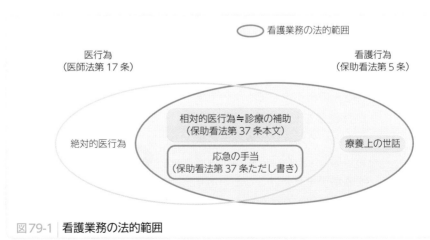

図79-1 ┃ 看護業務の法的範囲

（加藤済仁，他編著：新版　看護師の注意義務と責任，新日本法規出版，2018，p.33 より一部改変）

080 看護師に求められる判断

1 看護師が行う准看護師への指示

やってみよう >>> 穴埋めクイズ！

表80-1 は，保健師助産師看護師法第6条の「准看護師の定義」について示しています。表中の（　　）に，当てはまる語句を入れてください。

同法第6条は，「准看護師の定義」を示しています。看護師は「厚生労働大臣」から免許を受けますが，准看護師の場合は「都道府県知事」からになります。看護師も准看護師も外見上は区別がつかないことがほとんどですが，法的責任範囲については明確に示されています。また，准看護師も保健師助産師看護師法第5条に定める「療養上の世話」または「診療の補助」を行うことを業とするのですが，それには条件が規定されています。「療養上の世話」または「診療の補助」の実施には，医師，歯科医師，または「看護師」の指示が必要になります。図80-1 に療養上の世話に対する看護師から准看護師への指示場面の例を示しました。指示を出すには，根拠ある判断が必要になります[5]。

2 「療養上の世話」に関する判断

看護師の業務の範囲は，「療養上の世話」または「診療の補助」ですが，「療養上の世話」については，「医師の判断・指示に基づかなくても，衛生上危害を生じるおそれがない業務で，看護師の主体的な判断と技術をもって行う看護師の本来的な業務」です。具体的には，「患者の症状などの観察」「環境整備」「食事の世話」「清拭など清潔への援助」「排泄の援助」「生活指導」などが挙げられます[6]。しかし，看護の現場では，看護師が「○○さんの清拭をしてもよいですか」「洗髪をしてもよいですか」などというふうに，療養上の世話に関しても医師の指示を確認する場面を見かけることがあります。医療が高度化する中，安全な看護の提供のために医師や医療スタッフと協働することは

表80-1 **保健師助産師看護師法　第六条**

第六条　この法律において「准看護師」とは，（①　　　　　）の免許を受けて，医師，歯科医師又は（②　　　　　）の指示を受けて，前条に規定することを行うことを業とする者をいう。

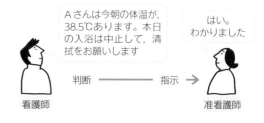

Aさんは今朝の体温が，38.5℃あります。本日の入浴は中止して，清拭をお願いします

はい。わかりました

判断 ────── 指示 →

看護師　　　　　　　　准看護師

図80-1 **看護師から准看護師への指示場面（例）**

とても重要ですが，それは何でも医師の指示を受けるということではないと自覚しておくことは，看護の専門性を高めていくために重要です。

3 「診療の補助」に関する判断

看護師の業務の範囲のうち，「診療の補助」に関しては，絶対的要件として，主治の医師または歯科医師の「指示」に基づき，身体的侵襲の比較的軽微な医療行為の一部について補助するものとされています。具体的には，「採血」「静脈注射」「点滴」「医療機器の操作」「処置」など多岐にわたります[7]。

図 80-2 は，静脈注射における医療事故の発生プロセス（例）を示しています。場面①と場面②について，それぞれ，看護師の過失はあると思いますか？

場面①は，静脈注射に対して，医師は正しい指示を出し，薬剤師も医師指示に基づいて正しい払い出しを行っていますが，看護師は，指示内容と異なる注射をしてしまいました。この場合，看護師の過失は問われると思いますか。そうですね。看護師の過失が問われる事例です。では，場面②はどうでしょうか。医師が勘違いをして誤った指示を出しました。そして，その誤りに気がつかない薬剤師は，指示どおり注射を準備し払い出しました。さらに，看護師も医師の指示だからと疑問を抱かないで注射を実施した結果，患者は急変してしまいました。この場合，看護師は医師の指示に基づいて行ったので，過失は問われないでしょうか？　いいえ，医師の過失はもちろんですが，薬剤師・看護師も過失が問われる事例です。

4 「診療の補助」行為の実施者としての責任

看護師は，図 80-2 に示したように，「診療の補助」行為の「実施者」になる場合が多く，その行為が患者の生命の危険に直結することも少なくありません。それゆえ，「実施者」としての責任が求められます。医師の指示だからといって，指示どおりに行えばよいというものではありません。「対象となる疾病を理解していたか」「薬剤の種類や副作用などを理解していたか」「適切な技術で行ったか」「この患者にこの薬剤が必要であるか」などを判断して，常に自信をもって実施する必要があります。

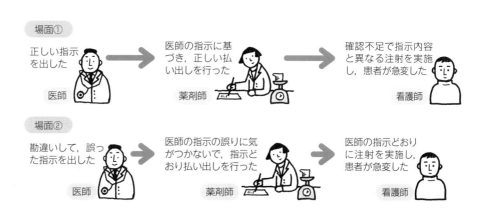

図 80-2 静脈注射における医療事故の発生プロセス（例）

197

081 看護師に必要とされる注意義務

1 過失がある場合に問われる罪と注意義務

078の項（p.192-193）で法的責任が決定するプロセスを学習しましたが，医療事故で過失が立証された場合は，刑事責任として「業務上過失致死傷罪」が問われることになります。

やってみよう >>> 穴埋めクイズ！

■ 表81-1は，刑法第211条について示しています。表中の（　）に，当てはまる語句を入れてください。

有罪であるか無罪であるかの判断は，刑法第211条で定められる業務上必要な「注意」を行ったかどうかによります。業務上必要な注意を「注意義務」といいます。この注意義務は，「結果予見義務」と「結果回避義務」の2種類あります。

2 注意義務違反の実際

「結果予見義務」は，結果（事故）の発生を認識し予見する義務です。そして，「結果回避義務」は，予見に基づいて結果の発生を回避する義務です。図81-1の状況をみて，結果予見義務と結果回避義務の関係を考えてみましょう。

まず，図81-1をみてください。小児ベッドの柵が下りた状態で児がお座りをしています。この状態をみて，何を予見しますか？「危ない！」──児がベッドから転落すると予見するでしょう。業務上，結果を予見できないといけないのです。「転落する」と予見したら，当然それを回避することが必要です。「ベッド柵を上げる」ことなどで回避する対策を講じます。これを実施することが結果回避義務です。転落することを予見したら，同時に，それ

表81-1 刑法　第二百十一条

第二百十一条　業務上必要な（① 　　　 ）を怠り，よって人を死傷させた者は，五年以下の懲役若しくは禁錮又は百万円以下の罰金に処する。重大な過失により人を死傷させた者も，同様とする。

空欄に適切な語句を入れてください

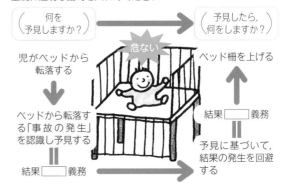

図81-1 結果予見義務と結果回避義務の関係

を回避することが必要です。注意義務では，結果予見義務と結果回避義務を果たす必要があります。看護師の注意義務は，保健師助産師看護師法第5条で業と定められている「療養上の世話」と「診療の補助」において求められます。

3 「療養上の世話」に関する主な注意義務内容

「療養上の世話」における注意義務内容には，主として，①経過観察に対する注意義務，②患者の主訴に対する注意義務，③環境管理に関する注意義務などがあります（表81-2）[8]。

4 「診療の補助」に関する主な注意義務違反

「診療の補助」における注意義務違反としては，主に，①医師の指示を看護師が誤って理解した場合（薬剤の種類，投与量，投与方法など），②診療の補助行為の具体的手技を誤った場合（輸液ポンプ・輸液シリンジ，レスピレーターのアラーム設定などの操作間違いなど），③医師の指示内容に誤りがあったときや不明確なときに医師に問い合わせを怠って実施した場合などがあります[9]。

5 注意義務に際して求められる看護水準

医療事故に関する刑事裁判における争点は，必要とされる注意義務が，その医療事故当時，わが国で実践されている医療水準に照らして妥当な医療行為であったかどうかです。看護師が法的責任を問われる際にも，その事故当時の同様の医療環境における平均的看護師の能力・知識・技術を有していたかどうかが争点になります。国家免許を取得して看護業務に従事する以上，個人的に能力を欠いていたとしても，注意義務の内容が軽減されることなく，入職1年目であっても，その当時の看護水準に達した看護行為が要求されます。看護資格のない学生が看護行為を行う場合も同様です[10]。

6 看護職賠償責任保険制度

高齢化の進展や医療の高度化など，医療環境は変化しています。働く場所も拡大し，同時に看護業務も多様化・複雑化し，看護職自身が判断・実施した行為と結果について，責任を問われる時代となりました。国民の権利意識も高まっている中で，2001（平成13）年に日本看護協会が「看護職賠償責任保険制度」を創設しました。

表81-2 「療養上の世話」における注意義務

注意義務	内　容
経過観察に対する注意義務	患者の生活的側面の観察・術後の経過観察など，医師の具体的な指示がなくても，適宜，経過観察を行い，必要に応じて，医師の診察，治療を求めることが要求される
患者の主訴に対する注意義務	疼痛，吐き気，めまい，冷汗，その他の異常に対する患者の訴えを適切に判断し，必要に応じて，医師の診察，治療を求めることが要求される
環境管理に関する注意義務	転倒・転落予防，地震の際の落下物防止，医療廃棄物・消毒薬などの管理，感染予防など，安全な医療提供のための環境を整えることが要求される

（加藤済仁，他編著：新版　看護師の注意義務と責任，新日本法規出版，2018，p.100-102を参考に作表）

082 静脈注射についての行政解釈の変更

1 ある病院で起きた誤薬注射死亡事故の概要

1 事故前日の出来事

①薬剤師Aはヌペルカインに赤枠赤字の表示をしなかった

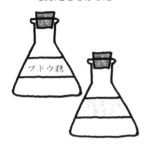

ブドウ糖

3%ヌペルカイン

②薬剤師Aはヌペルカインをブドウ糖注射液在中の容器数本とともに同じ滅菌器に入れ、翌日まで放置した

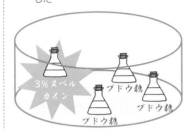

3%ヌペルカイン

ブドウ糖

ブドウ糖

ブドウ糖

◁1951（昭和26）年ある病院において，誤薬注射死亡事故が発生しました[11]。事の始まりは，事故の前日，薬剤師Aがブドウ糖溶液と3%ヌペルカイン溶液の準備をしているところからです。

①【事実経過】ヌペルカインは劇薬であるため，「赤枠赤字」で品名と劇の字を記載しなければならないところ，薬剤師Aはブドウ糖注射液と同じ100mL容器に入れ，ブドウ糖注射液と同色同型の標示紙に青インクで「3%ヌペルカイン」と記載しただけであった。

②製剤した薬剤師Aは，これを，ブドウ糖注射液在中のコルベン容器数本とともに，同じ滅菌器に入れ，翌日まで放置した。

2 事故当日の出来事（午前中）

③事務員Bは，看護婦Cに，ヌペルカイン在中の容器をブドウ糖注射液と信じ交付した

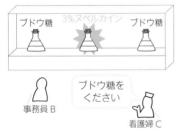

ブドウ糖　3%ヌペルカイン　ブドウ糖

事務員B

ブドウ糖をください

看護婦C

④看護婦Cは内科処置室へ運び，ブドウ糖でないことに気づき，処置台の隅に置いた

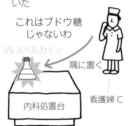

これはブドウ糖じゃないわ

3%ヌペルカイン

隅に置く

内科処置台

看護婦C

③翌日午前9時30分頃，薬剤科の事務員Bが，滅菌器から上記のコルベンを取り出して，薬剤室格納棚に整理していた。しかし，薬剤師Aはこれをみても，前日ヌペルカイン溶液の容器とブドウ糖注射液の容器を同じ滅菌器に入れたことを忘れていて，事務員に注意を与えなかった。その後，看護婦Cがブドウ糖注射液の交付を求めてきたので，事務員Bは，ブドウ糖注射液であると思いこみ「ヌペルカイン溶液」を交付した。

④看護婦Cは，それを内科処置室に運んだ後，ブドウ糖注射液ではなく3%ヌペルカインであることを確認したため，これを区別して処置台の隅に置いた。

3 事故当日の出来事（午後）

⑤乙種看護婦Dは処置台の3%ヌペルカインをブドウ糖と速断し注射器3本に詰めた

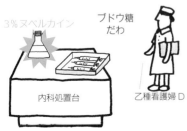

3%ヌペルカイン

ブドウ糖だわ

内科処置台

乙種看護婦D

⑥そして，ほかの看護婦とともに患者2名に注射してしまった

死亡事故発生

⑤その日の午後，乙種看護婦Dは，医師の処方箋の指示に従って，入院患者3名にブドウ糖の注射をしようとして，同処置台にあった3%ヌペルカイン溶液（100mLコルベン容器）をブドウ糖注射液と速断し，20mL注射器3本に詰めた。

⑥そして事情を知らないほかの看護婦とともに患者2名に注射して，ヌペルカイン中毒によって死亡させるに至った【事実経過終わり】。

薬剤師A，事務員B，乙種看護婦Dが，業務上過失致死罪により起訴され，いずれも，業務上過失致死罪で有罪判決となった。

2 | 静脈注射の行政解釈（「絶対的医行為」）

　1951年のこの注射死亡事故後，厚生省医務局長通知（昭和26年9月15日，医収第517号）で，静脈注射は，「薬剤の血管注入による身体に及ぼす影響の甚大なること及び技術的に困難であること等の理由により医師又は歯科医師が自ら行うべきもので（保助看）法第五条に規定する看護婦の業務の範囲を超えるものであると解する」とされ，同法第5条の看護師の業務の範囲外であり，看護師が静脈注射を業として行った場合は，医師法第17条に抵触するものとされました[12]。

3 | 「絶対的医行為」から「相対的医行為」への行政解釈の変更

　静脈注射業務が絶対的医行為で看護師が行えば違法であるとの通知から，長い時を経て，2001（平成13）年に実態調査[13]が行われました。すると，①約94％の病院の医師が看護師等に静脈注射を指示している，②90％の病院の看護師等が日常業務として静脈注射を実施している，という実態が明らかになりました。そして，「看護教育水準の向上や，医療用器材の進歩，医療現場における実態との乖離等の状況も踏まえれば，医師の指示に基づく看護師等による静脈注射の実態は，診療の補助行為の範疇として取り扱われるべきである」とした「新たな看護のあり方に関する検討会中間まとめ」[14]が出され，それを受けて，2002（平成14）年，医師または歯科医師の指示のもとに保健師・助産師・看護師および准看護師が行う静脈注射は，「診療の補助行為の範疇として取り扱う」[15]と行政解釈が変更されました。

4 | 看護師が静脈注射を行う責任

　この行政解釈の変更は，「看護師が静脈注射を行っても違法ではない」ということであり，「看護師が行わなければならない」という意味ではありません。薬剤の血管注入は身体への影響が大きいことに変わりはありません。看護師が静脈注射を実施するためには，薬理作用の十分な理解，患者の反応の観察と対応，緊急時の対応体制，感染対策，安全対策など，患者に対する安全を保証するために体制整備が求められています[12]。

　看護師が，自ら静脈注射を実施するか否かは，最終的には，専門職としての看護師の判断によるものです。看護師が静脈注射を実施する場合は，実施者としての責任が問われることへの理解と自覚が必要です。

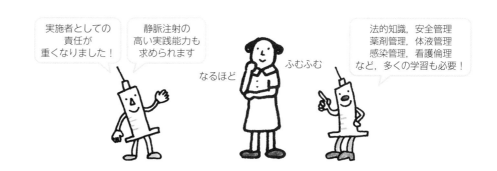

1 ）公益社団法人日本看護協会：医療安全推進のための標準テキス
ト，公益社団法人日本看護協会，2013，p.43.
2 ）荒井俊行，他：裁判例から読み解く看護師の法的責任，日本看護
協会出版会，2010，p.15，18，21.
3 ）田村やよひ：私たちの拠りどころ保健師助産師看護師法，第2
版，日本看護協会出版会，2017，p.v.
4 ）加藤済仁，他編著：新版　看護師の注意義務と責任，新日本法規
出版，2018，p.35.
5 ）前掲書3），p.50-51.
6 ）前掲書4），p.43.
7 ）前掲書4），p.45-46.
8 ）前掲書4），p.100-102.
9 ）前掲書4），p.102-103.
10）前掲書4），p.96-97.
11）日本看護協会：静脈注射の実施に関する指針，社団法人日本看
護協会，2003，p.28.
12）前掲書11），p.2.
13）石本傳江：平成13年度厚生労働科学特別研究事業報告書　静
脈注射実施における教育プログラムの開発，2002，p.7.
14）厚生労働省：新たな看護のあり方に関する検討会中間まとめ，平
成14年9月6日.
〈https://www.mhlw.go.jp/shingi/2002/09/s0906-4.html〉
（2022. 3. 30 閲覧）
15）厚生労働省：看護師等による静脈注射の実施について（通知）
（平成14年9月30日，医政発第0930002号）.
〈https://www.mhlw.go.jp/web/t_doc?dataId=00ta6758&dataType
=1&pageNo=1〉（2022. 3. 30 閲覧）

・小学館国語辞典編集部編：日本国語大辞典，精選版，小学館，2006.
・図解による法律用語辞典，補訂4版，自由国民社，2011.

第15章

看護者の基本的責務

第15章の **学習のねらい**

1. 「倫理とは何か」「行動の規範としての法と倫理の関係」を理解する
2. 医療や看護の現場になぜ倫理が必要なのか考察する
3. 「倫理の原則」と「看護職の倫理綱領」について理解する
4. 「看護師が遭遇する倫理的ジレンマ」と「倫理問題の解決への基本プロセス」を理解する

第15章に関連した **学習課題**

第15章では，次のような課題を視野に入れて学習を進めます

①「法」は他律的規範ですが，それに対し「倫理」はどのような規範ですか

②社会の秩序の維持は「法」だけでは限界があるといわれますが，その理由は主にどのようなことからといわれていますか

③6つある倫理の原則の基本的な意味を説明しなさい

④「看護職の倫理綱領」の構成を説明しなさい

⑤「倫理的行動の4つの要素」について説明しなさい

083 そもそも倫理とは

1 「倫理」という漢字の意味

やってみよう >>> **穴埋めクイズ！**

■ 図 83-1 から図 83-3 中の（　）に，当てはまる漢字一文字を入れてください。

　「倫理」という言葉は，中国の古典に由来するそうです。□に漢字一文字が入ると熟語になります。ヒントも活用してください。

①図 83-1：①の正解は「仲」という漢字です。倫理の「倫」という漢字は，「仲間」を意味するそうです。この「仲間」という漢字は，「人々の中であり間である」と書きます。「人々の間の関係とこの関係によって規定せられた人々」という意味をもつそうです[1]。

②図 83-2：次に，「倫理」の「理」という漢字はどのような意味をもつのでしょうか。②の正解は，「道」という漢字でした。倫理の「理」は「ことわり」であり「筋道」を表すそうです。「筋道」とは，「事の道理・事柄の順序・物事の正しいあり方，本道」などの意味をもちます（『日本国語大辞典』）。人間の「理」は「人間の道」を意味するのです。

③図 83-3：「倫」という文字は「仲間」を意味し，「理」という文字は「筋道」を意味しました。「倫」は，一面において，人間共同体を意味しつつ，他面において，その共同体の秩序，すなわち，人間の道を意味しています。したがって，「倫理」と熟語になったものは，「倫」（仲間）がすでにもつところの道の意義を「理」によって強調されたものとされます[2]。

　倫理とは，「人と人の関係の筋道」を表したもので，決して特別なことではなく，人間としてあるべき道であるこ

倫理という言葉は，中国の古典に由来する。倫という漢字は，元来，（①　）間を意味する

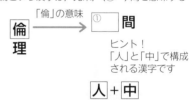

ヒント！
「人」と「中」で構成される漢字です

図 83-1 ｜ 倫理の「倫」の意味とは

倫理の理は「ことわり」であり，「筋（②　）」である。人間の理は，人間の（②　）である

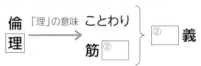

図 83-2 ｜ 倫理の「理」の意味とは

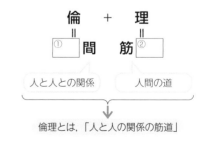

人と人との関係　　人間の道

倫理とは，「人と人の関係の筋道」

図 83-3 ｜ 倫理の意味とは

とをよく理解しておくことが重要です。

2 | 社会の中の「偽り」の出来事

インターネットで「倫理」がついた言葉を探してみました。「看護倫理」「生命倫理」「技術者倫理」「放送倫理」「情報倫理」「宇宙船倫理」……よくみかける分野から，こんなことにも倫理があるのかと思う分野まで，「倫理」という言葉が溢れていました。

佐藤[3]は，「倫理は人間にとってあまりにも身近なものである。それだけに，あたかも空気や日光のようなもので，それがいちおうまともなかぎりは，とりたててこれを考えてみようともせぬ。倫理への関心がたかまるのは，倫理が荒廃し混乱し危機にひんするとき──むしろ反倫理的なるときである」としています。現代社会には，反倫理的なことが多いのでしょうか。

そういえば，かつて，企業の不祥事が相次いで起こりました。「消費期限が過ぎた食材をごまかして再利用する」「生産地を偽って表示する」「豚肉等を混ぜたひき肉を牛肉100％と偽り販売する」「耐震強度を偽って表示する」など，私たちの身近なところで「食や住の安全」を脅かすことが起き，企業としての誠実さや組織倫理が問われました。医療現場でも，起きてしまった医療事故の記録を「改ざん」してミスをなかったことにしようとした行為もありました。仮に，こうした状況に遭遇したとき，「どのようにすることが善いことなのか」，その判断をするのは誰なのでしょうか。

看護の対象は人間です。看護職は，1人の人間として，看護職として，医療を提供する組織人として，倫理とは何かを考えないわけにはいきません。

3 | 自己行動のチェック場面

では，少し，身近な場面に引き寄せて，考えてみましょう。表83-1の①〜⑤の場面にいたら，あなたならどのような行動をとりますか。また，それは，なぜでしょうか。

表83-1 | 自己行動のチェック場面

☞ ①地下鉄に乗ると空席がなく，優先席の前に立ちました。そこに，自動アナウンスが流れました。「……優先席付近では，混雑時には携帯電話の電源をお切りください……」あなたは，どうしますか。また，それは，なぜでしょうか

☞ ②電車の中で，優先席が空席だったので座っていました。次の駅で，杖をついた高齢者が乗車しました。その高齢者は，優先席から遠いところに立っています。あなたは，どうしますか。また，それは，なぜでしょうか

☞ ③入試や就職試験などのオリエンテーションでは，携帯電話の電源を切るように説明があります。あなたは，どうしましたか。また，それは，なぜでしょうか

☞ ④自動販売機でジュースを買おうと思ったら，自動販売機の前に大きな紙袋が置いてありました。誰かの忘れ物かと思い，何気なく中を覗いたら，多額の現金が入っていました。あなたは，どうしますか。また，それは，なぜでしょうか

☞ ⑤自動販売機で120円のジュースを買いました。150円を入れて釣り銭の30円をとろうと返却口に指を入れると，10円玉が5枚ありました。あなたはどうしますか。また，それは，なぜでしょうか

084 法と倫理

1 心の線引き

　人間は，対人関係において「してよいこと」あるいは「してはいけないこと」を識別して，判断する基準を備えているといわれます。そして，その判断に従って行為しようとする意識が「モラル」といわれます[4]。私たちの社会には，人によって多少の違いはあっても，よく一致する「共通のモラル」があって，多くの場合，普通の人は，その「共通のモラル」に従って行動します。そして，このモラルに基づく判断を「○○してはいけない」「○○するようにしよう」という規範の形にしたものが倫理です[4]。そして，このモラルは，私たち自身の中にあって，他人がみることはできません。しかし，自分自身では観察可能で，確かめることができます。前項で挙げた自己行動のチェックについての確認もできたと思います。「これはいけない」「これはいいか」など，ある行動をしようとするときの判断は，他人にはみることができないので，筆者は「心の線引き」と呼んでいます。

2 2つの規範：法と倫理

　倫理は，行動の規範です。昔「反省だけなら猿でもできる……」というコマーシャルのキャッチコピーがありました。当時は，「反省」という行為は高度な行為で，猿にはできないと思ったものですが，近年は，「反省するだけで，行動に移せない」人間も少なくはなく，善い行動を行うことの難しさを感じています。

　さて，規範と呼ばれるものには，「規則（rule）」「基準（standard）」「規準（criterion）」などがあります。規則とは，就業規則，乗車規則など，いわゆるルールといわれるものです。基準は，マニュアル，選考基準など，判断・比較のための拠り所で，規準は，手本，道徳規準など，則るべき規範です。

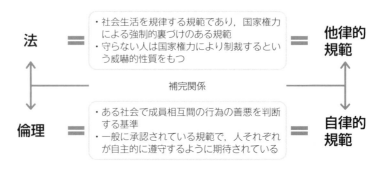

図84-1　社会の中の2つの規範（法と倫理）

（杉本泰治，他著：技術者の倫理入門，第3版，丸善，2005，p.14-15を参考に作図）

さて，社会生活における規範には，大きく2種類あります。1つが法で，もう1つが倫理です。図84-1に示したように，法とは，社会生活を規律する規範であり，国家権力などによる強制的裏づけのある規範です。したがって，守らない人は国家権力により制裁するという威嚇的性質をもちます。一方，倫理は，ある社会で成員相互間の行為の善悪を判断する基準であり，一般に承認されている規範で，人それぞれが自主的に遵守するように期待されています。法と倫理のその性格の違いから，法律は外からの力でコントロールしようとする「他律的規範」で，倫理は自分自身で律する「自律的規範」であるといわれます。よい社会をつくるには，法律だけで抑え込むことはできず，倫理的側面のみを期待することも難しく，その補完関係が重要といわれています（図84-1）[5]。

3 ｜ 法の役割

　例えば，「看護に手抜きがあったから転倒し，頭部打撲による硬膜外出血で死亡した」と，患者の家族から告訴されたとします。その場合，「その責任は本当に自分にあるのだろうか？　あるとすればどの程度なのだろうか？　誰が責任について判断するのだろうか？」などと考えますね。法は，非日常的なもめごとを処理するための規範ともいわれます[6]。

　そして，法は「強制力」によってもめごとに決着をつけるので，判決の結果，損害賠償を払うように命じられれば，どんなに，「払う必要がない！　払わない！」と言っても，その思惑などにかかわりなく損害賠償を取り立てられます。一方で，「心から反省しなさい」と命じたとしても，本心から謝罪するかどうかは本人にしかわからないので，法は，強制力をもつ一方で，人の心の中にまで立ち入ることは不可能だといわれています。

4 ｜ 法の限界

　法による制裁は，懲役・禁錮・損害賠償など，人の自由を束縛したり，財産を取り上げたりし，個人の権利に干渉するものなので，法を適用して人間の権利を不当に侵害することがないように適用の条件が厳格に規定されます。そのため，「社会から非難されるようなことでも法の網から逃れるという空白部分が生じる」といわれます[7]。

　例えば，「決められたルールを無視して，その注射薬について確認せず，患者の名前を確認せずに注射を実施したが，結果として指示どおりの治療がされ，患者に何も起きなければ，罪にはならない」のです。これについてどう思いますか。

　また，強力な法律をつくって義務を強制すればするほど，人々は，法を積極的に遵守するよりも法による制裁から逃れさえすればよいという対応になりがちです。

　そして何より，法による制裁は，後追いでの解決法です。仮に，医療過誤が起きて，尊い生命を失ったとします。多額の賠償金を支払ったとしても，失われた生命を取り戻すことは不可能です。こうした，法律の限界で生じる空白部分を埋めるのが自律的規範である「倫理」であるといわれます[7]。

085 なぜ, 看護に倫理が必要なのか

1 看護倫理とは

本項では,「看護倫理」について, 高田[8]の示す定義——「看護（実践）において, 正しいことは何か, どうすることが善いことなのか, 看護者として私は何をすべきかを問い, これに答える営み」——に基づいて考えます。

看護とは, 人間を対象にしており, しかも生命に深くかかわる健康に対する支援活動です。それゆえ, 看護行為そのものが倫理と切り離すことができないのですが, ここで改めて, 看護現場における倫理の必要性を考えていきます。

2 医療技術の進歩と生命の尊厳

医療技術の進歩は, 目覚ましい勢いです。かつて, 人間の死は, 生存のために最も重要な心（循環）・肺（呼吸）・脳（中枢）機能の不可逆的停止で判断され, 心停止・自発呼吸などの停止・瞳孔散大により死亡診断が行われていました。

それ以外の「死」を考える必要はなかったのですが, 近年, 人工呼吸器などの発達により, 呼吸が停止しても生命の維持が可能になり,「脳死」という考え方が生まれました[9]。

人間の死をどのように考えるのか, 脳死と臓器移植の関係も, 看護職が直面する問題です。また, 不妊治療の進歩は代理母出産などの問題を生み, クローン技術の開発と倫理的問題も取り上げられています。人間を対象にする医療の場にいるからこそ,「生命とは何か」「命の尊厳とはいかなることか」という問題から目をそむけるわけにはいきません。

3 医療サービスの根源：人権・権利の尊重

医療はサービスです。そして, 患者はサービスの購入者・消費者です。日本における消費者の権利の保護に関する取り組みは, 1962年にケネディ大統領が「消費者の利益の保護に関する連邦議会への特別教書」において打ち出した「消費者は4つの権利を有している」という声明に影響を受けています。

その4つの権利とは,「安全への権利（the right to safety）」「情報を与えられる権利（the right to be informed）」「選択をする権利（the right to choose）」「意見を聴かれる権利（the right to be heard）」[10]です（p.24参照）。サービスの根源は, 人権・権利の尊重なのです。医療という生命に直結するサービスを提供していることの自覚が重要です。

4 | 専門職の誓い

宣誓！
高度の専門知識を学び，守秘義務・倫理的責任を負います

　看護職は専門職ですが，専門職はプロフェッション（profession）と訳されます。これは，「公言，告白，宣誓」などの意味ももちます。また，語源はラテン語で，「誓約によって縛られた者」を意味し，法律家・医師・聖職者を指していました。この三者は，人の弱みや悩みを対象にする職業なので，高度の専門的知識を学び，守秘義務や倫理的責任を負うことを宣誓したそうです[11]。また，専門職の要件には，①一定年数以上の教育訓練を要すること，②資格制度があること，③倫理綱領があること，④専門職能団体があること，などがあります。看護の基礎教育制度が充実し，大学化も推進されてきました。専門看護師・認定看護師・認定看護管理者などの資格制度があり，日本看護協会という専門職能集団を有しています。また看護者の基本的責務として倫理綱領をもっています。看護職は専門職であり，その職務は倫理的行動と切り離せないことに自覚をもつことが重要です。

5 | 看護職が働く病院という空間の理解

　『ケアの向こう側』[12]という1冊の本があります。アメリカにおいて，医療社会学の立場から15年近くにわたる病院のフィールドワークと，100人を超える現役看護師へのインタビューを行い，病院という組織の中で看護師たちが日常業務において直面する道徳的・倫理的矛盾をどのようにとらえ，対処しているかを明らかにした名著です。優れた医療社会学の研究業績に与えられるエリオット・フリードソン賞を受賞しています。

　その本の一節を読んでみましょう。どのような感想を抱くでしょうか。

　　　ナースの世界，すなわち病院は，一般社会とは全く異なる道徳システムを持っている。病院では悪人でなく善良な人がナイフを持ち，人を切り裂いている。そこでは善人が人に針を刺し，肛門や膣に指を入れ，尿道に管を入れ，赤ん坊の頭皮に針を刺す。また，善人が，泣き叫ぶ熱傷者の死んだ皮膚をはがし，初対面の人に服を脱ぐように命令する。（中略）そこでは健康な人が病人から金を取り，腕の立つ職人が老夫婦を切り刻み報酬を得る。一般人にとって身の毛もよだつ残酷物語も，ここでは専門家の商売なのだ[12]。

　病院というところでは，「医療」と「免許」という2文字（前提）がなければ決して許されない，「メスを入れる」「針を刺す」「劇薬を使う」などの生体を傷つけることが行われています。また，病院は多くの人が「死ぬ」場所であり，そのような空間は当たり前の場所ではありません。「そんなことを言っても医療の現場だから仕方がないじゃない」という前に，病院とは，社会からみれば，非常にまれで，特別な空間であることを受け止めてください。「感じる」から「考える」，そこから，「行動する」ことにつながります。倫理的行動への手がかりは，「感受性」を磨くことから始まります。

086 倫理の原則

1 | 倫理の原則とは

看護ケアを行ううえで，倫理の原則といわれるものがあります。6つの原則の種類と意味を表86-1に示しました[13]。

1 善行の原則

善行の原則とは，「患者にとって善いことを行う」ことです。患者にとって，最も善いと思われることを行うことが求められますが，表86-2の事例を読んで，あなたはどう思いますか。

2 無害の法則

無害の法則は，「患者への害を回避する」ことです。その人の生命の安全が優先します。そのため，不穏状態にある輸血中の患者や人工呼吸器装着中の患者の体動が激しくて身体への危害が心配な場合，四肢の拘束などを行う決定をすると，身体の自由を奪うことになり，矛盾が生じます。

3 正義の原則

正義の原則は，「適正かつ公平にヘルスケア資源を配分する」ことです。しかし，患者の状況により，ケアを量的に等しく分配するのは難しいことです。患者に「何でもやってあげる」ことでもありません。その人のニーズに応じてかかわることが必要です。

表86-1 | 倫理の原則

原則	内 容
①善行の原則	患者にとって善いことを行う
②無害の原則	患者への害を回避する
③正義の原則	適正かつ公平にヘルスケア資源を配分する
④自律の原則	患者の自己決定を尊重する
⑤誠実の原則	正直である。真実を告げる。嘘を言わない
⑥忠誠の原則	約束を守る。秘密を守る

(サラ・T. フライ，他著，片田範子，他訳：看護実践の倫理，第3版，日本看護協会出版会，2010，p.23-28を参考に作表)

表86-2 | ある事例

慢性心不全で飲水制限のある85歳の女性患者です。治療方針により水分の制限がありますが，患者は認知機能が低下しているため，「お水，お水」と頻回に訴えます。でも，お水を差しあげられないので，「ごめんなさい」と謝るだけです。年齢的にも積極的な治療が必要なのか，本人が望むとおりにしてあげたいと思うのですが，その人にとって「善い」ことの判断はとても難しいです

お水ちょうだい

4 自律の原則

　自律の原則は，患者の自己決定を尊重することです。自律の原則は，倫理の原則の中でも，最も高度なものだという考え方もあります[14]。

　自律の徳目の1つに，インフォームドコンセントがあります。インフォームドコンセント（informed consent）を「説明と同意」などと訳す場合がありますが，これでは不十分だという意見があります。患者は納得したうえで同意しなければなりません。しかも，その納得は強制的・脅迫的であってはなりません。

　例えば，「このままでは，あなたに何が起きるかわからないので，降圧剤を飲みなさい」というような表現は，一種の強迫であるといわれます[15]。治療法が3つあれば，その3つの長短を含めてきちんと説明し，そのどれを選ぶのかは患者が決めて決定する──これは，とても重要なことですが，忙しい現場での時間の確保，患者がどこまで理解できているかについての把握などは困難なことです。

　また，誰もが自分自身で決定できる場合ばかりとは限りません。看護職として，人としての自由を尊重し，可能な限りその人自身の価値や信念によって選択できるように支援することが重要です。

5 誠実の原則

　誠実とは，「正直であること，真実を告げること，嘘を言わないこと」です。「そんなこと，当たり前です！」という声が聞こえてきそうですが，はたして，そうでしょうか。家族の希望で，がんの病名を告知できないなどの事例もあります。

6 忠誠の原則

　忠誠の原則は，「約束を守ること，秘密を守ること」で，患者と看護職の信頼関係に内在する原則です。これらは，守秘義務に当たるところです。看護職の守秘義務は，保健師助産師看護師法でも定められています。

　しかし，例外があります。「虐待が疑われる」など法律によって通報が必要とされた場合や患者の利益を守る場合，公共の利益を守る場合などは，守秘義務が制限されます。

2 ｜ 「倫理の原則」と「原則の矛盾」

　1つの原則に従おうとすると，ほかの原則に従うことが難しい状況が発生することが多々あります。

　転倒予防センサー，安全のための身体抑制，患者誤認防止のためのリストバンドなどは「無害の原則」に合致しますが，個人の尊重の観点からみると，人権を無視していることにつながりかねず，「自律の原則」には反しています。

　原則と原則の間にはそうした矛盾が潜んでいることを理解し，状況に応じて何が善いことなのかを検討しながら看護実践を行うことが重要です。

087 看護者の基本的責務

1 行政処分と看護倫理の関係

看護職の法的責任として，「民事責任」「刑事責任」「行政責任」があります（p.192参照）。行政処分については，保健師助産師看護師法第14条に規定されています。

看護師などが罰金以上の刑に処せられた場合などに適用されるのですが，その内容については，看護倫理の観点からもその適正が問われます。また，処分内容の決定においては，司法処分の量刑を参考にしつつ，その事案の重大性，看護師等に求められる倫理，国民に与える影響などの観点から個別に判断され，かつ，公正に行われます。行政処分に関する意見の決定にあたっては，生命の尊重に関する視点，身体および精神の不可侵性を保証する視点，看護師等が有する知識や技術を適正に用いることおよび患者への情報提供に対する責任性の視点，専門職としての道徳と品位の視点を重視して審議していくこととされています[16]。

「看護師等に求められる倫理」とは，どのようなものでしょうか。

2 日本看護協会の「看護職の倫理綱領」とは

日本看護協会は，2003年に「看護者の倫理綱領」を定め，2021年に「看護職の倫理綱領」として改訂しました。看護職が専門職としてより質の高い看護を提供するためには，深い知識と確実な看護技術だけでなく，高い倫理性が必要です。そこには，看護職が専門職であるがゆえに求められる，基本的な責任と義務が示されています。

3 「看護職の倫理綱領」の目的

「看護職の倫理綱領」の前文（抜粋）を紹介します。

> 看護は，あらゆる年代の個人，家族，集団，地域社会を対象としている。さらに，健康の保持増進，疾病の予防，健康の回復，苦痛の緩和を行い，生涯を通して最期まで，その人らしく人生を全うできるようその人のもつ力に働きかけながら支援することを目的としている。
> 看護職は，免許によって看護を実践する権限を与えられた者である。看護の実践にあたっては，人々の生きる権利，尊厳を保持される権利，敬意のこもった看護を受ける権利，平等な看護を受ける権利などの人権を尊重することが求められる[17]。

「看護職の倫理綱領」は，あらゆる場で実践を行う看護職を対象とした行動指針で，自己の実践を振り返る際の基盤を提供するものです。また，看護の実践について専門職として引き受ける責任の範囲を社会に対して明示するものです[17]。看護職自身が知らずに済むものではありません。

4 「看護職の倫理綱領」の構成

「看護職の倫理綱領」は，前文と 16 の本文から構成されています。

本文 1〜6 は，「看護提供に際して守られるべき価値・義務」に関する内容，本文 7〜11 は看護の「責任を果たすために求められる努力」に関する内容，そして，本文 12〜15 は「土台としての個人的徳性と組織的取り組み」に関する内容です [18]。

本文 16 は，「相次ぐ自然災害における看護職の行動指針」として追加されたものです [19]。

5 法と倫理の関係

法も倫理も私たちが守るべき規範ですが，法は他律的規範であり，倫理は自律的規範です（p.206 参照）。法は国家権力として強制力をもちますが，倫理は自らの行動を自ら律するという性質をもちます。したがって，社会の秩序の維持のために，法と倫理が補完関係にあるといわれます [20]。

6 看護業務を規定する法：看護の基本法

看護職にとっての基本法は，保健師助産師看護師法（p.194 参照）です。ほかに，看護師等の人材確保の促進に関する法律があります。この法律の目的（第 1 条）を紹介します。

> この法律は，我が国における急速な高齢化の進展及び保健医療を取り巻く環境の変化等に伴い，看護師等の確保の重要性が著しく増大していることにかんがみ，看護師等の確保を促進するための措置に関する基本指針を定めるとともに，看護師等の養成，処遇の改善，資質の向上，就業の促進等を，看護に対する国民の関心と理解を深めることに配慮しつつ図るための措置を講ずることにより，病院等，看護を受ける者の居宅等看護が提供される場所に，高度な専門知識と技能を有する看護師等を確保し，もって国民の保健医療の向上に資することを目的とする。

7 看護業務を規定する法：関連法

関連法の第 1 に挙げられるのが，日本国憲法です。特に，「基本的人権の享有（第 11 条）」「自由・権利の保持とその濫用の禁止（第 12 条）」「個人の尊重・幸福追求権・公共の福祉（第 13 条）」「法の下の平等（第 14 条）」「生存権，国民生活向上の義務（第 25 条）」「教育を受ける権利・教育を受けさせる義務（第 26 条）」「勤労の権利と義務，勤労条件の基準，児童酷使の禁止（第 27 条）」「基本的人権の本質（第 97 条）」などに関しては，倫理の遵守と関係があるので，確認をしておきましょう。

そのほか，健康増進法，地域保健法，母子保健法，医療法，医師法，介護保険法，個人情報の保護に関する法律などが関係します [21]。

「看護提供に際して守られる べき価値・義務」

1 「看護提供に際して守られるべき価値・義務」とは

「看護提供に際して守られるべき価値・義務」について，「看護職の倫理綱領」の本文1から本文6を読みながら考えてみましょう。

1 看護職は，人間の生命，人間としての尊厳及び権利を尊重する（本文1[22]より抜粋）

看護職は，いかなる場でも人間の生命，人間としての尊厳及び権利を尊重し，常に温かな人間的配慮をもってその人らしい健康な生活の実現に貢献するよう努めます[22]。

実習や日常業務における行動を振り返り，自己チェックを行いましょう（表88-1）[23]。人間の尊厳というと難しく考えがちですが，日頃の何気ない行動が重要です。

2 看護職は，対象となる人々に平等に看護を提供する（本文2[22]より抜粋）

看護における平等とは，単に等しく同じ看護を提供することではなく，その人の個別的特性やニーズに応じた看護を提供することです[22]。必要とされる看護を平等に行うことを心がけ（図88-1），個人の属性によって差別しないことが求められます。

3 看護職は，対象となる人々との間に信頼関係を築き，その信頼関係に基づいて看護を提供する（本文3[24]より抜粋）

看護は，高度な知識や技術のみならず，対象となる人々との間に築かれる信頼関係を基盤として成立します[24]。

新人看護師Aさんが，「○○について一生懸命説明したのですが，患者さんに納得してもらえませんでした。新人の私には難しかったので先輩に代わってもらいま

表88-1 日常行動の自己チェック

①から⑩の行動について自己チェックし，（　）に当てはまる記号を入れてみましょう

いつもできている→◎，ほとんどできている→○
時々できている→△，できていない→×

① （　）言葉遣いや態度に気をつける
② （　）診察などの際に不必要な肌の露出をしない
③ （　）人工呼吸器などを装着中の患者とは，筆談にて意思の疎通を図る
④ （　）不穏な患者に対しても傾聴し，変わらぬ態度で接する
⑤ （　）意識のない患者へも名前を呼び，声をかける
⑥ （　）清拭・処置等のときは，必ずカーテンを閉める
⑦ （　）処置・ケア等の際は，説明し同意を得てから行う
⑧ （　）患者の希望や考えを聞き，対応している
⑨ （　）患者が自己決定できるよう情報提供を行う
⑩ （　）患者の情報収集の際は，大部屋で行わないようにしている

（原玲子，他：病院に勤務する看護師への看護倫理に関する認識調査（2），日常的に倫理的配慮として心がけている看護師実践内容，第8回北日本看護学会学術集会抄録集，2004，p.72および臨床経験を参考にして作表）

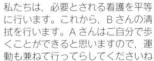

私たちは，必要とされる看護を平等に行います。これから，Bさんの清拭を行います。Aさんはご自分で歩くことができると思いますので，運動も兼ねて行ってらしてくださいね

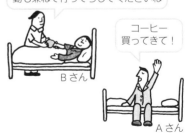

コーヒー買ってきて！

Bさん

Aさん

図88-1 必要とされる看護を平等に行うこと

これからもお世話になるし，薬のことはよくわからないので，おまかせします	息子に世話になっているから，息子がどうしたいかを聞いてください
医者への気兼ねから，質問を控えたりする	家族との関係から自分の意思を表せない

図88-2 自分で意思決定せずに他者に委ねてしまう例

した」と語ったことがあります。誰もが同じような体験をしているのですが，患者に対して自分が満足にできないことを先輩に代わってもらったり，助けてもらったりすることは，とても誠実な態度です。それが患者さんとの信頼関係につながります。

4 看護職は，人々の権利を尊重し，人々が自らの意向や価値観にそった選択ができるよう支援する（本文4[24)]より抜粋）

保健・医療・福祉においては，十分な情報に基づいて自分自身で選択する場合だけでなく，知らないでいるという選択をする場合や，決定を他者に委ねるという選択をする場合（図88-2）もあります。看護職は，個人の判断や選択が，そのとき，その人にとって最良のものとなるよう支援することが求められます[24)]。

5 看護職は，対象となる人々の秘密を保持し，取得した個人情報は適切に取り扱う（本文5[25)]より抜粋）

 ◯×クイズ！

■ 次の①，②のうち，正しいと思うものに◯を，誤っていると思うものに×をつけてください。

状況設定：看護師Aは，1年前に看護師を辞めて，現在専業主婦をしています。
①看護師であった頃，知り得た情報を話さなかった⇒（　）
②現在は看護師でなく，守秘義務はない。過去に知ったことを話してもかまわない
　　⇒（　）

看護職は正当な理由なく，業務上知り得た秘密を口外してはなりません。また，個人情報の取得・共有の際には，対象となる人々にその必要性を説明し同意を得るよう努めるなど適正に取り扱います。家族等との情報共有に際しても，本人の承諾を得るよう最大限の努力を払うことが重要です[25)]。

そして，守秘義務は，看護職でなくなった後においても同様であることが保助看法で示されています（第42条の2）（というわけで①は◯，②は×です）。何気ない行動に落とし穴があります。「患者や家族のことを他言しない」「仕事以外の場所で患者のことを話題にしない」など，自己行動をチェックしてみてください。

6 看護職は，対象となる人々に不利益や危害が生じているときは，人々を保護し安全を確保する（本文6[25)]より抜粋）

看護職は，人々の生命や人権を脅かす行動や不適切な行為を発見する立場にあります。看護職がこれらの行為に気づいたときは，その事実に目を背けることなく，人々を保護し安全を確保するよう行動します[25)]。

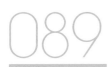

看護の「責任を果たすために求められる努力」

1 看護の「責任を果たすために求められる努力」とは

看護の「責任を果たすために求められる努力」について，「看護職の倫理綱領」の本文7から本文11を読みながら考えてみましょう。

1 看護職は，自己の責任と能力を的確に把握し，実施した看護について個人としての責任をもつ（本文7[26]より抜粋）

看護職は，自己の責任と能力を常に的確に認識し，それらに応じた看護実践を行うことが求められます。自己の実施する看護については，説明を行う責任と判断及び実施した行為とその結果についての責任を負います。看護職の業務は保健師助産師看護師法に規定されており，看護職は関連する法令を遵守し，自己の責任と能力の範囲内で看護を実践することの自覚が重要です[26]。

参考として，「目標管理」（p.47）で説明した「2つの責任」についても振り返ってみましょう（図89-1）。

2 看護職は，常に，個人の責任として継続学習による能力の開発・維持・向上に努める（本文8[26]より抜粋）

看護職には，高度な専門的能力が要求されます。基礎教育で学んだ原理原則を踏まえながら，日々変化していく医療情報を入手できるように，アンテナを高くして学習していくことが重要です。高度な専門的能力をもち，より質の高い看護を提供するために，免許を受けた後も自ら進んでさまざまな機会を活用し，能力の開発・維持・向上に努めることは，看護職自らの責任ならびに責務です[26]。学校を卒業して仕事を始めてからの人生のほうがずっと長いのですから，継続して学習することは看護職としてのキャリア発達にも不可欠な要素です。

目標：術後の合併症なく，早期離床・早期退院を目指す

responsibility		accountability	
職務を全うする責任（何かに対して応答すること）		目標達成に対して結果を出す責任	
明日の検査について説明します。麻酔によって……深呼吸の練習をします……	痛みはありませんか。我慢しなくていいですよ。清拭します	明日から，食事が始まります。最初は……ゆっくり食べてみましょう	歩行も安定していますね。退院後の生活を考えて……	いよいよ退院日を迎えますね。定期的に外来受診してくださいね

図89-1 目標達成のための2つの責任（例）

3 看護職は，多職種で協働し，よりよい保健・医療・福祉を提供する（本文9[27]より抜粋）

　看護職は，多職種で協働し，看護及び医療の受け手である人々に対して最善を尽くすことを共通の価値として行動します[27]。高齢患者の入院が増える中，急性期病院の場合，入院後の安静治療などにより患者のADLが下がって，自宅での生活が困難になるケースが珍しくありません。

　在宅療養を支援するためには，患者を取り巻く保健医療福祉関係の専門職と連携し，協働することが必要です。看護職は，24時間患者の最も近くにいることから，こうした医療チームのキーパーソンとしての役割が求められます（図89-2）。

4 看護職は，より質の高い看護を行うために，自らの職務に関する行動基準を設定し，それに基づき行動する（本文10[27]より抜粋）

　自らの職務に関する行動基準を設定し，それに基づき行動することを通して自主規制を行うことは，専門職として必須の要件です。この行動基準は，各々の職務に求められる水準やその責務を規定したものであり，看護職の専門的価値を支持するものです。このような基準の作成は組織的に行い，個人として，あるいは組織としてその基準を満たすよう努め，評価基準としても活用します[27]。

5 看護職は，研究や実践を通して，専門的知識・技術の創造と開発に努め，看護学の発展に寄与する（本文11[28]より抜粋）

　看護職は，研究や実践に基づき，看護の中核となる専門的知識・技術の創造と開発，看護政策の立案に努めることで看護学の発展及び人々の健康と福祉に寄与する責任を担っています[28]。

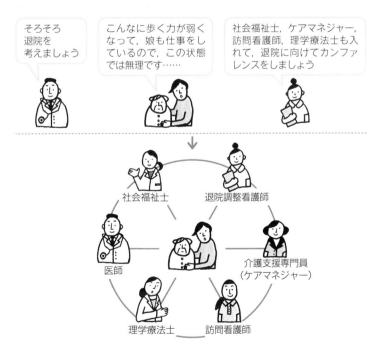

図89-2 患者を取り巻く専門職と連携・協働すること

「土台としての個人的徳性と組織的取り組み」

1 「土台としての個人的徳性と組織的取り組み」とは

「土台としての個人的徳性と組織的取り組み」について，「看護職の倫理綱領」の本文 12 から本文 15 を読みながら考えてみましょう。

1 看護職は，より質の高い看護を行うために，看護職自身のウェルビーイングの向上に努める（本文 12[28]より抜粋）

看護職がより質の高い看護を提供するためには，自らのウェルビーイングをまもることが不可欠です。看護職が健康で幸福であることが，よりよい看護の提供へとつながり，対象となる人々の健康と幸福にも良好な結果をもたらします。看護職は，自身のウェルビーイングの向上のために，仕事と生活の調和（ワーク・ライフ・バランス）をとること

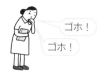

やメンタルヘルスケアに努めます。さらに，看護職の実践の場には，被曝，感染，ハラスメント，暴力などの危険が伴うため，すべての看護職が健全で安全な環境で働くことができるよう，個人と組織の両方の側面から取り組むこと[28]が求められています（図 90-1）（第 12 章 p.150-161 参照）。

2 看護職は，常に品位を保持し，看護職に対する社会の人々の信頼を高めるよう努める（本文 13[29]より抜粋）

看護に対する信頼は，専門的な知識や技術のみならず，誠実さ，礼節，品性，清潔さ，謙虚さなどに支えられた行動によるところが大きいのです。また，社会からの信頼が不可欠であり，専門領域以外の教養を深めるにとどまらず，社会的常識などをも十分に培う必要があります[29]。日頃から身だしなみや接遇態度に気をつけることはとても重要です。

図 90-2 に身だしなみのチェックポイントを示しました。自己チェックはもちろんですが，気がついたことはメンバー同士で伝え合う風土づくりも大切です。

勤務中に患者さんからカメラを向けられ，私は嫌だったので，やめるように何度もお願いしたのに，勝手に撮影されてしまいました

すぐ看護師長に相談し，患者さんに注意をしてもらい，写真データを削除してもらいました。プライバシーは患者だけでなく看護師にもあるのですから！

図 90-1 職場環境の整備の必要性

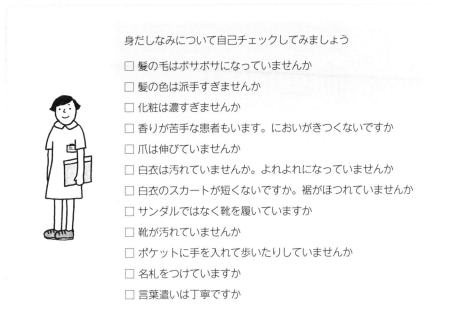

身だしなみについて自己チェックしてみましょう

☐ 髪の毛はボサボサになっていませんか

☐ 髪の色は派手すぎませんか

☐ 化粧は濃すぎませんか

☐ 香りが苦手な患者もいます。においがきつくないですか

☐ 爪は伸びていませんか

☐ 白衣は汚れていませんか。よれよれになっていませんか

☐ 白衣のスカートが短くないですか。裾がほつれていませんか

☐ サンダルではなく靴を履いていますか

☐ 靴が汚れていませんか

☐ ポケットに手を入れて歩いたりしていませんか

☐ 名札をつけていますか

☐ 言葉遣いは丁寧ですか

図90-2 | 身だしなみのチェックポイント

3 看護職は，人々の生命と健康をまもるため，さまざまな問題について，社会正義の考え方をもって社会と責任を共有する（本文14[29]より抜粋）

看護職は，人々の生命，尊厳及び権利をまもり尊重する立場から，生命と健康に深く関わるあらゆる差別，貧困，さまざまな格差，気候変動，虐待，人身売買，紛争，暴力などについて，地球規模の観点から社会正義の考え方をもって社会と責任を共有します。さらに，看護職は保健・医療・福祉活動による環境破壊を防止する責務を果たすとともに，清浄な空気と水・安全な食物の確保，騒音対策など，人々の健康を保持増進するための環境保護に積極的に取り組むこととしています[29]。

4 看護職は，専門職組織に所属し，看護の質を高めるための活動に参画し，よりよい社会づくりに貢献する（本文15[30]より抜粋）

看護職は，いつの時代においても質の高い看護の提供を通して社会の福祉に貢献するために，専門職としての質の向上を図る使命を担っています。保健・医療・福祉及び看護にかかわる政策や制度が社会の変化と人々のニーズに沿ったものとなるよう，看護職は制度の改善や政策決定，新たな社会資源の創出に積極的に取り組みます。看護職は看護職能団体に所属し，これらの取り組みをはじめとする看護の質を高めるための活動に参加することを通してよりよい社会づくりに貢献します[30]。

人は1人ではそれほど強くありません。専門職としての要件として，職能団体をもつことの意義を考えてみましょう。

091 看護職が遭遇する倫理的ジレンマ

1 ジレンマとは

ジレンマとは，「相反する二つの事の板挟みになって，どちらとも決めかねる状態」（『広辞苑』）をいいます。例えば，「大出血をして救急搬送された患者に輸血をしなければ生命の維持が難しいときに患者から輸血の拒否があった場合」「患者本人は自宅に帰りたいが，その意思を尊重すれば生命が危険であり，救命を優先すれば患者の意思を無視することになる場合」です。また，「がん患者に対し，本人に告知して，よい医療を展開したいが，家族の大反対を受け本人に告知できなくなってしまった場合」には，「本人へのがん告知」という「満足のいく選択肢」と，「家族の意見を尊重する」という「満足できない選択肢」との間でいずれかを選択しなければならなくなります。満足すべき解決がないと思われる困難な状況で選択しなければならない——医療の現場にはたくさんのジレンマ場面が存在します[31]。

2 看護職が業務上悩む場面

1997年，日本看護協会により「日常業務上ぶつかる悩み」の大規模調査[32]が行われました。そのときに報告された内容は，今日もほとんど変わっていません。倫理的な問題は，今後どのような変化を起こすでしょうか（表91-1）[33]。

3 看護職の遭遇するジレンマの方向性

看護職が遭遇する倫理的ジレンマの事例①をみてみましょう（表91-2）。

表91-1 看護職が業務上悩む場面

1）医療従事者との関係に関するもの
- 同僚の看護職の判断やケアが適当ではないと感じるが，それを指摘できない時
- 医師の指示が対象者にとって最善ではないと疑問を感じるが，その指示に従ってしまう時

2）対象者に対する看護に関するもの
- 対象者のプライバシーや秘密を守れない時
- 対象者の理不尽な言動に憤りを感じる時
- 診断名や治療法などを知っているのに答えられない時
- 対象者の意思とその家族の意思が一致しない時

3）自分自身の行為に関するもの
- 自分の能力を超える仕事をしなければならない時
- 人手がないため不必要な抑制をしなくてはならない時
- 実習中の看護学生に業務の一端を担わせている時

4）先進医療などのあり方に関するもの
- 研究や治験などを行う際に，対象者の利益になっていないと感じながらも関わらざるを得ない時
- 臓器移植などの先進医療や出生前診断など生命のあり方に踏み込んだ行為に関わる時

5）所属する施設や国の制度・設備に関するもの
- 施設の極端な営利的経営方針に従わなくてはならない時
- 施設の設備が不十分なため，十分な看護を提供することができない時

（日本看護協会：臨床倫理委員会の設置とその活用に関する指針 2006，社団法人日本看護協会，2006，p.8.）

事例①は看護師が，「医師の指示（水分制限）」と「認知機能の低下した患者の訴え・願い（お水がほしい）」の2つの立場の間で，「看護師としての考え（年齢のことも考えて，患者が望むとおりにしてあげたらよいのではないか）」をもちながら，板挟みになっている場面です。

次に倫理的ジレンマの事例②をみてみましょう（表91-3）。

事例②では，家族が加わりました。中心静脈栄養を中止すれば，生命の危機的状況になるので，この場面の解決も難しいと思われます。「患者の望み」を考えたとき，どうすることがこの患者にとってよいことなのか悩んでいます。「医師の指示」「患者の望み」「家族の思い」の3つの立場の間で「看護師としての考え」をもちながら決めかねている場面です。

4　看護職の倫理的ジレンマの特徴

看護師の倫理的ジレンマの特徴は「医師との関係性の問題」「医師・患者・家族の思いの違い」など，行動に対する倫理的判断ではなく，人間関係や前後の脈絡などの要素をより重要視する，看護職の実践と経験に緊密に結びついたものが多いといわれます[34]。

いずれにしろ，倫理的問題の解決の方向性について，個人ではなく組織として取り組んでいくことが大切で，それは組織の倫理的風土を高めていくためにも重要なことです。

表91-2 ｜ 倫理的ジレンマの事例①

慢性心不全で飲水制限のある85歳の女性患者です。治療方針により水分の制限がありますが，患者は，認知機能が低下しているため，「お水，お水」と頻回に訴えます。でも，お水を差しあげられないので，「ごめんなさい」と謝るだけです。年齢的にも，積極的な治療が必要なのか，本人が望むとおりにしてあげたいと思うのですが……（p.210でも取り上げた事例です）

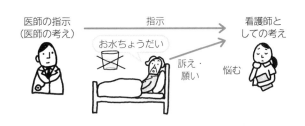

表91-3 ｜ 倫理ジレンマの事例②

84歳男性。10年前に脳幹部出血を起こして一命を取り留めたが，後遺症で左半身麻痺・言語障害があります。なんとか，トイレ・食事・着脱など身の回りのことを行って生活していたものの，ある日突然下血があり入院します。入院後，ベッド安静のため歩行不可になり，さらに誤嚥反応が強く経口摂取が不可になります。認知は正常です。中心静脈栄養が開始されますが，「やらなくていい」と言いながら，自分で点滴抜去を繰り返します。家族は，「父の望むように」との考えと，「でも，もしよくなるなら……」という思いの間で悩み，看護師に相談します。看護師はどうすればよいのでしょうか……

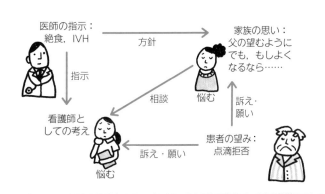

092 身体拘束ゼロの推進

1 | 身体拘束ゼロの検討が始まった背景

　近年，わが国では高齢者の増加に伴い，高齢患者や認知症高齢者などが治療のために入院したり，介護施設へ入所したりすることが増えてきました。日常生活では特に問題がない状態でも，入院による生活環境の変化・検査や手術後の処置の影響で認知機能が低下し，点滴や尿留置カテーテルを抜いたり，転倒したりなど，患者の不穏行動に起因するインシデントが起きています。

　そのため医療現場では，「適切な医療を安全に行いたいと思い，患者が点滴を抜かないようにその手首をベッド柵に縛る」「車いすから立ち上がってけがをしないように，エプロンタイプの抑制帯で車いすに固定する」「夜に眠らなくて他の患者に迷惑をかけるから，向精神薬を飲ませて強制的に眠らせる」などの身体拘束が起きています。

2 | 身体拘束を行うことの問題

　身体拘束（身体的拘束）とは，「抑制帯等，患者の身体又は衣服に触れる何らかの用具を使用して，一時的に当該患者の身体を拘束し，その運動を抑制する行動の制限」[35]をいいます。厚生労働省が 2001 年にまとめた「身体拘束ゼロへの手引き」[36]（以下「手引き」）では，身体拘束がもたらす多くの問題を「身体的」「精神的」「社会的」の 3 視点から示しています。それを参考に要点を示します。

1 身体的問題

　拘束による関節の拘縮，筋力の低下などの身体機能低下，圧迫部位の褥瘡発生，食欲の低下，感染症への抵抗力の低下などが引き起こされます。また，車いすの拘束などのケースでは，無理な立ち上がりによる転倒などの危険があります。

2 精神的問題

　自分自身の身体の自由が奪われるために，不安や怒り・屈辱・あきらめという精神的苦痛が与えられ，認知症の進行やせん妄を起こす可能性もあります。そして，人間としての尊厳が脅かされます。家族が拘束されている自らの親の姿を目にしたとき，混乱・後悔・罪悪感を抱くことも多々あります。

3 社会的問題

　身体拘束は，看護や介護スタッフの士気低下を招き，施設に対する社会的な不信，偏見を引き起こす可能性があります。また，高齢者の心身機能の低下を招いてその人の QOL を低下させるのみならず，身体状況の悪化がさらなる医療的処置を必要とするため，治療費の負担など経済的な影響ももたらすことにつながります。

3 | 介護保険指定基準における身体拘束の禁止規定

　介護保険指定基準[37]では，「サービスの提供に当たっては，当該入所者又は他の入所者等の生命又は身体を保護するため緊急やむを得ない場合を除き，身体的拘束その他入所者の行動を制限する行為を行ってはならない」としています。
　一方，「手引き」[36]では，以下の3つの要件をすべて満たす場合は，緊急やむを得ない場合として認めています。
①切迫性：利用者本人または他の利用者等の生命または身体が危険にさらされる可能性が著しく高いこと。
②非代替性：身体拘束その他の行動制限を行う以外に代替する介護方法がないこと。
③一時性：身体拘束その他の行動制限が一時的なものであること。
　やむを得ず身体拘束を行う場合には，「その態様及び時間，その際の入所者の心身の状況並びに緊急やむを得ない理由を記録しなければならない」[37]ことが義務づけられています。「手引き」[36]では，3つの要件をすべて満たす状態であることを「身体拘束廃止委員会」等のチームで検討・確認し，記録しておくこととしています。

4 | 「手引き」が示す身体拘束禁止の対象となる具体的行為

　介護保険指定基準[37]においては，「身体的拘束その他入所者の行動を制限する行為」は禁止されており，「手引き」[36]では，次のような具体的な行為を挙げています。
　　① 徘徊しないように，車いすやいす，ベッドに体幹や四肢をひも等で縛る。
　　② 転落しないように，ベッドに体幹や四肢をひも等で縛る。
　　③ 自分で降りられないように，ベッドを柵（サイドレール）で囲む。
　　④ 点滴・経管栄養等のチューブを抜かないように，四肢をひも等で縛る。
　　⑤ 点滴・経管栄養等のチューブを抜かないように，または皮膚をかきむしらないように，手指の機能を制限するミトン型の手袋等をつける。
　　⑥ 車いすやいすからずれ落ちたり，立ち上がったりしないように，Y字型拘束帯や腰ベルト，車いすテーブルをつける。
　　⑦ 立ち上がる能力のある人の立ち上がりを防げるようないすを使用する。
　　⑧ 脱衣やおむつはずしを制限するために，介護衣（つなぎ服）を着せる。
　　⑨ 他人への迷惑行為を防ぐために，ベッドなどに体幹や四肢をひも等で縛る。
　　⑩ 行動を落ち着かせるために，向精神薬を過剰に服用させる。
　　⑪ 自分の意思で開けることのできない居室等に隔離する。

5 | 「身体拘束ゼロ作戦」の推進

　身体拘束廃止を実現するため，「身体拘束ゼロ作戦」としてさまざまな取り組みが行われています。厚生労働省は前述の「手引き」を配布し，2016（平成28）年度診療報酬改定で新設した「認知症ケア加算」において，身体拘束を実施した日は減算（所定点数の100分の60に相当する点数により算定），「身体的拘束を実施するかどうかは，職員個々の判断ではなく，当該患者に関わる医師，看護師等，当該患者に関わる複数の職員で検討すること」としました。

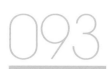

倫理的問題の所在の明確化と解決のための基本的プロセス

1 倫理的問題の所在の明確化

　医療の場面の倫理問題は，問題があると感じることからスタートします。感じることがなければ，考えることにも，ましてや解決の方向性を論じることにもつながりません。板挟みになり苦しい思いをするのは「倫理的感受性」をもっているからこそで，素晴らしいことです。しかし，そのまま放置しないで，倫理的問題の所在を明確化し，その人にとってよい方法を検討することが基本中の基本です。ここでは，アメリカの倫理学者アルバート・R・ジョンセンらが開発した症例検討シート（臨床倫理の四分割法）を紹介します（図93-1）[38]。

　こうした分析枠を使用して症例を検討して，対応策を決めていく問題解決の技法は，倫理的意思決定のプロセスと呼ばれます。基本的には，①事実の確認をする，②倫理的問題を同定する，③優先事項の判断をする，④解決策を決定する，という

医学的適応（Medical Indications）	患者の意向（Patient Preferences）
善行と無危害の原則 1. 患者の医学的問題は何か？ 　病歴は？　診断は？　予後は？ 2. 急性か，慢性か，重体か，救急か？ 　可逆的か？ 3. 治療の目標は何か？ 4. 治療が成功する確率は？ 5. 治療が奏功しない場合の計画は何か？ 6. 要約すると，この患者が医学的および看護的ケアからどのくらい利益を得られるか？　また，どのように害を避けることができるか？	自律性尊重の原則 1. 患者には精神的判断能力と法的対応能力があるか？　能力がないという証拠はあるか？ 2. 対応能力がある場合，患者は治療への意向についてどう言っているか？ 3. 患者は利益とリスクについて知らされ，それを理解し，同意しているか？ 4. 対応能力がない場合，適切な代理人は誰か？　その代理人は意思決定に関して適切な基準を用いているか？ 5. 患者は以前に意向を示したことがあるか？　事前指示はあるか？ 6. 患者は治療に非協力的か，または協力できない状態か？　その場合，なぜか？ 7. 要約すると，患者の選択権は倫理・法律上，最大限に尊重されているか？
QOL（Quality of Life）	周囲の状況（Contextual Features）
善行と無危害と自律性尊重の原則 1. 治療した場合，あるいはしなかった場合に，通常の生活に復帰できる見込みはどの程度か？ 2. 治療が成功した場合，患者にとって身体的，精神的，社会的に失うものは何か？ 3. 医療者による患者のQOL評価に偏見を抱かせる要因はあるか？ 4. 患者の現在の状態と予測される将来像は延命が望ましくないと判断されるかもしれない状態か？ 5. 治療をやめる計画やその理論的根拠はあるか？ 6. 緩和ケアの計画はあるか？	忠実義務と公正の原則 1. 治療に関する決定に影響する家族の要因はあるか？ 2. 治療に関する決定に影響する医療者側（医師・看護師）の要因はあるか？ 3. 財政的・経済的要因はあるか？ 4. 宗教的・文化的要因はあるか？ 5. 守秘義務を制限する要因はあるか？ 6. 資源配分の問題はあるか？ 7. 治療に関する決定に法律はどのように影響するか？ 8. 臨床研究や教育は関係しているか？ 9. 医療者や施設側で利害対立はあるか？

図93-1　症例検討シート

（Albert R.Jonsen, 他著, 赤林朗, 他監訳：臨床倫理学, 第5版, 新興医学出版社, 2006, p.13.）

ステップを踏みながら，複数の人々でブレーンストーミングすることが重要です。

2 | 倫理的行動の4つの要素

　倫理的行動をとるためには，4つのステップを踏むといわれます。倫理問題がそこにあることを気づく力——倫理的感受性がスタートになり，倫理的問題を説明できる力となり，行動に起こし，解決を実現するというステップになります（表93-1）[39]。

3 | 倫理的問題解決のための方策と課題

　倫理的な問題の所在は，当事者個人の倫理観やモラルの問題と関係します。同時に，個人の問題が発生する背景に，組織風土やシステムなどが存在します。いずれの側面にどのような問題が潜んでいるのかを分けて検討することは重要です。

1 なるべくフォーマルな場でオープンにディスカッションする

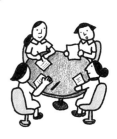

　倫理的問題の解決のためには，愚痴で終わらせることなく，なるべくフォーマルな場でオープンにディスカッションすることが重要です。そして，看護管理者は，自由に話し合いを行える風土を構築する役割ももちます。また，単に倫理的な問題と片づけず，倫理的原則に基づいて，どこがどのように倫理的な問題なのかを分析し，その結果を看護職としてどうすればよいか検討することが重要です。

2 患者の価値観を尊重し，擁護するためにどうすべきかを検討する

　自分のもつ価値観をわきまえたうえで，患者の価値観を尊重し，擁護するためにどうすべきかを検討することが必要です。

3 組織としての倫理に関するシステムづくり

　臨床倫理委員会などを設置し，倫理の専門家にコンサルテーションを受けるシステムをつくったり，そこに，リンクナースなどを導入して現場の声を吸い上げるしくみをつくったりすることが求められています。

表93-1 | 倫理的行動の4つの要素

倫理的感受性（moral sensitivity） 臨床倫理問題が生じていることを気づく力	・「あれ，おかしいな」と感じたことをそのままにせず，周囲に伝えること
倫理的推論（moral reasoning） それが倫理的に問題である理由を説明できる力	・「おかしい」と思った理由を事実に沿って説明すること ・自らの倫理的知識に基づき，どこが倫理的に問題であるかを指摘すること
態度表明（commitment） さまざまな障害を乗り越えて，倫理的に行動しようとする力	・誰のどのような権利を優先すべきか，どのような立場をとるべきか，を適切に判断し，解決の方向性を明確にすること
実現（implement） 倫理的行為を遂行することのできる力	・その問題の解決に向けて何をしたらよいか判断し，実際に行動すること

（日本看護協会：臨床倫理委員会の設置とその活用に関する指針　2006，社団法人日本看護協会，2006，p.19 より作表）

1）和辻哲郎：人間の学としての倫理学, 岩波書店, 1971, p.2-3.
2）前掲書 1）, p.8.
3）佐藤俊夫：倫理学, 新版, 東京大学出版会, 1960, p.1.
4）杉本泰治, 他：技術者の倫理入門, 第 3 版, 丸善, 2005, p.3.
5）前掲書 4）, p.14-15.
6）杉本正子, 他編：わかりやすい関係法規, ヌーヴェルヒロカワ, 2003, p.6-17.
7）前掲書 4）, p.16.
8）高田早苗：看護倫理をめぐる理論〈日本看護協会編：看護白書 平成 15 年版, 日本看護協会出版会, 2003, p.3-4〉.
9）星野一正：医療の倫理, 岩波書店, 1991, p.42-44.
10）消費者庁：「世界消費者権利デー」を迎えるに当たって.
〈https://www.caa.go.jp/about_us/minister/inoue_message_003/〉（2022. 3. 30 閲覧）
11）飯田修平, 他監修, 医療の質用語事典編集委員会編著：医療の質用語事典, 日本規格協会, 2005, p.66.
12）ダニエル・F. チャンブリス著, 浅野祐子訳：ケアの向こう側, 日本看護協会出版会, 2002, p.19.
13）サラ・T. フライ, 他著, 片田範子, 他訳：看護実践の倫理, 第 3 版, 日本看護協会出版会, 2010, p.28-33.
14）ジョイス・E. トンプソン, 他著, ケイコ・イマイ・キシ, 他日本語版監修・監訳：看護倫理のための意思決定 10 のステップ, 日本看護協会出版会, 2004, p.35-36.
15）水野肇：インフォームド・コンセント, 中央公論社, 1990, p.35-36.
16）厚生労働省：保健師助産師看護師に対する行政処分の考え方, 改正　平成 28 年 12 月 14 日.
〈https://www.mhlw.go.jp/file/05-Shingikai-10803000-Iseikyoku-Ijika/0000146027.pdf〉（2022. 3. 30 閲覧）
17）公益社団法人日本看護協会：看護職の倫理綱領, 2021, p.1.
18）公益社団法人日本看護協会：なぜ「倫理綱領」が必要か―“We are professional”, 公益社団法人日本看護協会公式 Web サイト.
〈https://www.nurse.or.jp/nursing/practice/rinri/text/basic/professional/need/index.html#p3〉（2020. 6. 30 閲覧）
19）公益社団法人日本看護協会：看護職の倫理綱領, 公益社団法人日本看護協会公式 Web サイト.
〈https://www.nurse.or.jp/nursing/practice/rinri/rinri.html〉（2022. 3. 30 閲覧）
20）前掲書 4）, p.16-17.
21）手島恵監修：看護職の基本的責務, 2022 年版, 日本看護協会出版会, 2022, p.28-55.
22）前掲書 17）, p.2.
23）原玲子, 他：病院に勤務する看護師への看護倫理に関する認識調査（2）, 日常的に倫理的配慮として心がけている看護師実践内容, 第 8 回北日本看護学会学術集会抄録集, 2004, p.72.
24）前掲書 17）, p.3.
25）前掲書 17）, p.4.
26）前掲書 17）, p.5.
27）前掲書 17）, p.6.
28）前掲書 17）, p.7.
29）前掲書 17）, p.8.
30）前掲書 17）, p.9.
31）前掲書 14）, p.105.
32）岡谷恵子, 他：看護業務上の倫理的問題に対する看護職者の認識, 看護, 1999, 51（2）：26-31.
33）日本看護協会：臨床倫理委員会の設置とその活用に関する指針 2006, 社団法人日本看護協会, 2006, p.19.

34）竹之内沙弥香, 他：ナースマネージャーがともに考える臨床倫理, 看護管理, 2010, 20（1）：63.
35）厚生労働省：疑義解釈資料の送付について（その 1）（平成 28 年 3 月 31 日, 事務連絡, p.18, 認知症ケア加算, 問 62）.
〈https://www.mhlw.go.jp/file/06-Seisakujouhou-12400000-Hokenkyoku/0000119348.pdf〉（2022. 3. 30 閲覧）
36）厚生労働省：身体拘束ゼロへの手引き, 厚生労働省「身体拘束ゼロ作戦推進会議」, 2001.
〈https://www.fukushihoken.metro.tokyo.lg.jp/zaishien/gyakutai/torikumi/doc/zero_tebiki.pdf〉（2022. 3. 30 閲覧）
37）介護老人保健施設の人員, 施設及び設備並びに運営に関する基準, 平成十一年厚生省令第四十号.
〈https://elaws.e-gov.go.jp/search/elawsSearch/elaws_search/lsg0500/detail?lawId=411M50000100040#11〉（2022. 3. 30 閲覧）
38）Albert R. Jonsen, 他著, 赤林朗, 他監訳：臨床倫理学, 第 5 版, 新興医学出版社, 2006, p.13.
39）前掲書 30）, p.182.

・小学館国語辞典編集部編：日本国語大辞典, 精選版, 小学館, 2006.
・新村出編：広辞苑, 第 7 版, 岩波書店, 2018.

第16章

看護職のキャリア開発

094 キャリアとは

1 キャリアとは

キャリア（career）は，ラテン語の"carrus"を語源とし，「車の（競走）路」を意味するものでした。自動車の"car"も"carrus"（このときは二輪の荷馬車の意）が起源です（『ジーニアス英和辞典』）。キャリアは，「車の（競走）路」から，「人がたどる行路や足跡」「経歴・生涯・履歴」などを意味するようになりました。

キャリアの定義は研究者によりさまざまですが，その意味合いから「広義のキャリア」と「狭義のキャリア」に大別されます。

「広義のキャリア」は，「ライフキャリア（life career）」と呼ばれ，人間が一生の間に通過する乳幼児期・学童期・青年期・老年期などの発達段階に着目したとらえ方です[1]。

日本では今日までに，学校教育の中で「生きること」や「働くこと」に対する十分な取り組みが行われてこなかったのではという指摘があり，2002（平成14）年から初等・中等教育における「キャリア教育」が推進されています。そこでは，キャリアを「個々人が生涯にわたって遂行する様々な立場や役割の連鎖及びその過程における自己と働くこととの関係付けや価値付けの累積」と定義しています[2]。

「狭義のキャリア」は，「ワークキャリア（work career）」と呼ばれ，職業生活に限定した場合のキャリアです。主な定義として，「生涯における職業生活を通じての自己実現過程」（平井[3]による），「ライフサイクル全体にわたる自己成長の機会をもたらす仕事状況」（シャイン[4]による），「長い目でみた仕事生活のパターン」（金井[5]による），「個人の生涯を通して継続的に獲得していく職業や労働に関係した経験や技能」（山本[6]による）などが挙げられます。

広義・狭義のキャリアの考え方に共通する要素は，「生涯・人生」「自己成長・自己実現」「職業・仕事」などであり，生涯にわたって連続すること・積み重ねられていくことという意味合いがあるところです。

2 キャリアに対する誤解

日本では，「キャリア」という言葉の語義に，「国家公務員試験総合職またはⅠ種（上級甲）合格者で，本庁に採用されている者の俗称」（『広辞苑』）が含まれます。マスコミも，「キャリア組」などという表現をよく使います。そのため，「キャリア」というとそれのみを指し，「エリートや出世コースのことだから自分には関係ない」と勘違いしている場合があります。金井[7]は，「キャリアは，長い期間働くつもりがある限りみんなの問題だ」と述べています。日本人の平均寿命を約80歳としてみると，学校を出て仕事を始めてからのほうが，ずっと長い人生です（図94-1）。本項

では，看護職という職業とキャリアについて考えていきます。

3 キャリアの4つの特性

キャリアには，「継続性」「連鎖性」「発達性」「二面性」という4つの特性があります[8]。

①キャリアの継続性：学校を出てからの職業生活が生涯の大半の時期にわたるという特性です。人によっては70代，80代まで続くかもしれません。看護職としてのキャリアも，入口で止まるわけではありません。育児や介護・病気などで，いったん仕事から離れることがあったり，定年退職で人生の節目を迎えて仕事のやり方が変わったりしても，それがキャリアからの引退とは限りません。トータルで何十年にもわたって働くつもりなら，そこにはキャリアの軌跡が存在するといわれます[7]。

②キャリアの連鎖性：職業上の1つの出来事が原因となって次々と新しい出来事が起こるという特性です。例えば，「新人の頃の皮膚・排泄ケア認定看護師との出会い」という出来事が皮膚・排泄ケアへの関心につながり，研修会などへの参加，さらには皮膚・排泄ケア認定看護師の資格取得につながる……など，ある出来事が新しい出来事へつながるという連鎖性があります。

③キャリアの発達性：ある特定の方向性をもち，集積されることにより，専門的に発達・分化するという価値的な方向性をもった特性です[8]。その意味で，人材育成という観点から，組織における「キャリア開発」の考え方があります。

④キャリアの二面性：キャリアは，主観的側面と客観的側面の二面性をもっています。客観的側面は，履歴書などに記載する自分自身の学業・職業などの経歴で，「客観的キャリア」と呼ばれ，第三者からもみえる側面をいいます。これに対し，主観的側面は，「主観的キャリア」といわれ，客観的キャリアの変化に伴う考え方など，仕事に対する意識・態度・将来への見通しなどで，本人が語らなければ他者にはみえないキャリアの側面です（図94-2）。

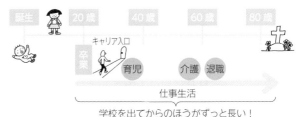

図94-1 | 人生における仕事生活の長さ

客観的側面 （職務・履歴書など，経験してきた実際の仕事の外的な側面）	主観的側面 （仕事に対する意識や意味づけなど，内的な側面）
履歴書 ・昭和○年○月○日　誕生 ・昭和○年3月　　○○高等学校卒業 ・平成○年4月　　○○大学○○学部入学 ・平成○年3月　　○○大学○○学部卒業 ・平成○年4月　　○○病院就職 ・平成○年○月　A病棟配置 ・平成○年　感染リンクナース ・平成○年　教育委員 ・令和○年　接遇委員	なぜ，どうして，看護職の道を選んだのか？ どうして，○○病院に就職したのか？ 新人のとき，患者さんと話すのが難しかったな 感染リンクナースは難しいけど，私に向いているわ 接遇委員の目標は何にしよう？

図94-2 | キャリアの2つの側面

095 キャリアアンカー

1 シャインが示す3つの問い

アメリカの心理学者エドガー・H・シャインは，キャリアの二面性について客観的側面を「外見上のキャリア」，主観的側面を「内面的キャリア」といっています。そして，内面的キャリアは，ある人の仕事生活を他者がどのようにみるかとは別個のもので，心の中にある種のイメージをもっているといいます[9]。それは，自分自身に対する3つのイメージで構成されます。1つ目は「自覚された才能と能力」で，仕事環境における実際の成功に基づく体験により，自分の強みは何か，弱みは何か，自分自身が成果を発揮できることは何かという問いによる答え（イメージ）です。2つ目は「自覚された動機と欲求」で，人生の目標は何か，何を望んでいるのか，または，何を望まないのか，それを一度も望んだことがないから望んでいないのかという問いによる答え（イメージ）です。3つ目は「自覚された態度と価値」で，自分の行っていることを判断する基準は何か，自分のキャリアにどれくらい誇りをもっているかなどという問いによる答え（イメージ）です[10], [11]。

2 キャリアアンカーとは

シャインの「才能・能力」「動機・欲求」「態度・価値」についての3つの問いを自分自身に向けてみましょう。「自分にできることは何か」を問うと，答えを導き出すことができない自分，「できることがやりたいこととは限らない」「やりたいことができることとも限らない」と思う自分がいることに気がつくことがあります。次に，「自分にやりたいことは何か」を問うと，「やりたいことがみつからない」「やりたいことができるとは限らない」と思うこともあります。さらに，「価値を感じることは何か」を問うてみても，「価値を感じることができることとも限らない」など，自分自身のことでありながら，よくわからないという事実に直面します（図95-1）。

しかし，人は，キャリアの選択や決定に際し，どうしても犠牲にしたくないもの（自分が本当に価値を感じるもの）を内面にもっています[12]。それは「キャリアアンカー」と呼ばれます。これは，シャインにより提唱された概念で，本当の自己を象徴

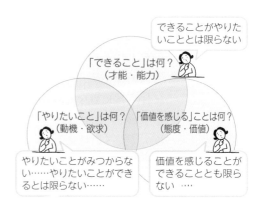

図95-1 | シャインの3つの問い

する，コンピタンス（有能さや成果を生み出す能力）や動機・価値観について，自分が認識していることが複合的に組み合わさったものです。船をつなぎとめる「錨（アンカー）」になぞらえて，「キャリアアンカー」と呼ばれます[13]。

3 キャリアアンカーの領域と特徴

シャインは，キャリアアンカーの8つのカテゴリー（領域）を導き出しました（表95-1）[14]。彼の著書にある6段階評定の「キャリア指向自己チェック質問票」[15]を使用すると，最も得点が高かった領域が自分自身のキャリアアンカーのタイプである可能性が示唆されています。キャリアアンカーは，キャリア初期の何年かの間にやっと発見することができるといわれますが[16]，看護職の場合は，高校卒業時点で看護職を目指し，専門学校・大学での講義や実習を通して看護の学習を重ねていることから，キャリアへの準備性が高いといわれます[17]~[19]。就職前に自己のキャリアアンカーの特徴を確認することもよいでしょう。

4 キャリアを振り返ることの意味

自分自身のキャリアを振り返ると，いろいろなことが思い起こされます。金井[20]は，「自分自身のつけた足跡を振り返ることは，過去を懐かしがるだけではなく，将来の展望につながることになり，キャリアを意味づけることになる」といいます。確かに，履歴を整理していると，懐かしい人々の顔が思い浮かび，その当時は気がつくことのなかった看護へのこだわりや自分自身の価値観に気づき，それが現在の自分自身につながっていることを発見します。自分のキャリアを考えるときに客観的な側面に対する主観的な側面を整理することはとても重要です。

表95-1 | キャリアアンカーの領域と特徴

領 域	この領域にキャリアアンカーをおく人の特徴
専門・職能的コンピタンス	自分の専門分野をとことん追求し，専門分野に特化する道を指向する。管理者になることに価値をおいていない
全般管理コンピタンス	組織の段階を上り，責任ある地位につきたい，組織全体の方針を決定し，自分の努力により組織の成果を左右してみたいという願望をもつ
自律・独立	自分のやり方，自分のペース，自分の納得する仕事の標準を優先させ，物事を進めたいとの願望をもち，組織から独立し，自分の望む条件に合うキャリアを指向する
保障・安定	安全で確実と感じられることが最優先で，安全の保障という課題がキャリア全体を通して支配的であり，キャリアについて決断するときには必ず，安全の保障への関心が指針となり，制約ともなる
起業家的創造性	新しい製品や新しいサービスを開発したり，財務上の工夫で新しい組織をつくったりすることに関心が高く，自分が新しく事業を起こすことができることを試したいという熱い思いをもっている
奉仕・社会貢献	自分の実際の才能や有能な分野よりも価値観によって方向づけられ，何らかの形で世の中をもっとよくしたいという欲求に基づいてキャリアを選択する
純粋な挑戦	何事にでも，誰にでも打ち勝つことができるということを自覚しており，解決不能と思われてきた問題を解決すること，手ごわい相手に勝つことを「成功」と定義する。自己を試す機会がないと退屈し，変化に富んだキャリアをもつことを重視する
生活様式	生き方全般のバランスと調和により，自分の存在を形づくって行こうとし，組織のために働くことに非常に前向きだが，組織に1つの条件——自分の時間の都合に合わせた働き方ができること——を求める

（エドガー・H・シャイン著，金井壽宏訳：キャリア・アンカー，白桃書房，2003，p.26-78を参考に作表）

096 ライフサイクルとキャリア

1 | 3つのライフサイクルとは

穴埋めクイズ！

■ 表96-1は，シャイン[21]の『キャリア・ダイナミクス』中の文章です。表中の（　）内に当てはまる語句を入れてください。

表96-1 『キャリア・ダイナミクス』中の文章

> 人間資源の計画・開発システムは，どれでも，（①　　　）の欲求と（②　　　）の欲求の調和を心がけなければならない。そのようなシステムを作動させるには，個人の欲求や特性を十分理解するようより一層努力しなければならない[21]。

　人間資源（人的資源）は，組織運営においては財産です。よい組織をつくっていくためには，組織に貢献する人材を育成していく必要があります。そのために必要なのが，（①　　　）と（②　　　）の欲求の調和を心がけることです。さて，何と何の欲求でしょうか。

　正解である<u>組織</u>の欲求と，組織のメンバーである<u>個人</u>の欲求との調和を図るのは，組織運営の基本です。そして，個人の特性や欲求の理解に必要な要素がライフサイクルです。

　人は，常に「3つのライフサイクル」の相互作用の中で生きているといわれます。「生物社会的サイクル」「家族サイクル」「仕事／キャリアサイクル」というこの3サイクルが互いに影響しながら，人生全体の発達の様相がつくり出されます。

①生物社会的サイクル：生物学的・社会的加齢過程に由来するサイクルです。人間の身体には成長と発達に伴い予測可能な変化が起こり，個人の自己成長を経て，やがて死に至るという特徴を有します。また，生物学に関連する変化を起こしていくと同時に社会と文化背景により，個人のあるべき行動内容についての年代別の期待群が存在します。子どもは子どもとしての役割を期待され，成人は仕事と家庭の義務に関して「責任がある」ことを期待され，また，老人は責任の減少を受容すると期待されます。このように，生物学的諸力とこれに伴う年代別の社会的・文化的期待が存在し，生物社会的サイクル——個人の自己成長にかかわる部分——を構成しています[22]。

②家族サイクル：人間は思春期・青年期・成人期・更年期を通して生物社会的発達をするのと同時に，家族関係に由来するサイクルの中で生きています。高校生までは両親とともに暮らしていても，社会人になると一人暮らしを始めるなどの変化が起き，結婚して子どもをもつことなどを期待されます。時には，結婚をしないという選択をする場合もありますが，それでも，家族の形態は生まれたときから大きく変

化します。仕事をすることに影響する育児の問題，年老いた両親の介護の問題など，家族サイクルがキャリアに大きく影響することは自明です。シャインは，「息子，娘，あるいは親であるというような，われわれの役割の多くは取り消しがきかない。そのような役割は，仕事をやめうるようには放棄できす，むしろわれわれはそうした役割を果たす途を見い出さなければならない」[23]と述べていますが，家族の役割も果たしながら仕事を継続できるような体制づくりを考えていくことは管理上の重要課題です。

③仕事 / キャリアサイクル：キャリアサイクルは，初期の職業イメージ，教育・訓練による就職準備の期間，さまざまな段階に伴うワーキングライフ，引退などの段階を有します。また，仕事は，それに伴い給料を得る側面も有しています。有給雇用は，個人と家族が生きていくために社会が提供する基本的手段です。生物社会的サイクルと家族サイクルは，互いに密接にかかわり合うのですが，仕事 / キャリアサイクルに関することは，経済制度や教育・職業構造に組み込まれた伝統や政策，雇用組織の方針などが大きく関係し，生物社会的サイクルと家族サイクルとは質の違う要素をもっています[24]。

2 ┃ 自己，仕事，家族への掛かり合いを分析するためのモデル

図 96-1 は，シャインの「自己，仕事，家族への掛かり合いを分析するためのモデル」[25]で，さまざまな外的環境と作用し合っている状況が示された個人の基本モデルです。個人は「自己成長のための環境」「仕事の環境」「家庭」のそれぞれの領域において，重複する部分をもちながら生きています。

仮に，ある看護師が，退職を希望したとします（図 96-2）。仕事を辞めなければいけない原因は，どこにどのように存在するのかを分析しましょう。3 つのサイクルのどこにどのように問題状況があるのか，それは単独で存在するのか，重なり合っているのかなど，問題状況を整理して，組織の欲求と個人の欲求の調和を図ることが可能かどうかの検討を進めることが重要です。

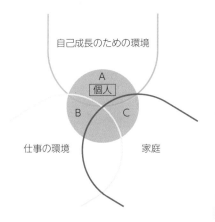

図96-1 ┃ 自己，仕事，家庭への掛かり合いを分析するためのモデル

（エドガー・H・シャイン著，二村敏子，他訳：キャリア・ダイナミクス，白桃書房，1991，p.56．）

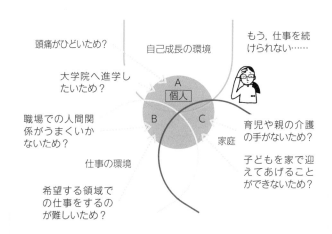

図96-2 ┃ 「仕事を辞めなければいけない」事例の分析

097 ワーク・ライフ・バランス

1 ワーク・ライフ・バランスとは

　ワーク・ライフ・バランス（仕事と生活の調和）は，「老若男女誰もが，仕事，家庭生活，地域生活，個人の自己啓発など，様々な活動について，自ら希望するバランスで展開できる状態」[26]と定義され，2007（平成19）年12月，「仕事と生活の調和（ワーク・ライフ・バランス）憲章」と，「仕事と生活の調和推進のための行動指針」が策定されました。これらの指針は，ワーク・ライフ・バランスの実現により，働き方の見直しや多様な選択が可能な社会をつくり，1人ひとりが意欲をもって働きながら，豊かさを実感して暮らせるようになる社会を目指しています[27]。

2 ワーク・ライフ・バランスが実現した姿

　図97-1は，ワーク・ライフ・バランスが実現した姿を示しています。ワーク・ライフ・バランスは，「仕事（柔軟な働き方の選択）」「家庭生活（家庭で過ごす時間の確保・家事育児へのかかわり方）」「地域生活」「自己啓発（学習や趣味の時間）」「休養（心身の健康の保持）」について，自ら希望するバランスで展開することを目指しています。しかし，これは仕事をおろそかにするということではなく，むしろ，バランスをとることにより，より豊かな生活の中で仕事に取り組むことができ，個人としても充実した生き方ができるというものです。個人のバランスは，皆同じではありません。看護職のライフサイクルを理解し，支援できるシステムを考えていく必要があります。

3 ワーク・ライフ・バランスが実現した社会

　ワーク・ライフ・バランスが実現した社会は，「国民一人ひとりがやりがいや充実感を感じながら働き，仕事上の責任を果たすとともに，家庭や地域生活などにおい

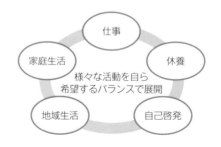

図97-1 | **ワーク・ライフ・バランスが実現した姿**

（内閣府男女共同参画局：「ワーク・ライフ・バランス」推進の基本的方向 中間報告（ポイント），男女共同参画会議・仕事と生活の調和（ワーク・ライフ・バランス）に関する専門調査会，平成19年5月24日．）

ても，子育て期，中高年期といった人生の各段階に応じて多様な生き方が選択・実現できる社会」とされます[27]。このような社会を目指す取り組みにより，男女ともに働きやすい職場環境や家庭生活への参加が実現し，男女共同参画社会につながります。

4 | 看護職のライフサイクルの主な特徴

シャインのライフサイクル[28]を参考に，年齢域に応じた看護職のライフサイクルの主な特徴を表97-1にまとめました。

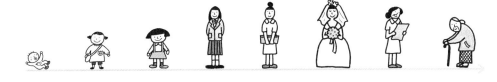

表97-1 | 看護職の年齢域別ライフサイクルの主な特徴

年齢域	ライフサイクル上の主な状況・特徴
卒業～20代後半	• 「納得いく看護がしたい」「早く一人前になりたい」「医療の現場についていけるだろうか」「将来は認定看護師や専門看護師になりたい」などと不安を抱きながらも，情熱に溢れて就職する • 理想と現実の乖離からリアリティショックに陥る • 周囲にサポートされながら経験を重ね，職場で居場所ができてくる • 身辺の諸関係の識別力が増すが，そのかかわりは間に合わせ的である
20代後半～30代後半	• 一人前に仕事ができるようになる • 「私がしたかった看護はこういうことだったのだろうか」「このまま仕事を続けてよいのだろうか」と，最初の大きな再評価の時期を迎える • 大学院への進学，認定看護師への道を考え始める • 何事にも束縛されたくないと思うようになる • 結婚をして新しい家族サイクルが始まる • 妊娠・出産・育児に伴い仕事のやり方への葛藤が生じる
40歳頃～50歳頃	• わが子を成人と認め，この役割にある子どもを受け入れる • チームリーダーとして他者に影響を与える存在になる • 人生半分生きたと認識する • 中年の転機・危機に対応する • 身体の衰えを自覚し，加齢現象に妥協し始める • 親の役割を果たした後，配偶者との絆を確立する • 若いときの夢や抱負に照らし合わせて再評価する • セカンドレベルへ挑戦する • 部下や他の人に対して自分を役立てるようになる
50歳頃～60歳頃	• 円熟し友好的になる • 両親の老いに対処する • 更年期，身体の衰えに対する心配事が多い • キャリアを逆算する • サードレベルを受講し，認定看護管理者に挑戦する • 自己のライフワークと社会への貢献を再評価する • 自分自身で選択しているという意識を得る
60歳頃～	• 健康問題がいっそう心配になる • 祖父母になることを学ぶ • 身近な友人の死・配偶者の死を体験する • 退職に対処する • 退職後のキャリアを歩み始める • 気高く生きるよう意識し，死を迎える準備をする

098 キャリア開発とは

1 キャリア開発の背景

キャリア開発の概念は，第2次世界大戦後，アメリカ連邦政府において人件費増大と組織の非能率という人事管理上の問題が生じ，その改善策として誕生しました[29]。

日本では，高度成長期における経済の発展を背景に，従業員のキャリア形成は企業の責任において実施されていました。しかし1990年以降バブル経済が崩壊し，大企業であっても倒産する時代となり，企業収益の悪化により年功序列によって給与が高くなっていた中高年者の排除（いわゆるリストラ）が始まりました。そして，自己のキャリアは従業員自らが開発するという考え方が企業側から出てきました。一方，こうした企業側の流れとは別に，年金受給の繰り延べによる職業生活の長期化や技術革新の速まりによる能力の陳腐化により，個人に対して高い専門性が求められるようになりました。また，従業員側にも，自己のキャリア形成は自らが行い，将来を切り開いて自己の職業生活を全うしたいという考え方が増えてきました[30]。

キャリア開発は，個人としてのキャリアを組織内で積極的に実現させることによって，組織に必要な人的能力を育成しながら組織の発展を図ろうとする考え方です。

2 キャリア発達を考えることの重要性

キャリア発達とは，「生涯を通じて，自己のキャリア目標に関係した経験や技能を継続的に獲得していくプロセス」をいいます[31]。キャリアは，職業生活やそれに関連した経験などを通して身につくもので，積極的意図があろうがなかろうが仕事生活の中で自然に蓄積され発達していく性質のものです[32]。そうであれば，なぜ，キャリアを意識して考える必要があるのでしょうか。図98-1は，小野[33]によるキャリア発達と人生への肯定感の関係図です。キャリア発達は，キャリアに対する満足に関係し，次に職務満足感と生活満足感につながり，さらに自分が納得・満足し得る人生を送っているという感情につながってくるとしています。自分自身のキャリアの発達を能動的にとらえることは，自分の人生を職業生活を通してどう評価したかにつながります。

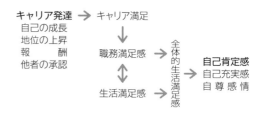

図98-1 ｜ キャリア発達と人生への肯定感の関係図

（小野公一：キャリア発達におけるメンターの役割，白桃書房，2003，p.14より一部改変）

3 | キャリア発達の促進要因

キャリア発達の促進要因は，大きく4つあるといわれます（表98-1）[34]。

4 | 組織の願いと個人の願いの相互作用

　キャリア開発の根底には，組織の「人間資源の有効性を維持し存続し成長するために，人間資源を募集し管理し開発したい」という要求と，個人の「ライフサイクル全体にわたる自己成長の機会をもたらす仕事状況を探し出したい」という欲求の相互作用があります[35]。この，組織の「ヒトを育成し組織を成長させたい」願いと個人の「仕事を通して自己を高めたい」願いの相互作用に着眼したのがキャリア開発の考え方で，個人としては自己啓発などの能動的な取り組みを行うことが重要であり，組織としても個人のキャリアを支援するしくみを整える必要があります。

　そのしくみが「キャリア開発システム」と呼ばれるものです（図98-2）。

表98-1 | キャリア発達の促進要因

促進要因	内容
自己啓発	価値観・職業観に支えられた自己啓発。キャリア発達においては，受け身でいるだけでなく能動的な側面をもつことが職務満足感や生活満足感をも高めていく
職業生活に入る以前のさまざまな経験	職業生活に入る以前の家庭生活，学生生活，友人や先輩との交流，テレビや読書から得る知識・情報など，さまざまな経験が個人のキャリア観の形成に影響する
組織が人事計画に基づいて行う教育訓練・能力開発	組織の目的を達成するために，人事計画に基づいて行われる。能力開発には，仕事を行いながら現場で行うOJTや集合研修，仕事から離れて行うOff-JT（研修セミナーなど）がある
メンターとのかかわり	メンターとは，ギリシャの叙事詩『オデュッセイア』に登場する老賢人メントール（オデュッセウス王の息子の教育を託された）に由来されるとされ，一般的に，よき相談相手・よき指導者・よき助言者など，キャリア発達の促進を個人的に援助する人を指す。メンターは1人とは限らないが，キャリア発達の促進にはメンターのかかわりが影響する

（小野公一：キャリア発達におけるメンターの役割，白桃書房，2003，p.12-13を参考にし，筆者の考えを加えて作表）

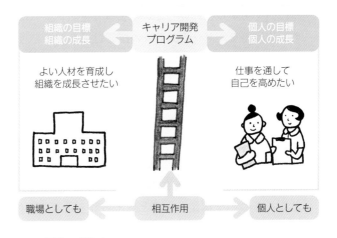

図98-2 | キャリア開発の考え方

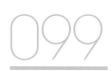

臨床看護職員のキャリア発達とキャリア開発ラダーの考え方

1 クリニカルラダーとキャリア開発ラダー

クリニカルラダーは，1970年代にアメリカで開発された臨床実践能力評価方法です。臨床での看護実践を望み，臨床にとどまりたい看護師向けに，キャリアを認め報酬を与えるための手段（「臨床実践レベル昇進システム」）として開発され，小寺[36]により日本に紹介されました。

ラダー（ladder）とは，梯子のことです。これまでの看護師の臨床実践能力は，「卒後○年目の看護師」「卒後○年目の研修」など，臨床における経験年数を区切りとしてみることが多かったのですが，卒後○年目という考え方ではなく，臨床の場で必要とされる実践能力，管理能力，研究・教育能力などの程度によって梯子のようにレベルを設定し，そのレベル別に教育を組み立てるという考え方が主流になってきました。それが，クリニカルラダー制度と呼ばれるしくみです。レベルごとの期待される能力が指標として示され，その到達度を客観的に評価されることで，次のステップに向けて努力をすることができ実践力を高めていくというシステムです。

このクリニカルラダーは，クリニカル（臨床）におけるラダーを示したものですが，臨床看護職員が力をつけて活躍する場は，臨床のみにとどまらず，訪問看護や在宅ケア，災害看護，国際救援，管理・教育分野へと拡大しています。さまざまな場において看護専門職としてのキャリアを段階的に開発するのが，キャリア開発ラダーです。

2 ドレイファスの技能習得モデル

多くの病院のキャリア開発ラダーは，パトリシア・ベナー[37]の臨床看護実践の習得段階をモデルに作成しているようです。ベナーは臨床看護業務における専門技能の習得段階を，ドレイファスの技能習得モデルを適用して分類しています。

ドレイファスモデルは，チェスプレイヤーと航空パイロットに関する調査を基に開発された，熟練を要する仕事の技能習得モデルです。ドレイファスモデルでは，学習者は技能を習得し，それを磨いていくプロセスで，5段階の技術習得レベルを経るとされています。また，大きく3つの技術実践の分野で，習熟レベルに変化がみられるとしています。第1の分野では，「学習者は抽象的理論に頼ることから，過去の実際の経験を範例として状況を判断する」ようになります。第2の分野では「緊急事態に遭遇したときの状況のとらえ方が変化する」（レベルが上がるにつれて，状況を1つの全体像としてとらえられるような変化）というものです。そして，第3の分野では，「状況を外から眺めるのではなく，積極的にかかわりを持つようになる」という違いが示されています[38]。

3 | ベナーの臨床看護実践における5つの熟達段階

ベナーは，臨床看護師へのインタビューや観察を通した記述的な研究方法により，臨床看護実践における5つの熟達段階を明らかにしました（図99-1）。ベナーの臨床看護実践における5つの熟達段階とその特徴を示します（表99-1）[39]。

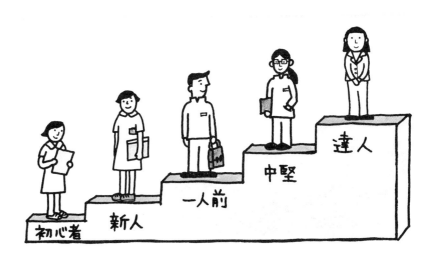

図99-1 | ベナーの臨床看護実践における5つの熟達段階

(パトリシア・ベナー著，井部俊子監訳：ベナー看護論，新訳版，医学書院，2005，p.11 を参考に作図)

表99-1 | ベナーの臨床看護実践における5つの熟達段階とその特徴

段 階	特 徴
初心者 novice	• 看護学生や看護師が経験したことのない科で対応する場合のレベル • その状況について経験がないため，行動が制限され，柔軟性がない • 患者の身体的属性を1つひとつ確認し，アセスメントして学んでいく • 体重・排泄量・血圧・脈拍という客観的に測定可能な患者の状態を表す指標で状況を知る • 部分をみることから始める
新人 advanced beginner	• かろうじて及第点の業務をこなすことができるレベル • 直面する状況には不慣れで，しかも教わった基準や手順を思い出すことに集中しなければならないので，状況を把握することができないことが多い • ガイドラインに沿って仕事をし，指導者の助言を得て，繰り返し起こる重要なパターンにようやく気づき始める
一人前 competent	• 同じ部署で2～3年仕事をしたレベル • 長期目標・計画を立て，意識的に看護実践ができる • 現在および予測される状況で，何が重要で，何を無視してよいか判断できるようになる
中堅 proficient	• 状況を局面の視点ではなく全体としてとらえ，格率（実践的原則）に導かれて実践を行うレベル • 全体をみながら最も重要な部分に焦点化してかかわり，患者をよりよい方向へと導くことができる
達人 expert	• ルールやガイドラインに頼らずに，豊かな経験から状況を直感的に把握する • 優れた臨床判断に基づくケアを実践する

(パトリシア・ベナー著，井部俊子監訳：ベナー看護論，新訳版，医学書院，2005，p.17-32 を参考に作表)

100 キャリア開発ラダーのしくみ

1 | キャリア開発ラダーのレベル決定とキャリアパスの全体像

　パス（path）は，道，競走路，行く手，（人生の）行路，進路，方針などの意味をもっています（『リーダーズ英和辞典』）。キャリアパスは，キャリアとして進む方向性を示すものです。多くの医療施設では，ベナーの臨床看護実践における5つの熟達段階を自施設の看護実践に適応させ，ラダーのレベルを設定し指標を作成して，「○○病院のキャリアパス」のように組織としてのキャリアパスの全体像を示しています。

　本書で提示するモデル（図100-1）では，レベルを基礎と専門の2つに大別し，基礎Iから基礎III（レベルIからレベルIII）までは，全員が通る共通ステップとしました。レベルIの指標のポイントは「助言を受けて基本的な看護実践ができる」，レベルIIは「自立して所属部署の看護実践ができる」，レベルIIIは「リーダーシップを発揮し，指導的役割を担える」です。レベルIIIを修了したら，個人が目指す専門ステップに進みます。専門コースとしては，「スペシャリスト」「ジェネラリスト」「マネジメント」があり，レベルIVは「卓越した看護実践を行い，組織横断的な活動ができる」，レベルVは「病院という施設の枠を出て，地域への貢献，組織的アプローチができる」と設定しています。レベルIからレベルVまで，定められた内容について，段階的・計画的に取り組むことによって，個々のキャリアを発達させ，かつ，組織にとっても優れた人材が育成されるしくみです。

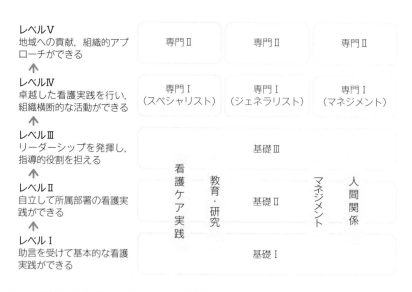

図100-1 臨床におけるキャリアパスの全体像モデル

2 │ 臨床実践能力の育成に必要な内容

　臨床実践能力というと，まず看護技術を思い浮かべる場合が多いのですが，臨床で必要とされる能力は，技術に特化しているわけではありません。本書で提示するモデル（表100-1）では，「看護ケア実践」「教育・研究」「マネジメント」「人間関係」の４領域としました。

3 │ 臨床実践能力評価表

　臨床実践領域は，さらに細かく分化して評価基準の項目となり，レベル別の評価表がつくられます。表100-2は，レベルⅠの評価表の例として，その一部を示したものです。評価は，本人・同僚・上司の三者で行い，バランスをとるシステムです。

4 │ レベル認定のプロセス

　各レベルには，そのレベルに応じた実践や研修プログラムが準備されます。認定を受けようとする者は，自ら取り組み，課題をクリアしていく必要があります。その結果は，評価表に反映され，自己評価・同僚評価・上司評価を行い，基準得点を獲得すると評価面接が行われ，総合評価が決定します。その時，認定条件をクリアすれば，病院長あるいは看護部長からそのレベルの認定証が交付されます。そして，次のステップへの挑戦が始まります。

表100-1 │ 臨床実践能力の育成領域と主な項目

領域	看護ケア実践	教育・研究	マネジメント	人間関係
主な項目	・情報収集 ・看護問題の明確化 ・看護計画立案 ・計画に基づいた実践 ・評価 ・記録	・自己啓発 ・指導 ・研究	・安全管理 ・感染管理 ・物品管理 ・時間管理 ・情報管理 ・コスト管理	・患者とのかかわり ・同僚とのかかわり ・倫理的行動 ・リーダーシップ ・社会性

表100-2 │ 臨床実践能力評価表（レベルⅠ）（例）

到達目標	❶ 病院の理念を理解し，組織の一員として，助言を受けて行動できる				自己評価	同僚評価	総合評価	総合評価	合計得点
	❷ 正確な知識・技術を習得し，マニュアルに沿い助言を受けて，安全に看護を提供できる								
レベルⅠ		評　価　基　準			点	点	点		
看護ケア実践能力	情報収集	1	受け持ち患者について，定められた形式と方法で情報収集ができる		2 1 0	2 1 0	2 1 0		
		2	受け持ち患者の変化・指示変更・疑問点等をリーダーに報告できる		2 1 0	2 1 0	2 1 0		
	問題の明確化	1	受け持ち患者の問題点を挙げることができる		2 1 0	2 1 0	2 1 0		
		2	受け持ち患者の最優先の問題がわかる		2 1 0	2 1 0	2 1 0		
	計画立案	1	助言を受け，看護目標を設定できる		2 1 0	2 1 0	2 1 0		
		2	助言を受け，看護問題を明確にし，看護計画を立案できる		2 1 0	2 1 0	2 1 0		
		3	助言を受け，患者の状態に応じた具体策を立てることができる		2 1 0	2 1 0	2 1 0		

101 新人看護職員研修制度

1 新人看護職員の早期離職と仕事を続けるうえで悩みとなったこと

2004（平成16）年，新卒看護職員の入職後1年以内の早期離職率が9.3％に上りました[40]。アンケート調査によると新人看護職員が仕事を続けるうえで悩みになったことは，第1位「配属部署の専門的な知識・技術が不足している」，第2位「医療事故を起こさないか不安である」，第3位「基本的な看護技術が身についていない」で，新人の職場定着を困難にしている要因として「基礎教育修了時点の能力と看護現場で求める能力とのギャップ」が挙げられました[41]。医療の高度化に伴い，看護職員にも高い臨床実践能力が求められていますが，近年患者の権利意識の高まりや医療安全管理体制の強化から，患者を対象として実施されてきた看護技術の実習上の制限が多くなり，基礎教育で習得できる技術には限りがあります。

また，2001（平成13）年に行われた厚生労働省の医療事故情報収集等事業[42]によると，勤続年数1年以内の看護職員がヒヤリハットの当事者になる割合が多く，新人看護職員であっても診療の補助業務の最終実施者となるためと推測されましたが，医療安全の観点からも大きな課題がありました。

2 新人看護職員の臨床研修に対する病院の自助努力の限界

新人看護職員の臨床研修は，プリセプター制や看護技術指導など，病院の看護部が中心となって積極的に行われてきました。しかし，医療が高度化・複雑化する中で，患者の高齢化・重症化が進み，看護ケア度が高くなりました。加えて，在院日数が短縮化して看護業務の密度が高まる中，医療安全の観点からも，新卒看護職員の育成を病院の努力だけに頼ることは限界にきました。そして，免許取得後に実践の場でしか培えない能力を獲得するための研修体制の整備を目的に，「新人看護職員の臨床実践能力の向上に関する検討会」が重ねられ，2009（平成21）年7月，「保健師助産師看護師法及び看護師等の人材確保に関する法律の一部を改正する法律案」が可決，成立し，2010（平成22）年4月から新人看護職員の臨床研修が努力義務化されました（表101-1）（表101-2）。

表101-1 | 看護師等の人材確保の促進に関する法律

（病院の開設者等の責務）
第五条 病院等の開設者等は，病院等に勤務する看護師等が適切な処遇の下で，その専門知識と技能を向上させ，かつ，これを看護業務に十分に発揮できるよう，病院等に勤務する看護師等の処遇の改善，新たに業務に従事する看護師等に対する臨床研修その他の研修の実施，看護師等が自ら研修を受ける機会を確保できるようにするために必要な配慮その他の措置を講ずるよう努めなければならない。

表101-2 | 保健師助産師看護師法

（臨床研修の努力義務）
第二十八条の二 保健師，助産師，看護師及び准看護師は，免許を受けた後も，臨床研修その他の研修（保健師等再教育研修及び准看護師再教育研修を除く。）を受け，その資質の向上を図るように努めなければならない。

3 | 新人看護職員研修における三者の責任と基本方針

　新人看護職員研修に対する責任は，「国」「病院などの施設」，そして，「本人」の三者にあります。施設といっても病院長や看護部長だけの責任ではなく，全職員で新人を育成する組織文化をつくり上げることが求められています（表101-3）[43]。そして，看護部門の研修責任者・各部署の教育担当者・実地指導者の体制を整えることに加え，新人看護職員自身が能動的・積極的に臨む姿勢はとても重要です（図101-1）[43]。

4 | 新人看護職員の臨床実践能力の3つの柱と研修の概要

　新人看護職員の臨床実践能力は，「Ⅰ.看護職員として必要な基本姿勢と態度」（到達目標16項目），「Ⅱ.技術的側面」（到達目標70項目），「Ⅲ.管理的側面」（到達目標18項目）の3つの柱から構成されています（図101-2）[43]。Ⅰ，Ⅱ，Ⅲは，それぞれに独立したものではなく，患者への看護ケアを通して統合されるべきものです。また，到達目標の評価基準は「できる」「指導のもとでできる」を基本としており，技術面では，「知識」と「実践」の両面でとらえ，「実践」については「演習でできる」「指導のもとでできる」「できる」と3段階としています[43]。しかし，皆同じように習得できるとは限りません。ある病棟の看護師は「感染予防技術」を経験する機会が多く，他の部署に配属になった看護師より早く「できる」ようになるかもしれませんが，「安全確保の技術」の習得には時間を要し，もしかしたら習得しないまま2年目を迎える可能性もあります。このように，配属先により経験する時期が違うこともあるので，部署のローテーション研修などの工夫も必要です。

表101-3 | 新人看護職員研修ガイドラインの理念と基本方針

理念（一部抜粋してまとめたもの）
- 看護実践の基礎を形成するもの
- 全職員で，新人看護師を育成する組織文化をつくる

基本方針（一部抜粋してまとめたもの）
- 研修で習得したことを基盤に，生涯にわたって自己研鑽する
- 複数の患者を受け持ち，多重課題を抱えながら，看護を安全に提供する臨床実践能力を強化する
- 組織的職員研修の一環として位置づける
- 新人が自己研鑽を積める実効性のある研修支援体制をつくる
- 研修は医療状況の変化や患者・家族のニーズに対応するために，見直され発展していく

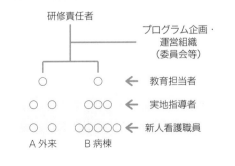

図101-1 | 研修体制における組織例

（厚生労働省：新人看護職員研修ガイドライン, 改訂版, 平成26年2月.）

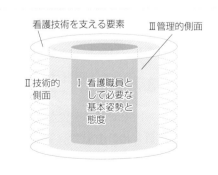

図101-2 | 臨床実践能力の構造：3つの柱

（厚生労働省：新人看護職員研修ガイドライン, 改訂版, 平成26年2月.）

102 国際看護の視点

1 国際看護の誕生

「国際看護」は，1996（平成8）年に改正された保健師助産師看護師養成所指定規則で，「国際社会において，広い視野に基づき，看護師としての諸外国との協力を考える内容とする」と示されていたのですが，基礎看護学の中に包括されたのみでした。同規則の2009（平成21）年の改正で，「看護の統合と実践」が加えられたとき，「国際看護」はその中に新たに位置づけられました。この背景には，在日外国人が増加していたこと，インドネシアおよびフィリピンとの経済連携協定締結により外国人看護師の本格導入が迫ってきたこと，国際社会の一員として看護の分野においても国際協力により貢献する必要があったことなどが挙げられています[44]。

2 国際看護の考え方

国際看護学は，疫学・公衆衛生学を基礎とした国際保健学と，文化人類学に端を発する異文化看護学の2つの学問の流れを統合した学問領域といわれ，具体的には，個々の民族がもつ世界観や健康観，保健行動等の違いを探求し，異文化看護がとらえる文化的差異を理解し，尊重し，それぞれの文化に適した看護の提供により，世界の人々の健康向上を目指しています[45]。

将来，看護における国際協力を目指したいという看護学生や看護師も増えてきました。しかし，単に英語力を強化して海外に出かけたり，日本に海外から研修生を招いて交流したりすることが国際看護ではありません。また，国際看護を目指さない場合でも，看護職である以上，救急車で外国人が搬送されてきたり，災害時の支援において外国人が救護所を訪れたりなど，国際看護にかかわる機会はあります。国内にあっても，言葉が通じるときばかりとは限りませんし，たとえ言葉が通じても，文化背景が違えば生活習慣や考え方は異なります。入院の場合に，病院の衣食住に適応できるとは限りません。人間理解を進めるうえでも，日頃から世界の動きや社会状況に関心をもち，文化的背景が違うことを認識しながら，世界の人々の暮らし方に目を向けることが大切です。

3 文化的な差異への理解

国際看護の重要な視点は，日本で生まれて，日本の法律の中で生きて，日本の価値文化の中で育ってきた自分たちとは，異なる文化・地域での生活者が対象となることを理解することです。マデリン・レイニンガー[46]によると，文化とは，「ある特定の集団の思考や意思決定やパターン化された行為様式を支配する，学習され共有され伝承された価値観，信念，規範，生活様式」を意味します。

国内にあっては，保健師助産師看護師法のもと，看護師として診療の補助と療養上の世話を業とし，法に従った実践が可能です。しかし，外国人患者に対しては，「政治」「経済」「社会」「教育」「宗教」「保健医療システム」「疾病構造」など看護の実践に影響するあらゆる側面が異なることを理解して，相手のニーズに応じた看護を展開することが必要です。基本的に，看護は対象者のニーズに基づき展開されるので，その意味では，看護は当然，異文化との接触を包括しているといえるのですが，理解することはそうたやすいことではありません。

4 ｜ 国際看護の主な実践活動

　国際看護の実践としては，①相手国に出向いて行う国際開発協力，②海外から研修生を受け入れる研修活動，③日本国内における外国人を対象にした看護活動，④災害救援活動の主に4つの領域が示されています[47]。

1 相手国に出向いて行う国際開発協力

　これは，相手国の人々が自分で保健や看護の問題を解決していけるように援助することです[48]。相手国の人々にとっての看護問題を解決するためには，「社会」「民族」「地理的特徴」「自然条件」「歴史」「宗教」「教育」「言語」「資金」「資材」「人材」「制度」などの背景の理解が前提にあります。さらに，知識としての理解を超えて，自分自身もその文化の中で生活しながらの実践になります。英語以上に現地語の能力が必要となることもあります。生活環境そのものが，看護者自身へのストレッサーとなるので，自身の健康のマネジメントも重要な条件です。

2 海外から研修生を受け入れる研修活動

　相手国からの研修生を招いての活動は，日本で技術を身につけたり，日本の看護やサービス提供システムを学んだりすることで，自国の看護の向上に役立ててもらう活動です。経済や技術疾病構造に著しい差がある場合は，状況の近い国での研修を実施する場合もあります[49]。研修で学んだその国の看護の内容が，そのまま自国の看護に適用されるわけではありません。この場合にも，背景の理解が必要です。研修生を迎え入れての研修のみならず，自らが海外で研修を行う場合も同様です。文化背景を理解することが，看護の意味の理解につながります。

3 日本国内における外国人を対象にした看護活動

　日本国内における国際看護活動の中心は，在日外国人を対象とした活動です。在日外国人は，日本という異なる文化の中で，医療従事者とのコミュニケーション，文化，経済状況，労働環境，ビザ・法的問題などにおいて，日本人とは異なる特殊な事情を多々もっています[50]。健康保険被保険者証を有していない場合もあります。入院が必要になれば，食事や宗教，生活習慣の違いのために日本でよいとされる看護がそのまま適用できない場合もあります。相手の国の文化の理解が重要です。

4 災害救援活動

　国際的な災害救援の対象となるのは，被災国政府の対応能力を超えた大規模災害です。災害救援が開発協力と異なる点は，緊急支援であり，比較的短期間で撤収することが前提にあることです[51]。国内の災害においても，言語や地理的状況について理解の不足する外国人は災害弱者であることを念頭においた救護が必要になります。

103 ジェネラリストと スペシャリスト

1 専門職とは

看護職は専門職です。専門職は，英語でいう"profession"のことで，"profess-（公言する）＋-sion（……こと）"＝「（知識，技能があると）公言すること」という意味をもっています（『ジーニアス英和辞典』）。これに基づくと，看護職は，看護に関する知識・技術を有していると公言する職業ということになります。

専門職であるためには，いくつかの要件があります。まず，①一定年数以上の教育訓練を要すること，②資格制度があること，③倫理綱領があること，④専門職能団体があること，などが挙げられます。看護師は，国家試験合格後に免許をもち，初めてその業に就くことができますが，受験資格を得るためには，大学・短期大学・専門学校などで，保健師助産師看護師学校養成所指定規則に基づいた専門教育を受け，入職後も看護職としての質を高めるために，学会・研修会などを通して努力を続けます。また，「看護職の倫理綱領」をもち，その責務を社会に明示しています。看護職は，専門職としての役割を果たすための努力を続けることが求められます。

2 看護における2つの専門性

看護には，2つの意味での専門性があります。1つ目は，看護の独自の機能を発揮していくための「専門職としての独自性」であり，2つ目は，看護独自の機能を高めるための分業をどのようにするか「専門職の中での専門分化」です[52]。

専門職としての看護の独自性を発揮するためには，年々多様化する社会のニーズに応じて，役割分担の明確化が必要となります。これまで，専門職としての独自性を高めるために，看護教育の充実を図り，クリニカルラダー制度による継続教育の推進や他の専門職種との役割分担などを進めてきました。こうした努力は，すべての看護職に求められる「ジェネラリスト（generalist）」としての努力です。一方で，看護の独自の機能を高めるために必要な専門分化の役割を担うのが「スペシャリスト（specialist）」です（図103-1）。

3 ジェネラリストとは

ジェネラリストとは，「特定の専門あるいは看護分野にかかわらず，どのような対象者に対しても経験と継続教育によって習得した多くの暗黙知に基づき，その場に応じた知識・技術・能力を発揮できる者」をいいます[53]。

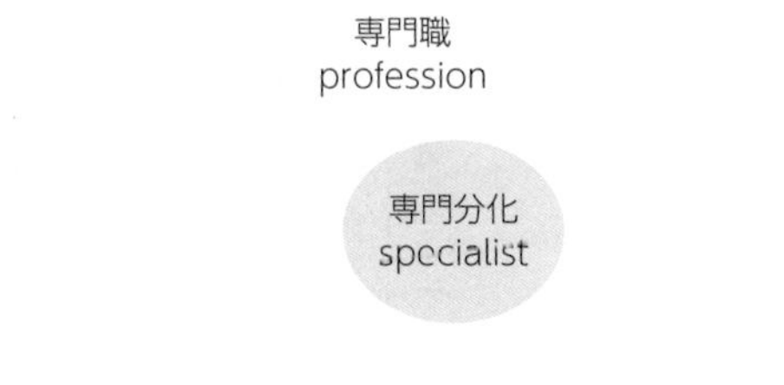

専門職
profession

専門分化
specialist

図103-1 専門職の中のスペシャリスト

日本の多くの病院では，ある一定年月が過ぎると成人病棟から小児病棟へ，内科病棟から外科病棟へなど，配置転換することにより多くの領域の経験を積ませるという人材育成を行ってきました。これは，ジェネラリストの育成につながるので，多くの経験により豊かな実践知を蓄えるがゆえに，患者に対して包括的な看護を実践することができ，患者に必要な医療サービスと資源を把握し，提供する方法と優先順位を理解して活用する能力を備えています。ジェネラリストによる看護ケアは，病院全体の看護サービスの質を保証するために重要です。

4 スペシャリストとは

スペシャリストとは，「特定の専門あるいは看護分野で卓越した実践能力を有し，継続的に研鑽を積み重ね，その職務を果たし，その影響が患者個人に留まらず，他の看護職や医療従事者にも及ぶ存在であり，期待される役割の中で特定分野における専門性を発揮し，成果を出している者」をいいます[54]。

近年，医療が高度化・複雑化する中で，特殊な技術を要する業務や保健指導に関する看護業務は増大し，このような医療・看護に対応できる専門性の高いスペシャリストが求められるようになりました。そこで，専門的な知識・技術をもつ看護師を対象に教育を行い，修了者に対し認定審査試験を実施し，スペシャリストとしての資格認定を行うしくみが生まれました。日本看護協会で認定している専門看護師，認定看護師がその代表です。

5 スペシャリストの需要の高まりと求められるジェネラリストとの協働

経験を積みながら，知識を深め，技術を磨き，看護のスペシャリストを目指す看護師が増えてきました。看護学生にも，漠然とであれ，認定看護師や専門看護師のキャリアを志向する人が増えてきました[55]。その背景には，「皮膚・排泄ケア」「緩和ケア」「がん化学療法」「糖尿病看護」など，認定看護師によるケアが診療報酬項目で評価されたことや，病院機能評価において専門看護師・認定看護師の適切な配置についての言及がなされたことなどがあります。診療報酬による加算は病院側のメリットも大きく，教育費用を応援する施設も増えてきました。また，認定看護師や専門看護師の名称を広告などに利用し，一般市民が医療施設を選択する際に有用な情報の1つとして提供することもできることもあり，各施設のWebサイトでは，所属している認定看護師の名前や活動の概要が紹介されています。スペシャリストの活動は，看護の専門性を高めていく存在としての役割が期待されています。しかし，スペシャリスト単独での活動には限界があるので，その力を引き出し，質の高い看護を提供するためには，患者に対して包括的な看護を実践できる優れたジェネラリストとの協働が求められます。

看護は，すべての人を対象にしており，人生のあらゆるステージにかかわっています。医療・保健・福祉の連携も進む中，看護職が活躍する場も，「病院・診療所」「訪問看護ステーション」「学校の保健室」「教育機関」「企業の健康管理室や研究・開発部門」「介護保険施設・介護老人福祉施設」などと広がり，開業や海外での活動を行う人なども増えています。

104 特定行為を手順書により行う看護師

1 特定行為に係る看護師の研修制度

　高齢化が進むわが国では，在宅においても医療的ケアを行う患者が増えてきました。在宅医療等の推進を図っていくためには，個別に熟練した看護師のみでは足りず，医師または歯科医師の判断を待たずに，手順書により一定の診療の補助を行う看護師を養成し，確保していく必要性が出てきました。このため，その行為を特定し，手順書によりそれを実施する場合の研修制度が創設され，今後の在宅医療等を支えていく看護師が計画的に養成されることになりました[56]。

2 特定行為とは

　「特定行為」とは，「診療の補助であり，看護師が手順書により行う場合には，実践的な理解力，思考力及び判断力並びに高度かつ専門的な知識及び技能が特に必要とされる次の38行為」です（表104-1）[57]。

表104-1 特定行為の種類

1. 経口用気管チューブ又は経鼻用気管チューブの位置の調整
2. 侵襲的陽圧換気の設定の変更
3. 非侵襲的陽圧換気の設定の変更
4. 人工呼吸管理がなされている者に対する鎮静薬の投与量の調整
5. 人工呼吸器からの離脱
6. 気管カニューレの交換
7. 一時的ペースメーカの操作及び管理
8. 一時的ペースメーカリードの抜去
9. 経皮的心肺補助装置の操作及び管理
10. 大動脈内バルーンパンピングからの離脱を行うときの補助の頻度の調整
11. 心嚢ドレーンの抜去
12. 低圧胸腔内持続吸引器の吸引圧の設定及びその変更
13. 胸腔ドレーンの抜去
14. 腹腔ドレーンの抜去（腹腔内に留置された穿刺針の抜針を含む。）
15. 胃ろうカテーテル若しくは腸ろうカテーテル又は胃ろうボタンの交換
16. 膀胱ろうカテーテルの交換
17. 中心静脈カテーテルの抜去
18. 末梢留置型中心静脈注射用カテーテルの挿入
19. 褥瘡又は慢性創傷の治療における血流のない壊死組織の除去
20. 創傷に対する陰圧閉鎖療法
21. 創部ドレーンの抜去
22. 直接動脈穿刺法による採血
23. 橈骨動脈ラインの確保
24. 急性血液浄化療法における血液透析器又は血液透析濾過器の操作及び管理
25. 持続点滴中の高カロリー輸液の投与量の調整
26. 脱水症状に対する輸液による補正
27. 感染徴候がある者に対する薬剤の臨時の投与
28. インスリンの投与量の調整
29. 硬膜外カテーテルによる鎮痛剤の投与及び投与量の調整
30. 持続点滴中のカテコラミンの投与量の調整
31. 持続点滴中のナトリウム，カリウム又はクロールの投与量の調整
32. 持続点滴中の降圧剤の投与量の調整
33. 持続点滴中の糖質輸液又は電解質輸液の投与量の調整
34. 持続点滴中の利尿剤の投与量の調整
35. 抗けいれん剤の臨時の投与
36. 抗精神病薬の臨時の投与
37. 抗不安薬の臨時の投与
38. 抗癌剤その他の薬剤が血管外に漏出したときのステロイド薬の局所注射及び投与量の調整

（厚生労働省 Web サイト：特定行為に係る看護師の研修制度について，制度の概要，特定行為とは．）

3 制度の対象となる場合の診療の補助行為実施の流れ

「制度の対象となる場合の診療の補助行為実施の流れ」は，図104-1のとおり[56]です。ポイントは，医師・歯科医師の「手順書」により特定行為の実施ができることです。「手順書」とは，「医師又は歯科医師が看護師に診療の補助を行わせるために，その指示として作成する文書であって，『看護師に診療の補助を行わせる患者の病状の範囲』，『診療の補助の内容』等が定められているもの」です[58]。

特定行為の実施にあたっては，医師・歯科医師が患者を特定したうえで看護師に手順書により特定行為の実施を指示し，看護師は患者の病状の範囲内であれば，「手順書」に定められた「診療の補助の内容」の実施を行い，結果を医師・歯科医師に報告する流れになります。

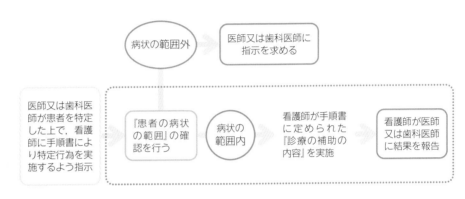

図104-1 制度の対象となる場合の診療の補助行為実施の流れ

(厚生労働省Webサイト：特定行為に係る看護師の研修制度について，制度の概要，制度の趣旨.)

4 特定行為を手順書により行う看護師の規定

特定行為を手順書により行う看護師は，指定研修機関において当該特定行為の特定行為区分に係る特定行為研修を受けなければなりません（保健師看護師助産師法第37条の2）。特定行為研修は，「看護師が手順書により特定行為を行う場合に特に必要とされる実践的な理解力，思考力及び判断力並びに高度かつ専門的な知識及び技能の向上を図るための研修」であり，すべての特定行為区分に共通するものの向上を図る研修と，特定行為区分ごとに異なるものの向上を図る研修が行われます[59]。

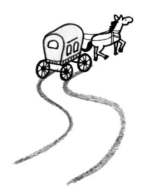

105 | 看護職の拡大する役割と資格認定制度

1 | 看護職の活躍する場の拡大と多様なキャリアパス

社会の変化と対象となる人々のニーズに応じ，看護職の新たな役割が広がっています。いかなる道を選択するかは，個人が描くビジョンにより異なりますが，すぐにその道のエキスパートになれるはずもありません。計画的に，段階的に進めることが必要です。そのステップの1つとして，看護職の資格認定制度があります。ここでは，日本看護協会における「専門看護師」「認定看護師」「認定看護管理者」の各制度について解説します。

2 | 専門看護師とは

専門看護師（CNS：Certified Nurse Specialist）[60]とは，「日本看護協会専門看護師認定審査に合格し，ある特定の専門看護分野において卓越した看護実践能力を有することを認められた者」をいいます。専門看護師は，専門看護分野において，「実践」「相談」「調整」「倫理調整」「教育」「研究」の6つの役割を担います。専門看護分野は，変化する看護ニーズに対して，独立した専門分野として知識および技術に広がりと深さがあると制度委員会が認めた分野です。専門看護師になるためには，看護系大学院修士課程修了者で，日本看護系大学協議会が定める専門看護師教育課程基準の所定単位の取得が必要です。かつ，実務研修が通算5年以上あり，うち3年以上は専門看護分野の実務研修であることが審査要件となります。また，合格後の資格は生涯有効ではなく，看護実践・研修・研究の実績を基に，5年ごとの審査による更新が必要です（図105-1）。

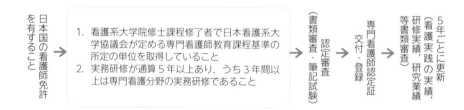

図105-1 | 専門看護師の認定システム

（公益社団法人日本看護協会：専門看護師，公益社団法人日本看護協会公式Webサイト．https://nintei.nurse.or.jp/nursing/qualification/cns,〈参照 2022-03-30〉．）

3 | 認定看護師とは

認定看護師（CN：Certified Nurse）[61]とは，「ある特定の看護分野において，熟練した看護技術と知識を有する者として，日本看護協会の認定を受けた看護師」をい

います。認定看護師は，看護現場において「実践」「指導」「相談」の3つの役割を担います。認定看護分野は，保健，医療および福祉の現場において，熟練した看護技術および知識を必要とする看護分野として日本看護協会が認めた分野です。認定看護師になるまでの道のりを以下に示します。「日本国の看護師免許を有すること」→「看護師免許取得後，実務研修が通算5年以上あること（うち3年以上は認定看護分野の実務研修）」→「認定看護師教育機関入学・修了」→「認定看護師認定審査」→「認定看護師認定証交付・登録」→「5年ごとに更新（看護実践と自己研鑽の実績について書類審査）」です。2020年度から，認定看護師教育機関は，「特定行為研修を組み込んでいる認定看護師教育機関」と「特定行為研修を組み込んでいない認定看護師教育機関」に分かれ，後者は2026年度に終了します。この特定行為研修を受けて認定看護師審査に合格した場合は，「特定認定看護師」と名乗ることが可能です。資格は生涯有効ではなく，看護実践と自己研鑽の実績を基に，5年ごとの審査による更新が必要です。

4 認定看護管理者とは

認定看護管理者（Certified Nurse Administrator）[62]とは，「日本看護協会認定看護管理者認定審査に合格し，管理者として優れた資質を持ち，創造的に組織を発展させることができる能力を有すると認められた者」をいいます。認定看護管理者の役割は，「多様なヘルスケアニーズを持つ個人，家族及び地域住民に対して，質の高い組織的看護サービスを提供することにより，保健医療福祉に貢献」することです。認定看護管理者は，実務経験が通算5年以上必要で，教育課程は，ファーストレベル，セカンドレベル，サードレベルと3つの課程に分かれ，段階的に積み上げるシステムをとっています。認定看護管理者になるためには，図105-2に示す2つの要件のいずれかを満たし，認定審査を受けて合格する必要があります。

合格者に認定看護管理者認定証が交付されますが，資格は生涯有効ではなく，看護管理実践と自己研鑽の実績を基に，5年ごとの審査による更新が必要です。

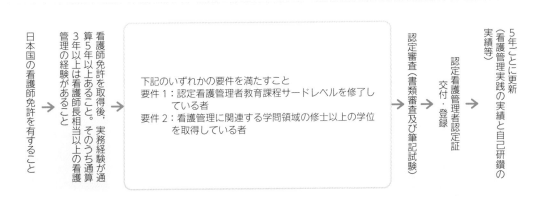

日本国の看護師免許を有すること → 看護師免許を取得後，実務経験が通算5年以上あること。そのうち通算3年以上は看護師長相当以上の看護管理の経験があること → 下記のいずれかの要件を満たすこと　要件1：認定看護管理者教育課程サードレベルを修了している者　要件2：看護管理に関連する学問領域の修士以上の学位を取得している者 → 認定審査（書類審査及び筆記試験） → 認定看護管理者認定証交付・登録 → 5年ごとに更新（看護管理実践の実績と自己研鑽の実績等）

図105-2 認定看護管理者の認定システム

（公益社団法人日本看護協会：認定看護管理者，公益社団法人日本看護協会公式Webサイト．https://nintei.nurse.or.jp/nursing/qualification/cna，〈参照2022-03-30〉．）

1 ）山本寛：転職とキャリアの研究，創成社，2005，p.15-16.
2 ）文部科学省：キャリア教育の推進に関する総合的調査研究協力者会議報告書〜児童生徒一人一人の勤労観，職業観を育てるために〜の骨子，平成 16 年 1 月 28 日.
〈https://www.mext.go.jp/b_menu/shingi/chousa/shotou/023/toushin/04012801.htm〉（2022. 3. 30 閲覧）
3 ）平井さよ子：看護職のキャリア開発，改訂版，日本看護協会出版会，2009，p.61.
4 ）エドガー・H.シャイン著，二村敏子，他訳：キャリア・ダイナミクス，白桃書房，1991，p.1.
5 ）金井壽宏：働くひとのためのキャリアデザイン，PHP 研究所，2002，p.140.
6 ）前掲書 1)，p.18.
7 ）前掲書 5)，p.20.
8 ）前掲書 1)，p.17-18.
9 ）エドガー・H.シャイン著，金井壽宏訳：キャリア・アンカー，白桃書房，2003，p.11.
10）前掲書 9)，p.21.
11）前掲書 4)，p.143.
12）前掲書 4)，p.142-143.
13）前掲書 9)，p.1.
14）前掲書 9)，p.26-48.
15）前掲書 9)，p.5-10.
16）前掲書 4)，p.144.
17）伊藤眞由美，他：看護短期大学生の職業意識について，名古屋市立大学看護短期大学部紀要，1999，11（3）：93-101.
18）藤澤怜子，他：看護大学生の進路選択に対する成熟度と自己効力に関する研究，第 38 回日本看護学会論文集 看護管理，2007，p.237-239.
19）森美春，他：四年制大学の看護学生における職業準備性，滋賀医科大学看護学ジャーナル，2005，3（1）：55-63.
20）前掲書 5)，p.26-28.
21）前掲書 4)，p.19.
22）前掲書 4)，p.23.
23）前掲書 4)，p.23-24.
24）前掲書 4)，p.24.
25）前掲書 4)，p.56.
26）内閣府男女共同参画局：「ワーク・ライフ・バランス」推進の基本的方向 中間報告，男女共同参画会議・仕事と生活の調和（ワーク・ライフ・バランス）に関する専門調査会，平成 19 年 5 月 24 日.
〈https://www.gender.go.jp/kaigi/senmon/wlb/pdf/wlb19-2.pdf〉（2022. 3. 30 閲覧）
27）政府広報オンライン：仕事と生活の調和（ワーク・ライフ・バランス）憲章.
〈http://wwwa.cao.go.jp/wlb/government/20barrier_html/20html/charter.html〉（2022. 3. 30 閲覧）
28）前掲書 4)，p.23.
29）前掲書 3)，p.71.
30）菊地達昭，他編：キャリア開発論，文眞堂，2007，p.35-36.
31）前掲書 1)，p.21.
32）小野公一：キャリア発達におけるメンターの役割，白桃書房，2003，p.13.
33）前掲書 32)，p.14.
34）前掲書 32)，p.12-13.
35）前掲書 4)，p.1.
36）小寺和夫：臨床実践レベル昇進システム，看護展望，1983，8（2）：25-30.
37）パトリシア・ベナー著，井部俊子監訳：ベナー看護論，医学書院，

38）新訳版，2005.
39）前掲書 37)，p.11.
39）前掲書 37)，p.17-32.
40）日本看護協会：2004 年病院における看護職員需給状況調査，2004，p.12.
41）日本看護協会：新卒看護職員の早期離職等実態調査，2004.
42）厚生労働省：医療事故情報収集等事業，ヒヤリ・ハット事例収集・分析，平成 13 年度集計分結果.
43）厚生労働省：新人看護職員研修ガイドライン，改訂版，平成 26 年 2 月.
〈https://www.mhlw.go.jp/file/06-Seisakujouhou-10800000-Iseikyoku/0000049466_1.pdf〉（2022. 3. 30 閲覧）
44）森淑江：看護の基本と国際看護，インターナショナル ナーシングレビュー，2009，32（2）：14.
45）川野雅資監修，柳沢理子編：国際看護学，日本放射線技師会出版会，2007，p.15.
46）マデリン・M.レイニンガー著，稲岡文明監訳：レイニンガー看護論，医学書院，1995，p.51.
47）前掲書 46)，p.16.
48）前掲書 46)，p.16.
49）前掲書 46)，p.17.
50）前掲書 46)，p.17.
51）前掲書 46)，p.18.
52）日本看護協会：看護にかかわる主要な用語の解説，社団法人日本看護協会，2007，p.25.
53）前掲書 52)，p.25.
54）前掲書 52)，p.25-26.
55）原玲子，他：看護師として病院に勤務することを決定した看護学生のキャリア志向と職場選択に関する研究，宮城大学看護学部紀要，2011，14（1）：69-79.
56）厚生労働省 Web サイト：特定行為に係る看護師の研修制度について，制度の概要，制度の趣旨.
〈https://www.mhlw.go.jp/stf/seisakunitsuite/bunya/0000070423.html〉（2022. 3. 30 閲覧）
57）厚生労働省 Web サイト：特定行為に係る看護師の研修制度について，制度の概要，特定行為とは.
〈https://www.mhlw.go.jp/stf/seisakunitsuite/bunya/0000050325.html〉（2022. 3. 30 閲覧）
58）厚生労働省 Web サイト：特定行為に係る看護師の研修制度について，制度の概要，手順書とは.
〈https://www.mhlw.go.jp/stf/seisakunitsuite/bunya/0000070337.html〉（2022. 3. 30 閲覧）
59）厚生労働省 Web サイト：特定行為に係る看護師の研修制度について，制度の概要，特定行為研修とは.
〈https://www.mhlw.go.jp/stf/seisakunitsuite/bunya/0000077114.html〉（2022. 3. 30 閲覧）
60）公益社団法人日本看護協会：専門看護師，公益社団法人日本看護協会公式 Web サイト.
〈https://nintei.nurse.or.jp/nursing/qualification/cns〉（2022. 3. 30 閲覧）
61）公益社団法人日本看護協会：認定看護師，公益社団法人日本看護協会公式 Web サイト.
〈https://nintei.nurse.or.jp/nursing/qualicarion/cn〉（2022. 3. 30 閲覧）
62）公益社団法人日本看護協会：認定看護管理者，公益社団法人日本看護協会公式 Web サイト.
〈https://nintei.nurse.or.jp/nursing/qualification/cna〉（2022. 3. 30 閲覧）

解答と解説

▶ **クイズ・ミニテストの解答および解説**

▶ **学習課題の解答および解説**

クイズ・ミニテストの解答および解説

＊本文中に解答（解説）のあるものは割愛しています。

002 の○×クイズ！（p.4）
① ×　② ×　③ ○　④ ×　⑤ ×

012 の○×クイズ！（p.31）
① ×　② ×　③ ○　④ ○

014 の違い探しクイズ！（p.34）
○で囲むのは Ｓ のハコとそれをつなぐ横線です。

解説 >>> 組織図の縦と横の線には意味があります。縦の線は（ライン）機能で，Ｓ のようにラインの横に引かれた線が（スタッフ）機能です。

016 のミニテスト（p.38-39）
① ○

理由 >>> Ｅ子さんの直属の上司は，Ｂ病棟のＢ師長です。自分の業務調整ができていることと，指揮命令系統の一元化の原則に則って考えた場合，対応するのは当然です。

② ×

理由 >>> Ｅ子さんの直属の上司は，Ｂ病棟のＢ師長です。指揮命令系統の一元化の原則に則ると，1人の上司に対してのみ直接の責任を負います。Ａ師長は直接の上司ではありませんので，Ａ師長の直接の命令を受けることができません。もし，こうした状況が発生したら，Ｂ師長に相談しましょう。

③ ×

理由 >>> 教育担当の副部長は，ライン・アンド・スタッフ組織のスタッフの位置づけです。この場合のスタッフ機能は助言や助力であり，Ｅ子さんへの命令・指示する権限をもっていません。したがって，Ｂ師長に確認する必要があります。

④ ×

理由 >>> 夜勤師長は，原則，夜間の看護部長代理で，夜間の看護管理は夜勤師長に権限が委譲されていると考えられるため，Ｂ病棟の夜勤業務への責任も担っています。したがって，自分の病棟の業務が落ち着いていれば，救急への応援をすることは必要な行動です。多くの場合はマニュアルにしているので，確認してみましょう。

⑤ ×

理由 >>> 業務の実践においては，患者の生命が優先します。看護職の役割を考えた場合，目の前で倒れた患者のために応援すること・応援を呼ぶことはとても大切なことで，倫理的責務でもあります。

⑥ ×

理由 >>> 医療チームの活動を進めるうえで，医師は，重要な役割を担います。しかし，組織図上は上司でありませんので，Ｅ子さんへの命令権限はありません。医師はＢ師長に先に相談する必要があります。また，患者が受け持ち患者で，自主的に検査の介助を行いたいと思った場合も，Ｂ師長に相談してからにしましょう。

⑦ ×

理由 >>> 組織原則とは関係ありませんね。せっかく教えてもらったのです。「ありがとうございます」と言い，急いで着替えたほうがよいでしょう。

037 の穴埋めクイズ！（p.99）
表 37-1　（保健師助産師看護師法）

表 37-2　（厚生労働大臣）（療養上の世話）
　　　　　（診療の補助）（業）

表 37-3　（保健師又はこれに紛らわしい名称）
　　　　　（助産師又はこれに紛らわしい名称）
　　　　　（看護師又はこれに紛らわしい名称）
　　　　　（准看護師又はこれに紛らわしい名称）

表 37-4　（五）（業）

079 の穴埋めクイズ！（p.194-195）
表 79-1　（①厚生労働大臣）（②療養上の世話）
　　　　　（③診療の補助）

表 79-2　（④主治）（⑤指示）（⑥臨時応急）
　　　　　（⑦助産師）

080 の穴埋めクイズ！（p.196）
表 80-1　（①都道府県知事）（②看護師）

081 の穴埋めクイズ！（p.198）
表 81-1　（①注意）

学習課題の解答および解説

第1章

学習課題①の解答例（p.4 も参照のこと）
目標です。目的は，実現しようと目指すことで，なぜ，何のためにするのかを示したものです。それに対し，目標は，目的の実現を目指して，何を達成するのか，「期待する結果」を明確に示したものです。

学習課題②の解答例（p.2-3 も参照のこと）
マネジメントの基本資源は，「ヒト」「モノ」「カネ」です。これらは有形資源ですが，無形資源として「情報」「知識」などがあります。

解説 >>> 身近な活動例については，p.3 の表 1-1 を参考に考えてみましょう。

学習課題③の解答例（p.4-5 も参照のこと）
マネジメントのプロセスの主な機能として「計画化」「組織化」「指揮」「統制」があります。
「計画化」とは，目的を実現するために，具体的な目標を設定し，その目標の達成度を評価するための指標を決定し，実施方法，予算，いつ評価するのかなどのスケジュールを立てること。「組織化」とは，計画の実現のために，「ヒト」「モノ」「カネ」の資源，責任や権限をどのように配置すればよいかを考えて，効果的な組織を編成すること。「指揮」とは，目標を遂行するために指示や命令・指導・動機づけなどにより組織メンバーに働きかけ，設定した計画どおりに活動するよう誘導することで，組織を構成する「ヒト」の力を引き出すための重要な機能。「統制」とは，実施されている活動が，当初設定した計画どおりに適切に行われたかどうかを点検し，目標達成との差異がある場合は，「計画化」「組織化」「指揮」における問題状況を明らかにし，必要に応じて修正措置をとる機能。

学習課題④の解答例（p.6-7 も参照のこと）
PDCA とは，plan（計画），do（実施・実行），check（点検・評価），act（処置・改善）の頭文字を並べたもので，この 4 つのステップのサイクルを回してらせん状に向上させることで，効果的に効率よく，継続的に「質」を高めていくマネジメントの手法の 1 つです。Plan は，組織目標の達成を目指し，評価方法も含めて，具体的な実施計画を作成する段階。Do は，計画に沿って実施する段階。Check は，実施内容が計画に沿っているか，目標が達成できたかなどを確認する段階。Act は，実施状況が目標や実施方法などの計画に沿っていない場合，ズレがある部分を調べて適切な処置をとる段階。問題がない場合は，現状を維持して次の実施に移り，問題がある場合は，処置後に計画を修正し，次のサイクルに移ることになります。
PDCA のスパイラルアップとは，1 周ごとに PDCA サイクルを向上させて継続的に改善を図っていこうとする考え方です。

学習課題⑤へのアドバイス
p.6-7 の PDCA の考え方と図 3-3 の事例を参考に，考えてみましょう。

第2章

学習課題①の解答例（p.11 も参照のこと）
第 2 次世界大戦終了後，アメリカを主とする連合軍の占領下におかれた日本で，連合国軍最高司令官総司令部（GHQ）の指導により大変革が進められる中，GHQ 公衆衛生福祉部看護課・初代看護課長オルト大尉のもとで，「保健婦助産婦看護婦令」の制定が行われました。当時の日本には，患者のための看護という概念が定着しておらず，オルトは，「看護は専門職業である」という認識をもたせる必要があると考え，看護の専門職化を目指した政策を進めていきました。

学習課題②へのアドバイス
p.15 の図 6-2 を参考にしてまとめてみましょう。看護計画で立案した目標達成のためにはマネジメントの視点が欠かせないことを理解しましょう。

第3章

学習課題①の解答例（p.20-21 も参照のこと）

「無形性」「生産と消費の同時性」「顧客との共同生産」「結果と過程の重要性」の4つが挙げられます。人々は結果を求めてサービスを購入しますが，サービスは時間の経過を伴い，結果に至るまでの過程も経験するので，結果のみでなくサービスの過程にも満足を得られるようにすることが重要です。

解説 >>> 例については，p.21 を参照のこと。

学習課題②の解答例（p.23 も参照のこと）

外部顧客としては，患者・家族はもちろん，地域住民，実習生，連携関係にある診療所や介護施設などで働く人々が挙げられます。また，内部顧客は，医師・看護師など病院で働く職員が挙げられます。顧客とは，組織が成果を上げることによって満足を与えることのできる相手であることから，顧客が誰かを考えることは，顧客の満足を上げるにはどうしたらよいか考えることでもあります。外部顧客の満足を上げる要素と内部顧客の満足を上げる要素は関係しており，よって，医療の質の向上につながるため必要なことなのです。

学習課題③の解答例（p.26 も参照のこと）

「構造」「過程」「結果」の三側面のこと。

解説 >>> それぞれの内容については，p.26-27 を参考にしてください。

第4章

学習課題①の解答例（p.30 も参照のこと）

「共通の目的」「協働意思」「コミュニケーション」です。

学習課題②の解答例（p.31 も参照のこと）

公式集団は，組織構造によって規定され，何らかの任務を割り当てられたタスクグループを確立し，個人がとるべき行動は組織目標に向かって方向づけられています。一方，非公式集団は，メンバーの心理的欲求に基づいて自然発生的に成立し，構造化も組織的規定

学習課題③の解答例（p.32-33 も参照のこと）

「指揮命令系統の一元化（一貫性）」とは，権限の上下関係の維持に必要な原則で，1人の従業員が1人の上司に対してのみ直接責任を負うことを意味します。

学習課題④の解答例（p.34-35 も参照のこと）

ラインとスタッフは，「権限関係」と「職能」との二側面から区別をします。「ライン」は，組織目標の遂行に直接責任をもち，「命令」「指揮」の権限を有します。一方，「スタッフ」は，命令などの執行機能はもたず，助言・助力を与えて，組織目標を最も効果的に達成できるようにラインの執行機能を促進的する機能です。

学習課題⑤へのアドバイス

ミニテストの解答は p.254 にあります。

第5章

学習課題①の解答例（p.42-43 も参照のこと）

テイラーはマネジメントの主な目的を，「雇用主に限りない繁栄をもたらし，かつ働き手にも最大限の豊かさを届けることである」と考えました。

学習課題②の解答例（p.42-43 も参照のこと）

テイラーは，生産能率が悪いのは，生まれつき楽をしたがるという人間の本能による「自然的怠業」と，「どうすれば自分たちにとって最も得になるか」を考えた結果生まれた「計画的怠業」の2つの怠業によると考えました。特に，「計画的怠業」が働き手と雇用主の両方の利益を損なうとして，「成り行き管理」ではない「課業マネジメント（task management）」の原則を提唱しました。

学習課題③の解答例（p.44-45 も参照のこと）

非公式組織です。

解説 >>> 内容については，p.44 の図17-1 ④を参照してください。

学習課題④の解答例（p.46-47，p.48-49 も参照のこと）
自己目標は，組織から，何を期待され，どのような貢献ができるのかを考え，その成果を明確に示したものです。看護師 C の場合は，B 病棟の目標達成のために，自分自身に期待されていることは何かを理解し，「病棟目標と関連した具体的な目標」を立てることが重要です。

学習課題⑤の解答例（p.47 も参照のこと）
1 つは「職務を全うする責任（responsibility：レスポンシビリティ）」であり，もう 1 つは「目標達成に向けて結果を出す責任（accountability：アカウンタビリティ）」です。

学習課題⑥の解答例（p.46-47，p.48-49 も参照のこと）
目標管理は，組織目標を達成するために，組織メンバーの 1 人ひとりが組織目標に関連した個人目標を立案し，自ら立てた目標を，責任をもって達成することを通して，組織全体の目標を達成するというしくみの管理方式です。組織メンバーの能力を活かし，その結果，期待以上の成果を挙げたり，個人の力を伸ばすことにつながり，さらに，組織自体の成長が期待できるという利点があります。

学習課題⑦の解答例（p.50-51 も参照のこと）
目標面接は，原則として，年 3 回行われ，「プランニング面接」「中間面接」「フィードバック面接」などと呼ばれます。「プランニング面接」は，病棟目標を受けて新年度がスタートできるように，自己目標の立案に向けて行われる面接です。「中間面接」は，年度の中間に行い，年度初めに目標としたことをどこまで達成し，何が残っているかの進捗を確認し，後半につなげる面接です。「フィードバック面接」は，年度末に行い，目標としたことがどこまで達成したのか，中間評価後の経過などを評価し，次年度への学習課題を明確にする面接です。

学習課題⑧の解答例（p.52 も参照のこと）
「財務の視点」「顧客の視点」「業務プロセスの視点」「学習と成長の視点」です。

解説 >>> それぞれの内容については，p.52-53 を参照してください。

第 6 章

学習課題①の解答例（p.59 も参照のこと）
情報としての価値に関係のある要素として，①情報の使用目的が明確であること，②情報が正確であること，③情報が使いやすいこと，が挙げられます。

学習課題②の解答例（p.61 も参照のこと）
厚生省（当時）から出された通知「診療録等の電子媒体による保存について」より，「真正性の確保」「見読性の確保」「保存性の確保」が挙げられます。

解説 >>> 内容は，p.61 の表 24-2 やその他文献で確認してください。

学習課題③解答例（p.61 も参照のこと）
電子カルテの導入意義として，「情報の一元化」「情報の共有」「医療安全対策」「データの種類と分析」などがあります。

解説 >>> 内容は，p.61 の表 24-3 やその他文献で確認してください。

学習課題④解答例（p.62-63 も参照のこと）
個人情報の保護に関する八原則として，「収集制限の原則」「データ内容の原則」「目的明確化の原則」「利用制限の原則」「安全保護の原則」「公開の原則」「個人参加の原則」「責任の原則」があります。

解説 >>> 主なポイントについては，p.63 の表 25-1 やその他文献で確認してください。

学習課題⑤へのアドバイス（p.62-63 も参照のこと）
守秘義務および個人情報の保護の観点から，実習などにおける注意点を整理してみてください。

第7章

学習課題①の解答例（p.66-67 も参照のこと）
「看護単位」とは，「特定の患者集団と，その患者集団に対して継続して看護を提供する看護職員の集団および施設のひとまとまり」をいい，看護師長などの責任者をおき，看護管理上の1単位として位置づけられます。

学習課題②の解答例（p.68-73 も参照のこと）
看護提供システムの主な種類として「チームナーシング」「固定チームナーシング」「受け持ち看護方式」「機能別看護方式」「プライマリナーシング」「モジュラーナーシング」「パートナーシップ・ナーシング・システム®」などがあります。それぞれの特徴は，p.68-73で解説するとおりです。

学習課題③の解答例（p.74-75 も参照のこと）
チーム医療とは，「医師，薬剤師，看護師などの各医療職が専門性を最大限に発揮し，かつ連携・協働して提供する医療」のことです。
チーム医療の要素として，患者を中心にした「患者志向」，医療の高度化・細分化に対応するためにそれぞれの分野で高い知識や技術の専門性を提供する「専門性志向」，多職種が結集して患者やその家族に直接的にそれぞれの専門性を発揮する「職種構成志向」，多職種がそれぞれの仕事を分担するだけでなく対等な立場で尊敬し合い協力して業務を行うという「協働志向」があります。

学習課題④へのアドバイス
p.78-79を参考にして考えてみましょう。

第8章

学習課題①の解答例（p.82 も参照のこと）
「労働時間」：「休憩時間を除き1日について8時間」「1週間について40時間」まで。「深夜勤務時間帯」：「午後10時～午前5時」。「割増賃金」：所定の労働時間を超えた場合は割増賃金の支払いが必要で，深夜勤務にも割増賃金が支払われます。「休憩時間」：「労働時間が6時間を超える場合においては少なくとも45分」「8時間を超える場合においては少なくとも1時間」確保するように定められています。

学習課題②の解答例（p.89 も参照のこと）
5Sとは，整理（seiri），整頓（seiton），清掃（seiso），清潔（seiketsu），しつけ（shitsuke）の頭文字からとった言葉で，5S活動の推進は，標準化により職場環境を整えることにつながります。

解説 >>> 「整理」とは，必要なモノと不必要なモノを区別して，不要なモノを処分する。必要なモノ以外置かないようにすること。「整頓」とは，必要なモノが，誰にでもすぐに取り出せ，探す手間を省くようにすること。「清掃」とは，ゴミや汚れがないように，職場も設備もピカピカに清掃すること。「清潔」とは，整理・整頓・清掃を徹底することで，清潔な職場環境を保つこと。「しつけ」とは，決められたことを決められたとおりに正しく実行できるように習慣づけること。

学習課題③の解答例（p.90 も参照のこと）
医薬品の品質劣化の主な原因には，温度・光・衝撃・微生物などの影響があります。医薬品ごとに定められた条件下で保管することと「使用期限」を超えないように管理することが必要です。

学習課題④へのアドバイス
p.93の図35-1の「優先順位のフォーマット」を参考に，自分の時間の使い方を実際に整理してみましょう。

学習課題⑤へのアドバイス
自分がストレスと感じている状況を列挙してみて，どのように対処しているか，p.95の表36-1を参考に分析してみましょう。

第9章

学習課題①の解答例（p.101 も参照のこと）
病院を受診した被保険者（小学生以上70歳未満の患者）は，かかった医療費の3割分を自己負担として病院に支払います。残りの7割分の医療費については，病院が審査支払機関に請求を行います。審査支払機関は保険者に審査分の保険料を請求します。保険者は，審査支払機関に請求分の保険料の支払いを行います。審査支払機関は，保険者からの支払いを受けて病院に対し審査分の医療費を支払います。

学習課題②の解答例（p.102 も参照のこと）
診療報酬とは，保険医療機関や保険薬局が提供する保険医療サービスに対する対価として保険者から受け取る報酬のことをいい，厚生労働大臣が告示し，1点10円で換算します。

学習課題③の解答例（p.104 も参照のこと）
「看護必要度」は，「入院患者に提供されるべき看護の必要量」を測る指標として開発されました。評価は，「院内研修を受けた者が行うこと」とされています。

学習課題④の解答例（p.110 も参照のこと）
高齢患者は，入院前に自宅で自立して生活したとしても，入院により活動が制限されることでADLが低下し，自力での歩行が困難になるなどの変化が予測されます。地域包括ケアを進めるための主な連携の方法としては，そうした状況を早めにアセスメントして主治医やリハビリ部門等との連携によりADL低下予防のリハビリを進めながら，早期の退院を見据えて，訪問看護師や地域のケアマネジャーとの継続的なケアカンファレンスを行うことなどが挙げられます。

学習課題⑤の解答例（p.112 も参照のこと）
介護給付は，予防給付と介護給付に分けられます。予防給付は要支援1〜2を対象として，介護予防サービス，介護予防支援，地域密着型介護予防サービスの区分があります。介護給付は，要介護1〜5を対象として，居宅サービス，居宅介護支援，施設サービス，地域密着型サービスの区分があります。

第10章

学習課題①の解答例（p.119 も参照のこと）
医療事故とは「医療に関わる場所で，医療の全過程において発生するすべての人身事故」をいい，過失のある事故と過失のない事故に大別されます。医療過誤は，医療内容に間違いがあって発生した医療事故をいいます。

学習課題②の解答例（p.121 も参照のこと）
インシデントは，「医療事故とはなり得たが，偶然もしくは適切な処置によって有害な結果には至らなかった出来事」をいい，アクシデントとは「インシデントの発生に気がつかないままであったり，医療スタッフが事態に十分に対処できなかったりして，有害な結果を引き起こしてしまった出来事」をいいます。
ハインリッヒの法則とは，アメリカの技師ハインリッヒが行った同一種類の労働災害の事例の統計分析により導き出された法則で，事故レベルの内訳として，1つの重大事故の背景に29の軽微な事故があり，さらにその水面下には300もの実害には至らなかったヒヤリハットが存在しているということ。

学習課題③の解答例（p.122-123 も参照のこと）
ヒューマンエラーは，人間がもつ生理的・情緒的な側面や個人的資質によって引き起こされる「意図しない結果を生じる人間の行為」をいいます。
エラーの例：「AさんをBさんと思い込み与薬する」「指示の薬品名を読み違える」など
ルール違反の例：「ダブルチェックすることになっていたが，人がいないので省いた」「アラームを消さないことにしていたが，うるさいので一時的に止めて，その後復帰させるのを忘れた」など
解説 >>> 人間は，何時間も集中して緊張状態を保つことができません。慌てると注意力を保つことが困難になります。予期しない出来事でパニックを起こす

こともあります。

学習課題④の解答例（p.124 も参照のこと）
インシデントレポートは，「医療事故となり得たが，偶然もしくは適切な処置によって有害な結果には至らなかった出来事の報告書」です。

インシデントレポートの主な目的として，①同様の事故を起こさないように組織で事例を共有すること，②同じようなエラーにより重大な事故や死亡事故を引き起こさないように対応策を検討すること，③起きたインシデントについて，なぜ起きたのか，どこに根本的問題があったのかを検討し，予防対策を立てること，などがあります。

学習課題⑤の解答例（p.126-127 も参照のこと）
医療安全を推進していくためには，インシデントを共有して，同様のエラーを引き起こすことがないように対策を考えることが重要です。しかし，インシデントを共有するためには，「インシデントレポートを集約する」「院内の注意喚起を図る」「院内で統一したマニュアルを作成する」「マニュアルが徹底されているか確認する」「発生した事故の対応にあたる」などの役割を担う人が必要です。病院全体の安全対策であるため，兼務をしながら取り組むには業務の質・量が多いことから，医療安全管理室などを設置し，専任のリスクマネジャーを配置するとそれらの業務を実施できるので，病院全体で医療安全を推進する組織をつくることにつながります。

学習課題⑥の解答例（p.133 も参照のこと）
指差し呼称とは，作業者が作業対象・方向を「指」で「差」し，その対象がもつ名称や状態を「呼称」することです。指差し呼称することは，声を出すことによる口元の咬筋の運動や腕を動かすことによる筋紡錘への刺激など，視知覚だけでなく，「指差し」による運動知覚，呼称による筋肉知覚や聴覚などの領域の参加により対象認知の正確度が高まるとされており，エラー発生防止に効果が示されています。

学習課題⑦へのアドバイス
p.132-133 を参考に，グループを編成して，KYT の実際を行ってみましょう。

学習課題⑧へのアドバイス
p.136-137 を参考に，グループを編成して，RCA の実際を行ってみましょう。

第 11 章

学習課題①の解答例（p.141 も参照のこと）
感染成立の輪は，①病因（病原体），②病原巣，③病原体の排出門戸，④伝播様式，⑤侵入門戸，⑥感受性宿主の 6 つの要素で構成されます。

①病因（病原体）とは，感染成立に十分な病原性をもつ微生物が存在すること。②病原巣は，微生物が増殖できなくても生存できる場所のこと。③病原体の排出門戸は，微生物が病原巣を出ていくときに通るところで，身体の口・鼻・肛門などの開口部すべて。④伝播様式は，微生物が病原巣から感受性宿主に移るための感染経路のことで，主な感染経路は，飛沫，接触，空気。⑤侵入門戸は，微生物が感受性宿主に入るときに通る身体的部位のこと。⑥感受性宿主は，感染を起こすリスクのある人や動物をいい，微生物の侵入後，宿主に感染が起きるかどうかは，抵抗力の状態など宿主自身の内因的リスク因子と，侵襲的処置の頻度やそれを実施する医療従事者の技術など外因的リスク因子に左右されます。

学習課題②の解答例（p.142 も参照のこと）
サーベイランスとは，院内感染の発生頻度，リスク因子，効果的な防止策を明確にするために行われる系統的なデータ収集と分析のプロセスをいい，院内で効果的な感染防止策を立案・実践するためにも，重要不可欠な要素です。

学習課題③の解答例（p.144 も参照のこと）
スタンダードプリコーション（標準予防策）は，感染の診断の有無にかかわらず，すべての患者に対して

行う標準予防策です。

感染予防策の基本としては,「適切な手洗い」「防護用具の使用」「患者ケアに使用した器材などの取り扱い」「救急蘇生・人工呼吸」「患者配置」があります。

解説 >>> それぞれの内容については,p.144の表57-1を参考にしてください。

学習課題④の解答例(p.145も参照のこと)

主な感染経路として,空気,飛沫,接触の3つがあります。感染防止にはいずれも,伝播経路の遮断対策が必要です。

空気感染は,長時間空気中に浮遊する粒子(粒径5μm以下)に付着した微生物による感染で,空気の流れによって広く巻き散らされ,吸入されて広範囲に伝播されます。その特性から,患者配置については,陰圧の空調管理,1時間に6〜12回の換気,建物外への適切な排気などの条件を満たす個室に収容すること,患者が室外に出ないようにし,入り口は開放厳禁とすることなどが基本となります。

飛沫感染は,飛沫粒子(粒径5μm以上)に付着した微生物による感染で,咳嗽,くしゃみ,会話,気管内吸引など,患者とおよそ1mの距離で接する際に伝播され感染する危険性が生じます。その特性から,患者配置については,原則として個室に収容すること,個室が確保できない場合は,同一微生物による感染症患者と一緒に同室収容すること,集団隔離が困難な場合は,ベッド間隔を2m確保することなどが必要になります。

接触感染は,体位変換や入浴介助などによる患者との直接接触や,汚染された医療器具を介した間接感染によって起こります。その特性から,患者配置については,原則として個室に収容すること,個室が確保できない場合は,同一微生物による感染症患者と一緒に同室収容することなどが必要となります。

学習課題⑤の解答例(p.147も参照のこと)

病院における感染管理の主要な目標は,「①患者を守ること」「②医療環境で医療従事者と訪問者,その他の人々を守ること」「③可能なときはいつでも,可能な限り費用効果の高い方法で①と②のゴールを達成すること」の3点です。この目標の達成に向かう感染管理プログラムの構成要素としては,①感染管理計画の立案と実施および評価,②院内感染サーベイランス計画の立案と実施,③感染経路遮断のための直接的介入手順の立案と実施,④感染防止技術の推進,⑤職業感染管理,⑥病院環境管理,⑦病院で働くすべての人に対する感染管理教育の実施,⑧感染管理のコンサルテーションが挙げられます。

第12章

学習課題①の解答例(p.151も参照のこと)

「①作業環境管理(快適に業務が行えるように環境を整えること)」「②作業管理(作業時間,作業量,作業方法,作業姿勢,個人の健康状態を適切に調整して快適な作業を遂行できるようにすること)」「③健康管理(職員全員を対象に一般健康診断などを行うこと)」「④衛生管理体制(①作業環境管理,②作業管理,③健康管理を円滑に,効果的に進めるための体制づくり)」「⑤労働衛生教育(安全によい業務を遂行することを目的に従業員個々の理解を深めるための教育)」です。

学習課題②の解答例(p.152-153も参照のこと)

基本的な行動として,「手袋を使用する」「リキャップをしない」「ディスポーザブル注射器から針を外さず,針がついたまま専用廃棄容器に捨てる」ことなどを習慣づけることが必要です。

学習課題③の解答例(p.154-155も参照のこと)

外部被曝防止の三原則は,①遮蔽:放射線源と身体との間に遮蔽物体を置くこと,②距離:放射線源からの距離を十分にとること,③時間:放射線源の取り扱い時間を短くすることです。

学習課題④の解答例(p.156も参照のこと)

抗がん剤の曝露経路には,①エアロゾル(微粒子)の吸入,②皮膚や粘膜・目への付着による吸収,③汚染

された手指から食物などを介しての経口摂取，④注射針の誤刺などがあります。

学習課題⑤の解答例（p.158 も参照のこと）
p.158 の表 63-1 に示した内容です。

学習課題⑥の解答例（p.160-161 も参照のこと）
患者が暴力を起こしやすい状況として，入院という自由にならない集団生活や長い外来待ち時間などでイライラしているところに，職員の横柄な態度や不適切な説明などが引き金になることが挙げられます。また，「患者は病気だから仕方がない」など，暴力の発生をあきらめる風土などが暴力を容認する環境となっている場合があります。

暴力を振るわれそうになったら，冷静になり逃げ道を確認し，毅然とした態度で対応し，一定の距離をとりながら，逃げ道のほうに移動します（患者に同調して怒鳴り返したりすると，相手はますます興奮しますし，うろたえると付け込まれます）。

解説 >>> 少しでも暴力を振るわれたら，抵抗せず，助けを求めながら逃げましょう。

第13章

学習課題①の解答例（p.164 も参照のこと）
災害の原因別分類は，大きく，「自然災害」と「人為災害」に分かれます。自然災害は，さらに，「水気象学系災害」「地質学系災害」「生物学系災害」に分かれます。「水気象学系災害」には，台風，洪水など，「地質学系災害」には，地震，津波，火山噴火など，「生物学系災害」には，伝染性疾患，疫病などがあります。また，人為災害は，「技術災害」と「複合災害」に分かれ，「技術災害」には，航空機事故や工場爆発など，「複合災害」には，民族紛争，テロなどがあります。

学習課題②の解答例（p.165 も参照のこと）
地震や台風などは，気象の変化によるもので災害の原因となる現象や状況ですが「災害」そのものではありません。こうした偶然性の強い危険要素を「ハザード：

hazard」といい，ハザードも災害の原因となります。ハザードが存在するから必ず災害が発生するわけではなく，ハザードと社会や生活の場の脆弱性が組み合わさったとき，災害が発生します。

学習課題③の解答例（p.170-171 も参照のこと）
平時の救急医療と災害医療の根本的な違いは，救急医療では個人への最良の医療を目指すものの，災害医療では個人ではなく集団にとっての最良の医療を目指すことにあります。

解説 >>> 平時における救急医療では，さまざまな専門職者が力を結集し，1人の患者の救命に全力を注ぎ，可能な限りの医療を提供します。しかし，災害時は，一度に多数の被災者が発生するため，限られた資源や時間の中で通常の救急対応をしていると多くの人々を助けることができなくなるので，最大多数の救命を目指します。

学習課題④の解答例（p.172 も参照のこと）
災害時は多数の集団に被害が及び，多数の人々が同時に負傷し，通常の救急医療体制では対処が困難になります。そのため，多数の傷病者を重症度と緊急性によって分別し，搬送・治療の優先順位を決めることで，限られた人的・物的医療資源を最大限に有効活用し，生存者数を最大にすることを目的としています。

学習課題⑤の解答例（p.177 も参照のこと）
災害によるストレスには，災害による喪失を伴う直接的な被害に関する「危機的ストレス」，避難生活で強いられる「避難ストレス」，見通しの立たない生活を立て直して行くことに関する「生活再建ストレス」があります。

解説 >>> 主なストレッサーについては，p.177 の表71-1 を参考にしてください。

学習課題⑥の解答例（p.186 も参照のこと）
災害弱者とは，「災害発生の危機が迫ったときに，情報を迅速に収集し，かつ避難行動に移すことが通常よりも遅れる可能性のある人々」をいい，①自分の身に

危険が差し迫った場合，それを察知する能力がない，または困難な者，②自分の身に危険が差し迫った場合，それを察知しても適切な行動をとることができない，または困難な者，③危険を知らせる情報を受け取ることができない，または困難な者，④危険を知らせる情報を受け取っても，それに対して適切な行動をとることができない，または困難な者をいいます。

解説 >>> 大地震の発生を想定して，p.186-187を参考に，病院の中にいる災害弱者を挙げてみましょう。

学習課題⑦へのアドバイス（p.186-189も参照のこと）
日常生活における個人装備や，日勤や夜勤などで勤務している場面などについても考えてみましょう。

第14章

学習課題①の解答例（p.192-193も参照のこと）
業務上の事故などで過失が立証された場合は，「民事責任」「刑事責任」「行政責任」が問われます。

解説 >>> それぞれの内容については，p.192-193を参照してください。

学習課題②の解答例（p.194も参照のこと）
「療養上の世話」と「診療の補助」です。

学習課題③の解答例（p.194-195も参照のこと）
「①主治の医師または歯科医師の指示があった場合」「②臨時応急の手当」「③助産師の業務に当然に付随する行為」です。

学習課題④の解答例（p.198-199も参照のこと）
業務上必要な注意を「注意義務」といいますが，注意義務には，「結果予見義務」と「結果回避義務」の2種類があります。「結果予見義務」は，結果（事故）の発生を認識し予見する義務で，「結果回避義務」は，予見に基づいて結果の発生を回避する義務です。

学習課題⑤へのアドバイス
p.201で述べたように，2002（平成14）年に，医師ま

たは歯科医師の指示のもとに，保健師・助産師・看護師および准看護師が行う静脈注射は，「診療の補助行為の範疇である」と行政解釈が変更されました。この行政解釈の変更は，「看護師が静脈注射を行っても違法ではない」ということであり，「看護師が行わなければならない」という意味ではありません。薬剤の血管注入は身体への影響が大きいことや，看護師が静脈注射を実施する場合は実施者としての責任が発生することを踏まえ，そのために求められている学習として，薬理作用の十分な理解，患者の反応の観察と対応，緊急時の対応体制，感染対策，安全対策などについて考えてみましょう。

第15章

学習課題①の解答例（p.206-207も参照のこと）
「自律的規範」です。倫理は，ある社会で成員相互間の行為の善悪を判断する基準で，一般に承認されている規範であり，人それぞれが自主的に遵守するように期待されています。

学習課題②の解答例（p.207も参照のこと）
法による制裁は，懲役・禁錮・損害賠償など，自由を束縛したり，財産を取り上げたりし，個人の権利に干渉するものなので，法を適用して人間の権利を不当に侵害することがないように適用の条件が厳格に規定されています。また，強力な法律をつくって義務を強制すればするほど，人々は，法を積極的に遵守するというよりも法から逃れさえすればよいという対応になりがちです。さらに，法の制裁は，後追いでの解決法で，仮に，医療過誤が起きて多額の賠償金を支払ったとしても，失われた生命や機能を取り戻すことは不可能です。そのため，法の限界で生じる空白部分を埋めるために自律的規範である「倫理」が必要であるといわれます。

学習課題③の解答例（p.210-211も参照のこと）
「①善行の原則：患者にとって善いことを行う」「②無害の原則：患者への害を回避する」「③正義の原則：適

正かつ公平にヘルスケア資源を配分する」「④自律の原則：患者の自己決定を尊重する」「⑤誠実の原則：正直である。真実を告げる。嘘を言わない」「⑥忠誠の原則：約束を守る。秘密を守る」です。

学習課題④の解答例（p.213 も参照のこと）
日本看護協会が示す「看護職の倫理綱領」は前文と16の本文から構成されています。本文1～6は「看護提供に際して守られるべき価値・義務」について，本文7～11は看護の「責任を果たすために求められる努力」について，本文12～15は「土台としての個人的徳性と組織的取り組み」に関する内容となっています。本文16は「相次ぐ自然災害における看護職の行動指針」として追加されたものです。

学習課題⑤の解答例（p.224-225 も参照のこと）
倫理的行動の4つの要素として，「倫理的感受性」「倫理的推論」「態度表明」「実現」があります。「倫理的感受性」とは，臨床倫理問題が生じていることを気づく力で，気づいたら，周囲に伝えることが必要です。「倫理的推論」とは，倫理的に問題である理由を説明できる力で，どこが倫理的に問題であるかを説明することが必要です。「態度表明」は，倫理的に行動しようとする力で，誰にどのような権利を優先すべきか，どのような立場をとるべきか，を適切に判断し，解決の方向性を明確にすることが必要です。「実現」は，倫理的行為を遂行することのできる力で，その問題の解決に向けて何をしたらよいか判断し，実際に行動することが必要です。

第 16 章

学習課題①の解答例（p.229 も参照のこと）
キャリアの「客観的側面」は，自分自身の現在までの学業・職業などの経歴で，第三者にもみえる側面です。これに対し，「主観的側面」は，客観的側面（客観的キャリア）の変化に伴う考え方など，仕事に対する意識・態度・将来への見通しなどで，本人が語らなければ他者にはみえない側面をいいます。

学習課題②の解答例（p.234-235 も参照のこと）
「仕事と生活の調和」をいい，「老若男女誰もが，仕事，家庭生活，地域生活，個人の自己啓発など，様々な活動について，自ら希望するバランスで展開できる状態」です。

学習課題③の解答例（p.236-237 も参照のこと）
キャリア開発の根底にある組織の願いは「ヒトを育成し組織を成長させたい」というもので，個人の願いは「仕事を通して自己を高めたい」というものです。キャリア開発システムは，組織の願いと個人の願いとの相互作用に着眼してつくられたもので，組織にとっては人材育成のしくみであり，個人にとってはキャリア発達のしくみです。

学習課題④の解答例（p.239 も参照のこと）
「初心者」「新人」「一人前」「中堅」「達人」です。
解説 >>> それぞれの特徴は，p.239 の表 99-1 を参照してください。

学習課題⑤の解答例（p.243 も参照のこと）
新人看護職員の臨床実践能力は，「Ⅰ．看護職員として必要な基本姿勢と態度」「Ⅱ．技術的側面」「Ⅲ．管理的側面」の3つの柱から構成され，これらはそれぞれ独立したものではなく，患者への看護ケアを通して統合されるべきものです。

学習課題⑥へのアドバイス
自分自身が経験したさまざまな看護の場面を振り返り，「何をしているときに『楽しい』と感じたのか」「どのようなときに『やりがいがある』と思ったのか」「何にこだわり，何を大切にし，何に価値を感じてきたのか」「自分はなぜ看護職を目指そうと思ったのか」などを考えながら，目指す看護師像をイメージし，自己成長のためのステップを計画してみましょう。

原 玲子 ＊ 日本赤十字秋田看護大学学長

盛岡赤十字看護専門学校卒業。日本赤十字社幹部看護婦研修所修了。慶應義塾大学文学部卒業。山形大学大学院医学系研究科看護学専攻修士課程修了。仙台赤十字病院において，手術室看護師長・整形外科病棟師長・外来師長等を経て看護副部長として看護管理実践を行う。2005年日本赤十字社幹部看護師研修センター教務部長として認定看護管理者教育に携わる。2010年より公立大学法人宮城大学教授，2019年同大学看護学群長兼大学院看護学研究科長。2020年日本赤十字秋田看護大学副学長，2021年より現職。

看護管理実践Guide

学習課題とクイズで学ぶ 看護マネジメント入門 第2版

2011年12月 5 日　第1版第1刷発行
2019年 1 月20日　第1版第9刷発行
2020年 8 月10日　第2版第1刷発行
2022年 5 月20日　第2版第2刷発行

〈検印省略〉

著　　　者　　原 玲子

発　　　行　　株式会社 日本看護協会出版会
　　　　　　　〒150-0001 東京都渋谷区神宮前5-8-2　日本看護協会ビル4階
　　　　　　　〈注文・問合せ/書店窓口〉TEL/0436-23-3271　FAX/0436-23-3272
　　　　　　　〈編集〉TEL/03-5319-7171
　　　　　　　〈ウェブサイト〉https://www.jnapc.co.jp

装　　　丁　　齋藤 久美子

表紙イラスト　　なかむら 葉子

本文イラスト　　鈴木 真実

印　　　刷　　株式会社 教文堂

©2020 Printed in Japan

ISBN978-4-8180-2276-8